Nail Bible

PERFEKTE NÄGEL WIE IM STUDIO –
TIPPS EINER NAGELDESIGNERIN

BY CHERRY NAILS

Inhalt

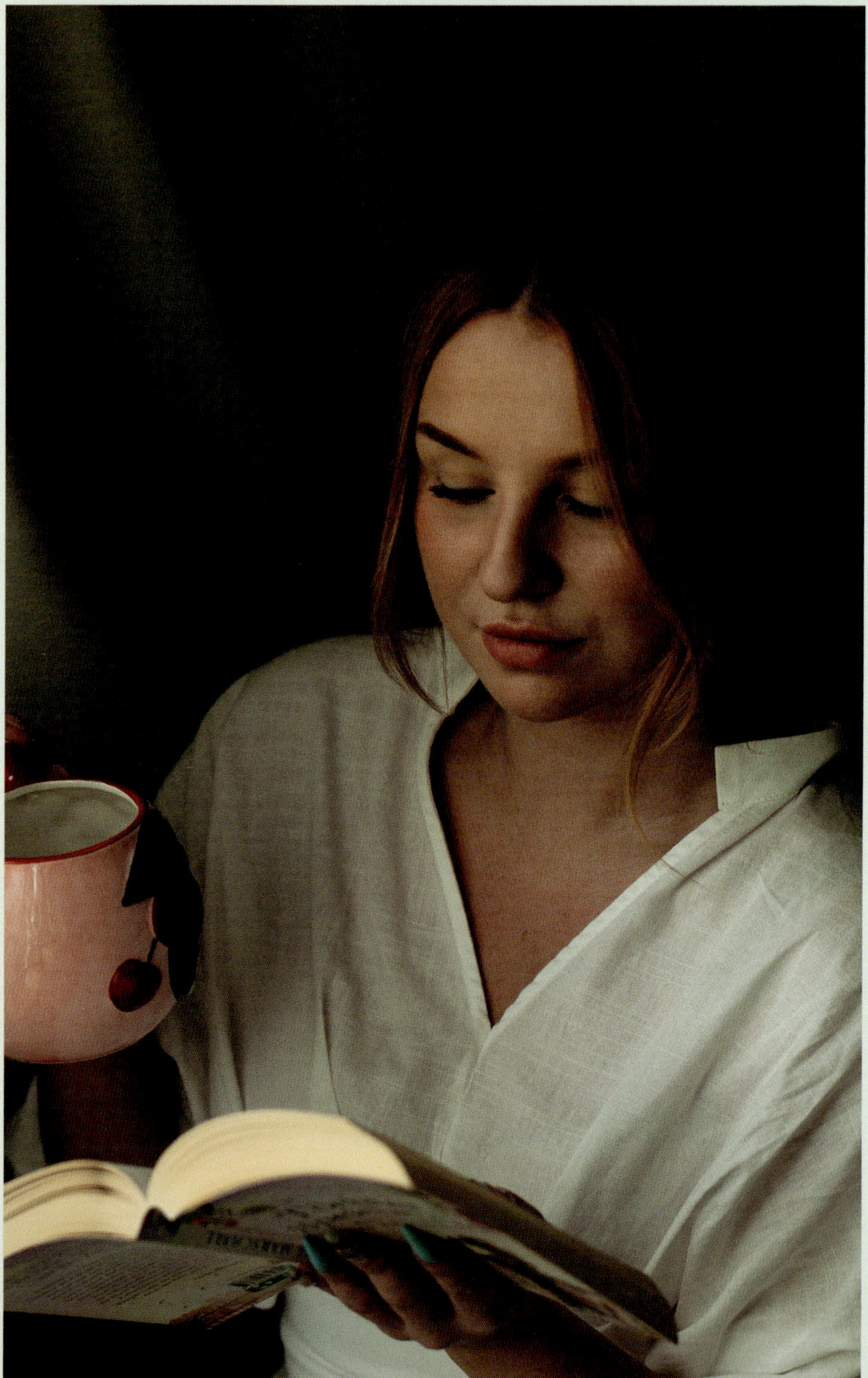

About

Hallo Cherry & Gentleman, du hältst gerade mein Buch in der Hand, und es wiegt nicht im Geringsten so viel wie mein Stolz darüber, dass du mir so ein Vertrauen entgegenbringst. Ich hoffe, dieses Buch ist dir eine treue und hilfreiche Begleitung während deiner Nagelreise.

About

Liebe Cherrys & Gentlemen, mein Name ist Elizaveta Riefert, ich bin 24 Jahre alt und komme aus der nicht besonders schönen Stadt Bremen. Seit nun fünf Jahren widme ich mich der Nagelkunst und habe darin meine Leidenschaft und Berufung gefunden. Ich habe schon zahlreiche Schulungen zum Thema Nägel besucht: von Basiskursen über Perfect-Shape-Schulungen, Maniküre-Kursen, Schulungen zum Thema Marketing bis hin zu tiefergehenden Einführungen in Materialien. Ich durfte dabei schon mit allen großen Marken in diesem Bereich arbeiten und beschäftige mich täglich mit neuen Materialien und Techniken.

Mit 19 Jahren saß ich selbst im Nagelstudio und dachte:

„Gott, was ist das für ein blöder Job. Bin ich froh, dass ich das nicht machen muss."

Oh, wie sehr habe ich mich geirrt. Nach vielen misslungenen Nagelstudiobesuchen habe ich mir gedacht: „Das kann ich doch supereinfach selbst machen." Schließlich habe ich das oft genug im Nagelstudio gesehen. Da saß ich dann also fünf Stunden mit meinem Starter-Kit an meinen Nägeln, und es sah am Ende wirklich nicht gut aus.

Trotzdem war mein Interesse an dem Thema geweckt. Und so probierte ich es immer und immer wieder neu. Nach einem Jahr hatte ich meine ersten Modelle, und auch da saß ich jedes Mal gut vier Stunden an den Nägeln – und auch die waren noch nicht perfekt.

Heute, einige Jahre später, ist das Nägelmachen wirklich mein Traumjob. Ich kann kreativ sein, ich arbeite mit Menschen, für die ich ein offenes Ohr habe, und es ist jeden Tag sehr abwechslungsreich. Ganz ernsthaft: Selbst nach Jahren stehe ich morgens mit einem Lächeln auf den Lippen auf und habe nie den Gedanken: „Heute habe ich echt keine Lust." Beim Nägelmachen fühle ich mich absolut vollkommen.

Seitdem nehme ich dich auf Social Media mit auf meine Reise, zeige meine Fortschritte und meinen täglichen Wahnsinn. Tausende von Menschen sehen täglich zu, wie man Nägel macht (und manchmal auch, wie man sie besser nicht macht). Und ich habe viele dazu inspiriert, selbst mit dem Nägelmachen zu beginnen.

Seit über eineinhalb Jahren biete ich auch Basis-Schulungen zum Thema Nägelmachen an. Inzwischen habe ich schon über 50 Schulungen als Coach geführt, um mein Wissen weiterzugeben und noch mehr Menschen auf ihrem Weg in das Berufsfeld des Nageldesigns zu unterstützen.

Dieses Jahr habe ich nach langer Arbeit endlich meinen eigenen Nagelshop eröffnet, auf den ich unendlich stolz bin. Während des Prozesses konnte ich viel über Produkte und ihre Zusammensetzung lernen.

Was ich mich aber schon als Anfängerin vor fünf Jahren fragte: Warum gibt es all dieses Wissen nicht in einem Buch? Es muss doch eine Quelle geben, die alle Informationen bündelt.

Ich, die Chaos-Kirsche, habe also beschlossen, dieses Buch zu schreiben. Damit konnte ich zwei meiner liebsten Dinge verbinden: Bücher und Nägel. Es ist mir eine Ehre, dass du dieses Buch in den Händen hältst. Du bist der Grund, warum all dies entstanden ist und heute sogar im Buchhandel zu finden ist.

Vor über vier Jahren lud ich zufällig ein Video auf TikTok hoch, in dem ich meiner Schwester die Nägel machte. Ich wollte für mein kleines Homestudio Modelle zum Üben finden und dachte, es käme gut an, wenn ich meine Arbeit in einem kurzen Video zeige. Da ich keine Ahnung vom Videoschnitt oder der Musikunterlegung hatte, nutzte ich einfach TikTok, weil es dort so einfach und schnell ging. Vier Jahre später schreibe ich ein Buch über das, was ich auf diesem Planeten am meisten liebe: Nägelmachen.

Dieses Buch soll dir von Anfang an alles an die Hand geben, was du

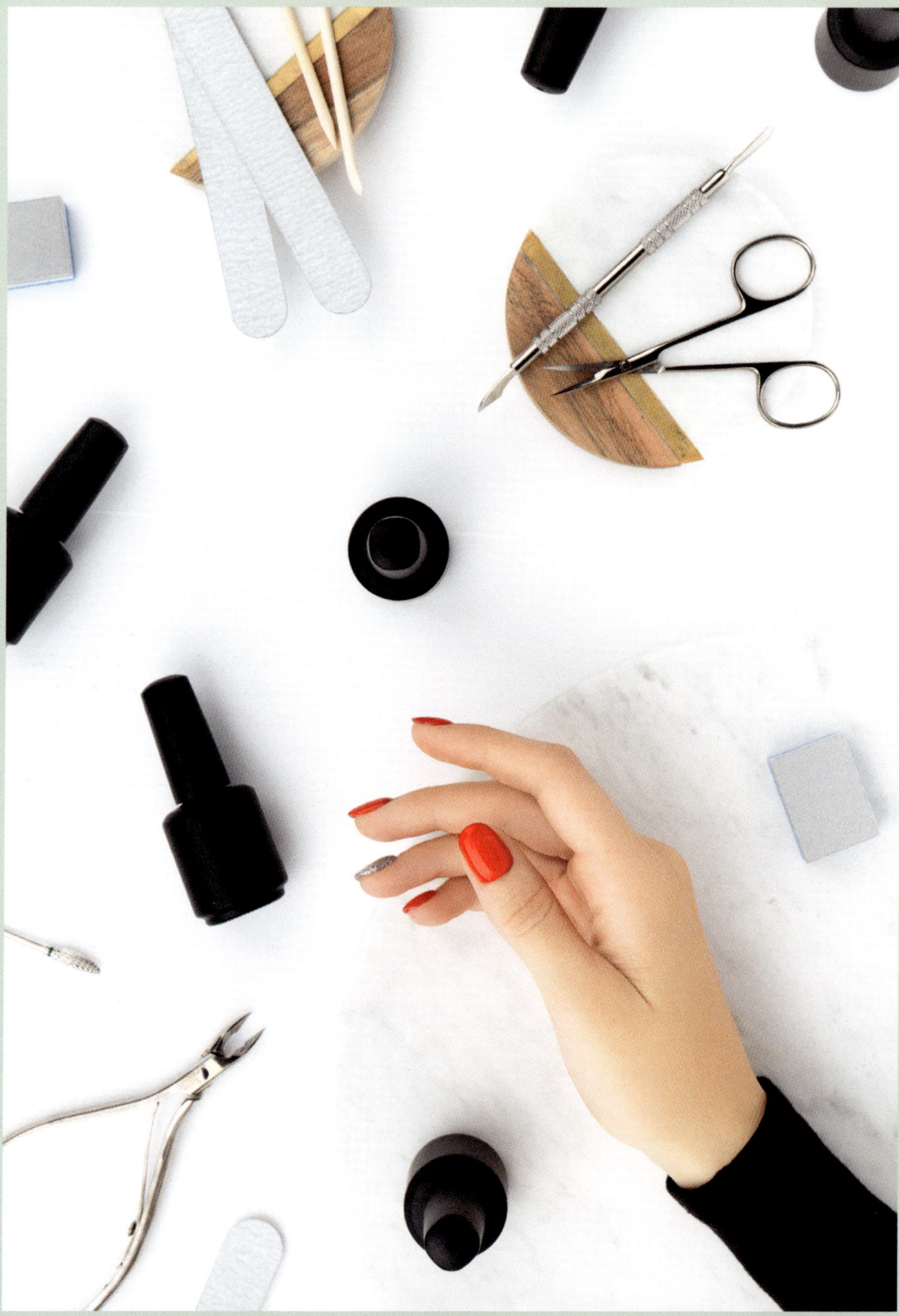

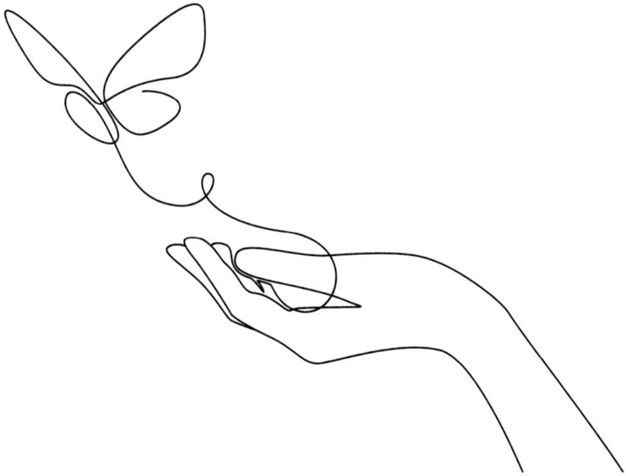

zum Nägelmachen brauchst. Ich schreibe alles nieder, was mir am Anfang als Anfängerin geholfen hätte. Wie gut, dass du nun dieses Buch hast!

Hätte ich es damals gehabt, hätte ich mich nicht durch unzählige Videos auf YouTube klicken müssen, in denen 16 verschiedene Dinge erzählt werden und man am Ende genauso schlau ist wie zuvor: Ich habe keine Ahnung. Ich lasse es besser.

Also, nicht verzweifeln, ich weiß genau, wie es dir geht.

Ich saß da mit Stift und Block, bedeckt mit einer Schicht Staub, und an meinem Ärmel klebte babyblauer Lack. Das Shirt war hin, aber mein Feuer entfacht.

Und glaub mir, wenn ich dir sage: Wenn ich das alles geschafft habe, wirst du es auch schaffen!

Wichtig ist noch: Natürlich gibt es beim Nägelmachen unumstößliche Regeln, die unerlässlich für deine Gesundheit sind, aber vieles ist eben auch persönlicher Stil. Alles, was zum Erfolg führt und deine Gesundheit bewahrt, ist richtig. Nur weil ich in diesem Buch schreibe, dass du auf eine spezielle Weise arbeiten sollst, heißt das nicht, dass diese Regel in Stein gemeißelt ist. Du darfst gerne experimentieren und dich kreativ ausleben. Nägelmachen soll Spaß machen.

Ich hoffe, dieses Buch dient dir als treuer Begleiter auf deinem Weg zum Nägelmachen, bietet dir Inspiration und motiviert dich, über die Grenzen hinaus zu denken. Die Welt der Nagelkunst ist vielfältig und bietet unendlich viele Möglichkeiten zur Entfaltung deiner Kreativität. Nochmals danke, dass du dir die Zeit nimmst, dieses Buch zu lesen und ein Teil dieser Reise zu sein. Lass uns gemeinsam die Welt der Nagelkunst weiter entdecken und gestalten.

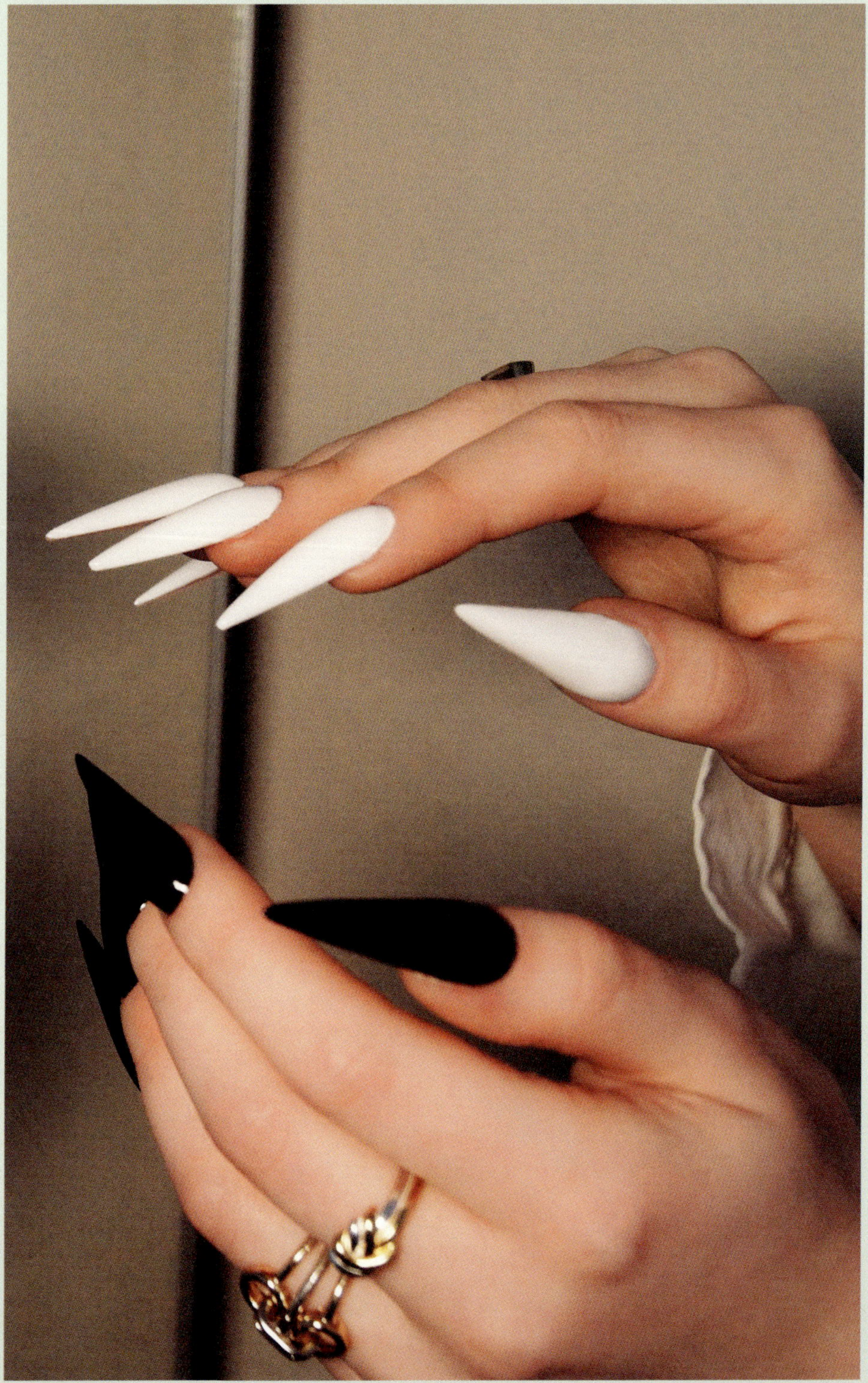

1

Anatomie des Nagels

Im ersten Kapitel widmen wir uns der
Anatomie des Nagels und allem,
was du über Nägel wissen musst,
um sicher mit ihnen arbeiten zu können.

1

Bevor du deinen Nägeln eine Gel-Modellage verpasst, solltest du dich mit deinen Naturnägeln auseinandersetzen, denn das Wichtigste ist, diese gesund zu erhalten.

Woraus bestehen deine Naturnägel eigentlich?

Deine Nägel bestehen aus totem Gewebe, das man als Hornsubstanz (Keratin) bezeichnet. Totes Gewebe bedeutet lediglich, dass sie keinen eigenen Stoffwechsel oder Nervenenden besitzen. Wenn du dir die Nägel schneidest, tut das, genau wie bei Haaren, nicht weh (außer seelisch natürlich). Die Nagelplatte deiner Naturnägel ist etwa einen halben Millimeter dick und besteht aus drei Schichten, wobei du nur die oberste Schicht bearbeitest.

Ein Mythos, von dem ich immer wieder höre: „Deine Nägel müssen auch mal atmen." Der Mythos ist falsch, denn deine Nägel haben keine Lunge und betreiben auch keine Fotosynthese.

Allerdings wäre es ziemlich cool, wenn du deine eigene kleine Frischluftzufuhr an den Händen hättest … Spaß beiseite. Nägel atmen also nicht, sie benötigen keine Luft und sie können auch nicht ersticken. Woher dieser Mythos kommt, kann ich mir nur so erklären: Ist eine Nagel-Modellage frisch entfernt, dann erscheint die Naturnagelplatte sehr weich. Das kennst du sicher auch von dir selbst. Dies kann zwei Gründe haben:

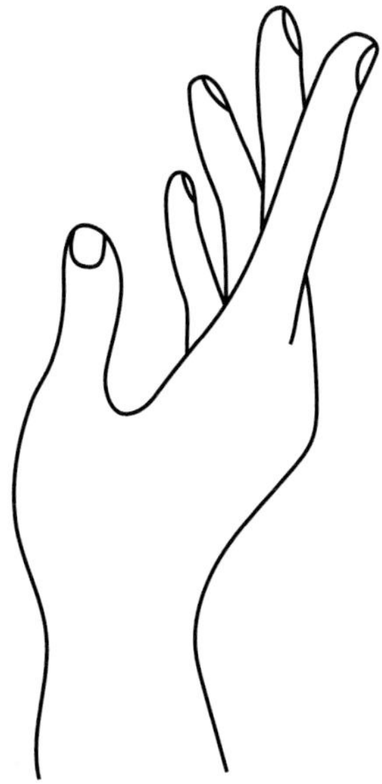

❶ Deine Nägel waren wochenlang unter hartem Gel oder Acryl.
Im Vergleich dazu sind deine Naturnägel natürlich sehr weich.

❷ Deine Nägel werden von Luft und Licht hart.
Unter deiner Modellage sind sie vor der Sonne und vor der Luft verschlossen. Sobald die Modellage entfernt ist, dauert es nur wenige Tage, bis deine Nägel wieder so hart sind wie vorher.

Das bedeutet natürlich nicht, dass du deine Nägel aus dem Fenster halten musst, um sie zu härten. Die Härte unserer Nägel ist genetisch bedingt, genauso wie die Struktur unserer Haare. Verändern können wir sie nicht, aber wir können sie pflegen und mit dem arbeiten, was wir von Natur aus haben. Vorausgesetzt, du warst nicht in einem Studio, in dem dir die Naturnagelplatte aggressiv mit der Feile heruntergefeilt wurde.

Da hilft nur noch rauswachsen lassen, aber dazu später mehr …

> **Der Mythos „Deine Nägel müssen auch mal atmen“ ist falsch.**

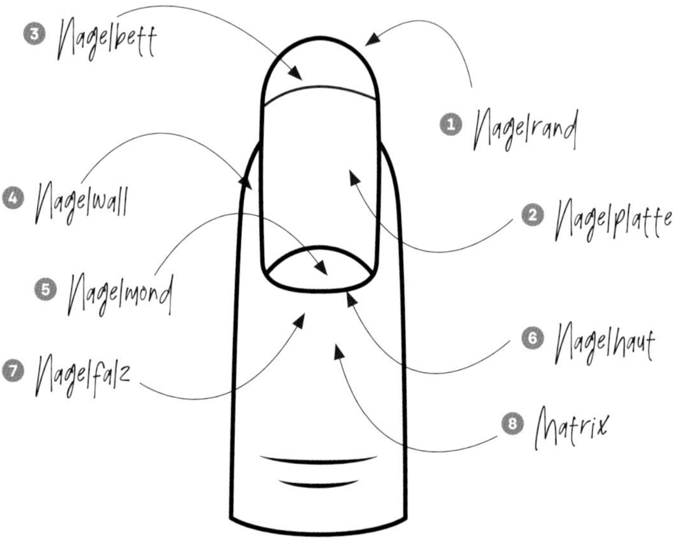

Schauen wir uns nun die Bestandteile unseres Fingers an und klären, was für die Nagel-Modellage wichtig ist.

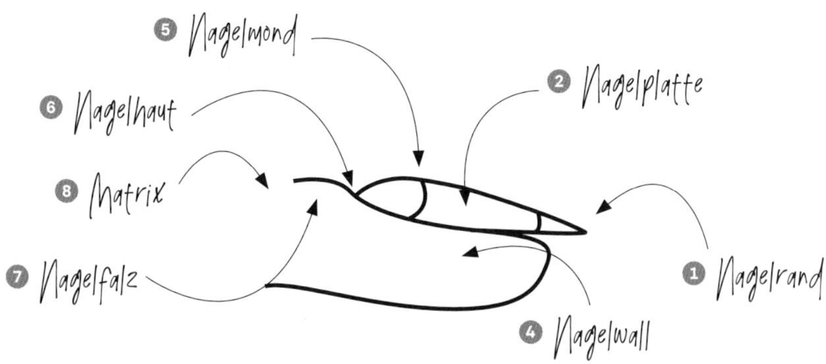

❶ Nagelrand

Am Nagelrand wächst unser Naturnagel über das Nagelbett hinaus. Hier können wir in Form feilen, und unsere Schablone wird dort angesetzt. Besonders zu beachten sind die beiden Punkte links und rechts. Dies sind die Einwuchsstellen, und dort endet unser Nagelbett. An dieser Stelle musst du besonders aufpassen, nicht falsch zu feilen, ansonsten besteht die Gefahr, Verletzungen zu verursachen oder die Einwuchsstelle nach hinten zu verschieben. Sollte dieser Fehler über längere Zeit immer wieder gemacht werden, kann man einen sogenannten Glühbirnen-Nagel bekommen. Dabei bildet sich nach und nach das Nagelbett zurück, weil es immer wieder verletzt wird, und es entstehen Einbuchtungen. Daher stammt auch der Name, denn der Nagel nimmt die Form einer Glühbirne an.

❷ Nagelplatte

Die Nagelplatte unterscheiden wir von unserem Nagelbett. Die Platte ist das, was ich oben schon als Hornsubstanz beschrieben habe. Sie besteht aus drei dünnen Schichten und ist das, was wir als Naturnagel bezeichnen. Hier wird dann die Modellage draufgearbeitet.

❸ Nagelbett

Das Nagelbett ist der rosafarbene Teil, den du unter deiner Nagelplatte siehst. Dabei handelt es sich nicht um totes Gewebe, sondern um Fleisch. Wenn du mal in einem Studio warst und es beim Abfeilen gebrannt hat, dann war das dein Nagelbett, das du spürst. Ebenso, wenn es mal unter der Lampe brennt. Das Nagelbett sollten wir nie abfeilen oder verletzen, es ist sehr empfindlich. Und es ist sehr wichtig, dass es gesund und geschützt bleibt. Unser Nagelbett wächst übrigens weiter, wenn unsere Nagelplatte länger wird, bei einigen Menschen mehr als bei anderen. Das nennen wir Hyponychium. Du solltest besonders aufpassen, dieses nicht zu verletzen, gerade wenn du den freien Nagelrand kürzt.

❹ Nagelwall

Der Nagelwall befindet sich links und rechts an den Seiten der Nagelplatte. Dort kann es auch etwas Nagelhaut geben, die wir bei der Maniküre entfernen.

❺ Nagelmond

Der Nagelmond ist die sichtbare Nagelwurzel. Bei manchen Menschen ist der Nagelmond mehr oder weniger sichtbar, bei einigen gar nicht. Zu bedeuten hat das aber gar nichts.

❻ Nagelhaut

Die Nagelhaut hat eine schützende Funktion: Sie hält Bakterien von der Nagelwurzel fern. Trotzdem müssen wir die Nagelhaut entfernen, damit unser Produkt auf dem Nagel am Ende nicht liftet. Hier unterscheiden wir zwischen der sichtbaren und der unsichtbaren Nagelhaut. Die sichtbare Nagelhaut meint diesen mal mehr, mal weniger sichtbaren, weißen bis durchsichtigen Hautkranz hinten am Nagel. Die unsichtbare Nagelhaut sieht man nicht, wie der Name schon sagt. Sie wächst hauchdünn auf der Nagelplatte weiter.

❼ Nagelfalz

Der Nagelfalz ist die Haut, die unsere Nagelwurzel bedeckt; hier wächst unsere Nagelhaut heraus. Der Nagelfalz sollte nicht beschädigt werden. Wenn wir uns bei der Maniküre schneiden und es blutet, dann haben wir sehr wahrscheinlich den Nagelfalz beschädigt. Passiert das zu häufig und zu stark, wuchert unsere Haut an dieser Stelle aus Schutz stark nach. Daher stammt auch der Mythos: Wer die Nagelhaut schneidet, bei dem wächst sie stärker nach. Also schneide bitte nur die feine Haut weg, niemals jedoch deinen Nagelfalz.

❽ Matrix

In der Matrix wird die Hornsubstanz produziert, hier entsteht eine ständig neue Nagelplatte, die Stück für Stück nach vorn geschoben wird. Fingernägel wachsen pro Monat etwa drei Millimeter, bei einigen Menschen schneller, bei anderen viel langsamer. Wird die Matrix beschädigt, zum Beispiel durch grobe Gewalt oder eine unbehandelte Nagelkrankheit, kann es passieren, dass der Nagel gar nicht mehr oder deformiert wächst. Vielleicht hast du schon einmal von einem Nagelmatrix-Bruch gehört? Das passiert, wenn man sich an den beiden Einwuchsstellen einen zu engen Tip setzt oder zu stark pincht. Der Druck, der von links und rechts auf den Nagel ausgeübt wird, entlädt sich hinten an unserer Matrix. So entsteht dort erst eine Wölbung und irgendwann auch ein Riss – die perfekte Brutstätte für weitere Krankheiten.

Das waren erst mal alle wichtigen Bestandteile unserer Naturnägel, die wir kennen sollten.

I don't do drama,
I do nails.

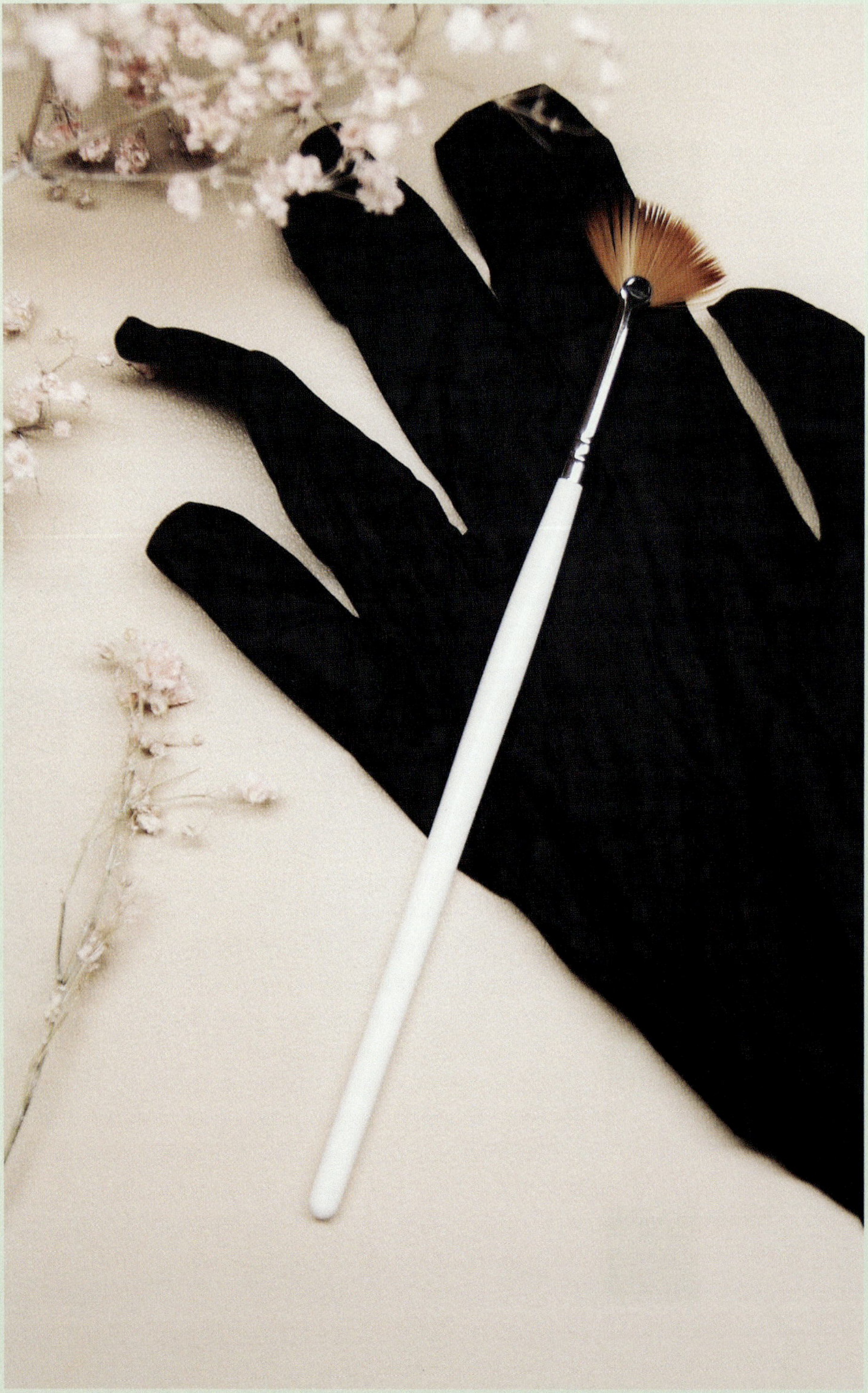

2

Gesundheit

Wie erhalte ich meine Nägel gesund, und was sind Nägel überhaupt? Antworten auf diese und andere Fragen findest du in diesem Kapitel. Ich erkläre dir ganz genau, was du für gesunde Nägel tun kannst, und beschreibe die drei häufigsten Nagelerkrankungen.

2

Wie ich bereits erwähnt habe, ist es besonders wichtig, in erster Linie unsere Naturnägel gesund zu halten. Beachten wir einige Dinge nicht, kann es passieren, dass unsere Nägel zerstört werden oder sich im schlimmsten Fall eine Nagelkrankheit entwickelt.

Was hält unsere Nägel gesund?

Unsere Nägel bestehen, wie wir schon wissen, aus Hornsubstanz. Sie sind also kein lebender Organismus. Die Haut rundherum sowie unser Nagelbett bestehen aber aus lebenden Zellen und reagieren daher auch auf äußere Einflüsse. Eine proteinreiche und vitaminreiche Ernährung fördert die Gesundheit unserer Nägel. Wie heißt es so schön: Du bist, was du isst. Unsere Ernährung wirkt sich auf alles in unserem Körper aus.

Unsere Nägel sind ebenso wie unsere Haut ein Spiegelbild unserer Gesundheit und können viel über unseren körperlichen Zustand verraten. Als Beispiel habe ich an den Nägeln meiner Kundschaft schon Schwangerschaften oder Diabetes ablesen können. Alles, was in unserem Körper passiert, hat tiefgreifende Auswirkungen auf unseren restlichen Körper. Sobald eine Person zum Beispiel die Pille absetzt oder anfängt sie zu nehmen, könnte es dazu führen, dass die Modellage nicht hält. So lese ich an den Nägeln wie aus einer Glaskugel ab, was zurzeit bei der Person so los ist.

Wirklich gesund erhalten wir unsere Nägel nur mit unserer Ernährung und der allgemeinen Gesundheit unseres Körpers. Alles, was man auf die Nagelplatte lackiert oder einmassiert oder worin man sie badet, hilft nicht dabei, sie zu stärken. Die Härte unserer Nägel ist genetisch vorgegeben und kann nicht beeinflusst werden. Du kannst jedoch deine Nagelplatte ausreichend schützen und deine Hände pflegen.

Wichtige Regeln für gesunde Nägel:

❶ Die Nägel nicht zu lang tragen.
„Warte mal, warum trägst du denn immer lange Nägel, wenn das so gefährlich ist?", fragst du dich jetzt sicher. Unsere Naturnagelplatte ist um einiges dünner als eine Gel-Modellage. Unsere dünnen Naturnägel halten extreme Längen nicht aus, und die Gefahr, dass dein Naturnagel einreißt, ist viel höher. Wer schon mal einen eingerissenen Nagel im Bereich des Nagelbettes hatte, weiß genau, wie schmerzhaft das ist. Zudem können sich hier weitere Infektionen bilden. Deshalb gilt: Ein wenig Länge ist okay, aber bitte trage deine Naturnägel nicht zu lang.

❷ Nagelsubstanz nicht herunterfeilen.
Wenn du dir Nägel machst, musst du die oberste Hornschicht deiner Nagelplatte etwas anrauen, damit dein Material richtig greifen kann. Dabei solltest du besonders vorsichtig sein, denn der Naturnagel ist dünn und sollte in keinem Fall zu stark heruntergefeilt werden. Das macht deine Nägel dünn und empfindlich. Falls dir das versehentlich mal passiert, lass den Nagel bitte in Ruhe; er sollte jetzt rauswachsen, auch wenn das dauert: etwa drei bis sechs Monate. Arbeite also besser langsam und vorsichtig als schnell, im schlimmsten Fall bist du sonst zu grob.

❸ Naturnägel rund tragen.
Damit deine langen Naturnägel nicht so schnell einreißen, hilft es, sie in einer runden Form zu tragen, denn mit eckigen Formen bleibt man einfach schneller irgendwo hängen.

❹ Trage immer etwas auf deinen Nägeln, um sie zusätzlich zu schützen.
Das kann Nagellack sein oder ein einfacher Klarlack. Damit gibst du auf deine Nägel eine zusätzliche Schicht und verstärkst sie.

Sprechen wir über ein unangenehmes Thema: Nagelerkrankungen. Unsere Nägel können auch krank werden. Eine wichtige Anmerkung vorab: Ich bin keine Ärztin; bei jeglichen Beschwerden solltest du bitte immer einen Arzt oder eine Ärztin aufsuchen. Als Nageldesignerin darf ich keine Diagnosen stellen oder gar die kranken Nägel behandeln. Ich erkläre dir dennoch die drei häufigsten Nagelerkrankungen, damit wir ein paar Mythen klären können.

2

Nagelpilz

Eine weit verbreitete Nagelerkrankung, von der schätzungsweise jeder achte Mensch in Deutschland betroffen ist, ist Nagelpilz. Er tritt an den Fußnägeln sehr viel häufiger auf als an den Fingernägeln.

Was ist Nagelpilz denn nun genau?

Der häufigste Verursacher von Nagelpilz ist der Fadenpilz. Diese Pilzarten sind darauf spezialisiert, sich von unserem eigenen Keratin, also von Nägeln oder auch der Haut, zu ernähren. Der Pilz nistet sich in den kleinsten Verletzungen ein, daher sind unsere Füße auch öfter betroffen, zum Beispiel durch zu enges Schuhwerk. Das bedeutet für uns beim Gelnägelmachen aber auch eine erhöhte Gefahr, denn hier kann es schnell zu kleinen Verletzungen kommen.

Nagelpilz zeigt sich meist zuerst durch das Verfärben der Nägel. Die Nägel werden trüb, glanzlos und haben gelbliche bis braune Flecken. Bei einigen verformt sich auch der Nagel, und es entstehen Ablösungen der Nagelplatte vom Nagelbett am freien Nagelrand. Im Endstadium kann ein Nagelpilz auch mal Schmerzen verursachen.

Nagelpilz ist extrem leicht übertragbar – und das nicht nur auf die anderen Nägel, sondern auch auf die anderen Regionen unseres Körpers, daher müssen wir ihn schnellstmöglich behandeln. Auch können wir ihn sehr einfach

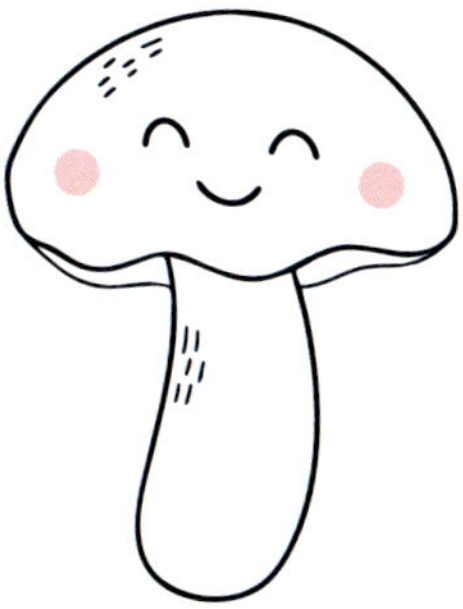

an andere Personen weitergeben oder auch selbst von jemandem bekommen. Und wo ist dafür der perfekte Ort? Natürlich im Nagelstudio. Klar ist, wir dürfen auf keinen Fall an einem infizierten Nagel arbeiten, aber es gibt leider genug Studios, die es doch tun. Selbst wenn sie das nicht vorsätzlich machen, weil man den Pilz manchmal noch gar nicht sofort erkennen kann, ist es umso wichtiger eine hygienische Arbeit zu leisten (mehr dazu findest du ab Seite 32).

Hier ein paar Mythen über Nagelpilz:

Nagelpilz entsteht aufgrund mangelnder Hygiene.

Falsch! Nagelpilz ist ein Kontakterreger, und jeder Mensch kann ihn bekommen. Man kann sich zum Beispiel im Schwimmbad damit infizieren.

Nagelpilz heilt von allein.

Falsch! Viele Menschen glauben, dass er von allein herauswächst, aber genau das Gegenteil wird passieren: Der Pilz wird weiterwachsen und noch mehr von deinem Nagel befallen. Nagelpilz muss unbedingt behandelt werden.

Nagelpilz bekommt man nur in Schwimmbädern.

Falsch! Nagelpilz ist natürlich sehr häufig in Schwimmbädern zu finden. Alle laufen barfuß herum, es ist feucht – ein ideales Klima für den Pilz. Dennoch ist das Risiko einer Infektion nicht nur im Schwimmbad da, sondern wie eben schon erwähnt auch im Nagelstudio oder sogar im eigenen Badezimmer.

2

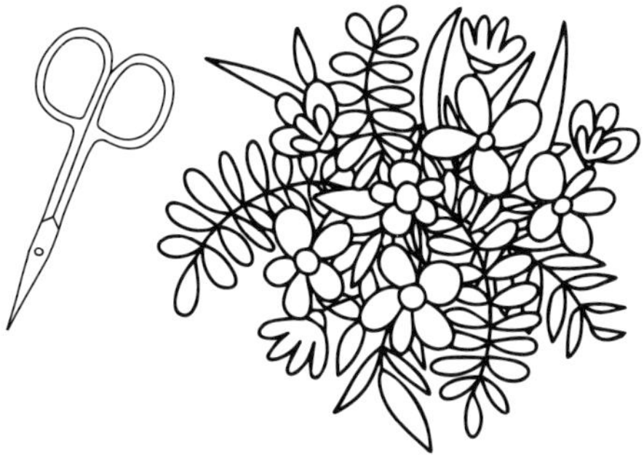

Greenie

Greenie ist der umgangssprachliche Begriff für die bakterielle Infektion des Nagels. Eigentlich heißen die kleinen Troublemaker Pseudomonas-Bakterien. Wir bleiben aber bei dem Begriff „Greenie", der sich in Nagelstudios etabliert hat. Einen Greenie bezeichne ich gern als eine „Bakterienparty", die dort entsteht, wo es feucht, dunkel und mit Luft versorgt ist, denn genau das finden diese Bakterien ideal, um sich dort zu vermehren. Und wo gefeiert wird, entsteht auch Dreck. Die Ausscheidungen dieser Bakterien verfärben unsere Nagelplatte grün, daher kommt auch der Name „Greenie". Genau diese Bedingungen schaffen wir besonders schnell unter einer Gel- oder Acryl-Modellage bei einem sogenannten Lifting, also bei der Ablösung unseres Materials von der Nagelplatte. Dieser Hohlraum bietet die perfekten Bedingungen für Bakterien, um sich dort zu verbreiten.

Kurzer Faktencheck:

Greenie ist kein Nagelpilz! Pilz und Bakterien sind nicht dasselbe.

Ein Greenie ist nicht ansteckend, also kannst du ihn nicht einfach an eine andere Person weitergeben.

Ein Greenie wächst ohne Folgeschäden einfach heraus.

Was tun wir nun, wenn wir einen Greenie haben? Ich sage dir sofort, was du bitte nicht tun sollst: Deine Liftings mit Kleber fixen. Damit schließt du die Feuchtigkeit und die Bakterien nur ein und sie feiern noch härter.

Findest du unter deiner Modellage also einen Greenie, kannst du je nach Stärke leicht über den Nagel feilen und er sollte einfach verschwinden. Sollte der Greenie aber schon älter sein und du bekommst ihn nicht einfach weg, dann lass den betroffenen Nagel bitte einfach in Ruhe, bis der Greenie rausgewachsen ist. Die Luft und die Sonne erledigen den Rest. Das ist der sicherste Weg, den Bakterien ihren Veranstaltungsraum, also mögliche neue Liftings, zu nehmen.

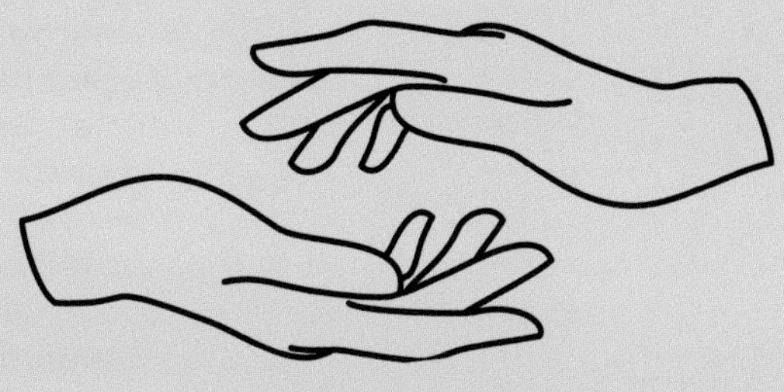

2

Onycholyse

Onycholyse bezeichnet man in der Fachsprache auch als Nagelbettablösung. Diese geht meist mit anderen Nagelkrankheiten einher, wie zum Beispiel dem Nagelpilz, oder ist ein Anzeichen für anderweitige Krankheiten. Eine Nagelbettablösung kann aber auch durch äußere Einflüsse entstehen, zum Beispiel durch das Runterreißen deiner Modellage oder durch das Stoßen der Nägel an Autotüren oder Waschmaschinen.

Es kann jedoch genauso sein, dass du dir die Nagelplatte zu dünn gefeilt hast und dir durch das sehr heiße Gel in den Lampen eine chemische Verbrennung zugezogen hast.

Im Fall einer Onycholyse suche dir bitte ärztliche Hilfe, falls du nicht weißt, woher du diese Nagelbettablösungen hast. Falls du dich verletzt hast, lass den betroffenen Nagel einfach in Ruhe und vollständig heilen, ohne eine neue Verlängerung zu arbeiten. Durch die Hebelwirkung würdest du den Nagel nur weiter strapazieren, und es könnte schlimmer werden.

Du hast bestimmt schon mal diesen weißen kleinen Punkt auf deinen Nägeln gesehen und dich gefragt, woher du das hast? Es gibt auch hier seit Jahren viele Mythen darüber, was das genau ist. Von Kalzium- bis Vitaminmangel oder Anzeichen für irgendwelche Erkrankungen habe ich schon alles gehört. Tatsächlich sind diese weißen Punkte auf deiner Nagelplatte nichts anderes als kleine Lufträume zwischen deinem Nagelbett und deiner Nagelplatte. Schon bei leichten Stößen können sie entstehen, oder wenn die Nagelplatte und das Nagelbett nicht überall perfekt miteinander verwachsen sind. Du brauchst dir erst dann Sorgen machen, wenn die Stelle viel größer wird und du ein Wachstum beobachten kannst. Dann kann es sich möglicherweise auch um eine Onycholyse handeln.

Ony·cho·ly·se

Wortart: Substantiv, feminin
Gebrauch: Medizin

Ablösung des Nagels vom Nagelbett

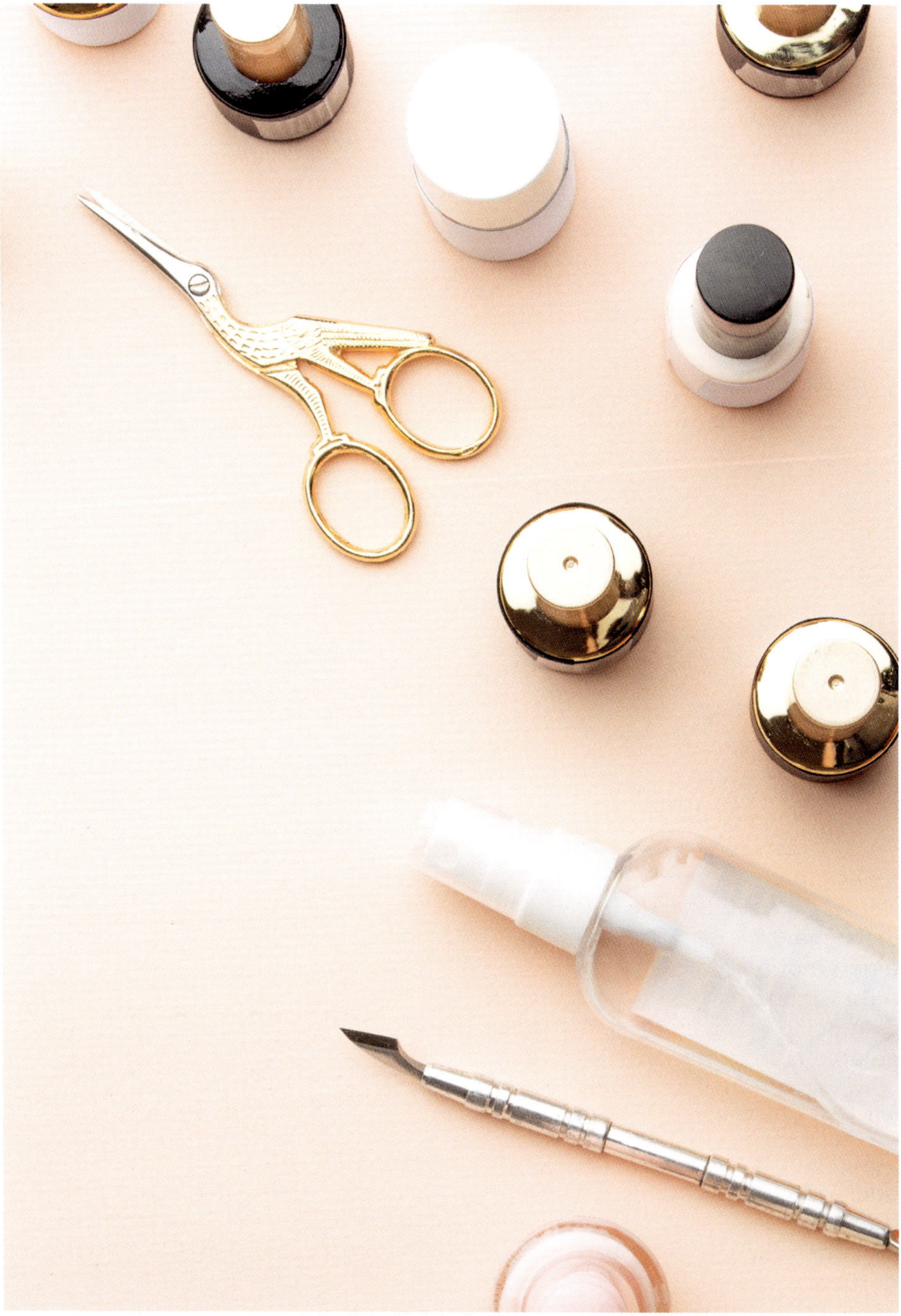

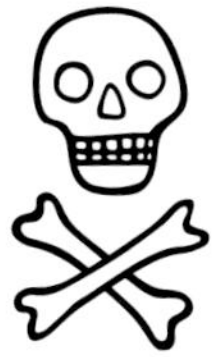

Risiken beim Nägelmachen

Beim Nägelmachen gibt es eine erhöhte Verletzungsgefahr. Dabei geht es aber nicht nur um das grobe Verletzen der Nägel oder der Nagelhaut mit Instrumenten. Es herrscht natürlich eine erhöhte Infektionsgefahr, sobald wir uns Verletzungen zufügen, zum Beispiel mit der Nagelhautzange an unserer Nagelhaut. Um dies zu vermeiden, ist es sehr wichtig, dass wir immer mit Vorsicht arbeiten.

Verletzungsgefahr besteht aber auch durch die Chemikalien, mit denen wir arbeiten. Sprechen wir nun über gängigsten Mittel und darüber, bei welchen du besonders vorsichtig sein solltest.

Aceton

nutzen wir im Studio für diverse Dinge wie das Dehydrieren der Nägel oder das Lösen von Kleber. Bei der Anwendung von Aceton ist zu beachten, dass du damit niemals mit der bloßen Haut in Berührung kommst oder es in deine Augen oder andere Schleimhäute gerät. Trage also bitte bei der Anwendung Handschuhe. Acetondämpfe darfst du nicht einatmen und das Aceton immer nur in einer dafür vorgesehenen Flasche aufbewahren, mit Sicherheitsverschluss geschützt vor Luft, direkter Sonneneinstrahlung und offenen Feuerquellen.

Cleaner

ist eine Zusammensetzung aus Isopropanol und Wasser. Diesen nutzen wir, um die Nägel sauber zu machen. Es gibt viele verschiedene Arten von Cleanern. Manche enthalten pflegende Öle, andere riechen zum Beispiel nach Früchten. Alles in allem solltest du auch hier vorsichtig sein, denn auch ein Cleaner ist durch den enthaltenen Alkohol leicht entflammbar, und die Dämpfe sollten nicht eingeatmet werden.

Gele

jeglicher Art sind hoch chemische Stoffe. Sie dürfen niemals die Haut berühren, sondern immer nur unsere Nagelplatte. Gel ist ein UV-reaktiver und modellierfähiger Kunststoff, der im flüssigen Zustand sehr leicht zu einer Kontaktallergie führen kann.

Das ist das Stichwort: Allergien.

Trage bitte immer Handschuhe, auch wenn du etwas sauber machst, an dem sich Gel befindet. Ich weiß, es kostet Überwindung, die nervigen Dinger jedes Mal an- und auszuziehen, aber du würdest es wirklich bereuen, wenn du es nicht tust. Wer einmal eine Allergie entwickelt hat, wird sie nicht mehr los. HEMA zum Beispiel ist ein Acrylmonomer, welcher mit Licht reagiert und zu einem Polymer wird – also aushärtet. Es ist eine chemische Substanz, welche auch in Zahnfüllungen oder Kontaktlinsen vorhanden ist. Es gibt zwar HEMA-freie Produkte, die bei einigen helfen können, aber ich habe oft genug gesehen, wie Menschen dennoch stark reagieren. Erste Anzeichen für eine Gel-Allergie sind Juckreiz, Rötungen und Schwellungen um die Modellage. Wer diese Anzeichen ignoriert und einfach weiter Gelnägel trägt, verschlimmert die Symptome nur, denn die Allergie wird nicht von allein verschwinden. Die Finger fangen an, Wundwasser abzusondern, die Haut bekommt Blasen, reißt schmerzhaft auf und pellt sich um die Nägel herum stark. Nun gut, dann darfst du keine Nägel mehr tragen, das ist eben so … Leider ist dieses Problem weiter verbreitet als zuerst gedacht. Oft bestehen Zahnersatz oder -protesen ebenso aus Acrylat, auf das du nun hochallergisch reagierst. Und hoffentlich brauchst du im Alter keine neuen Gelenke, aber falls doch, holt dich dieses Problem wieder ein. Also, trage bitte immer Handschuhe und achte darauf, dass dein Material nicht mit der Haut in Berührung kommt.

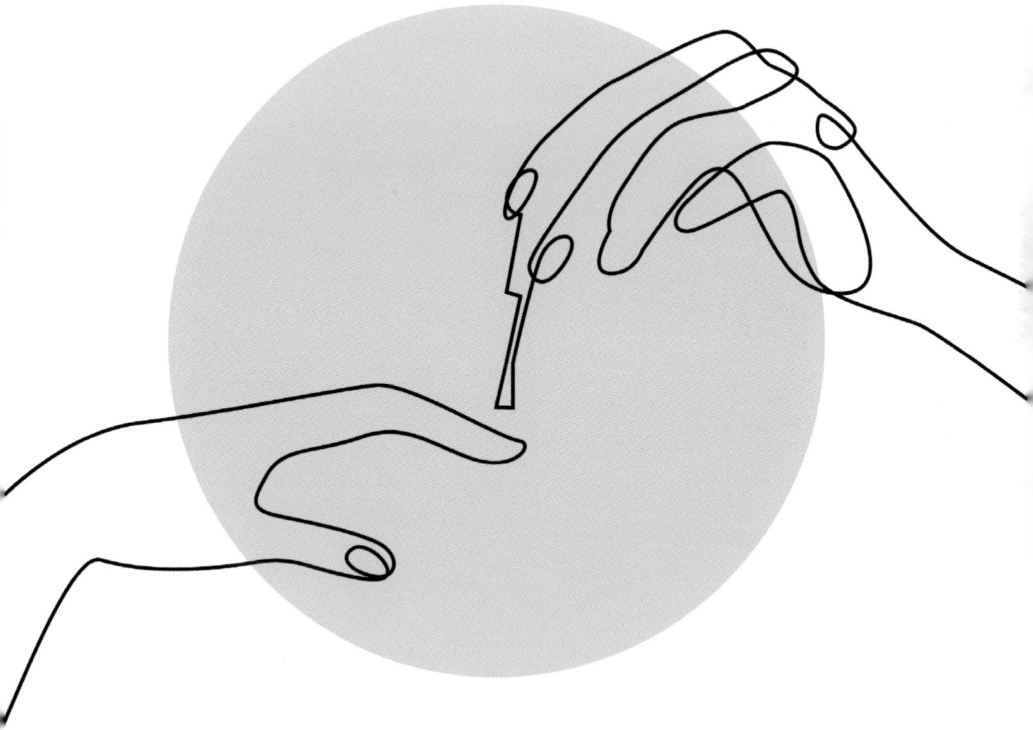

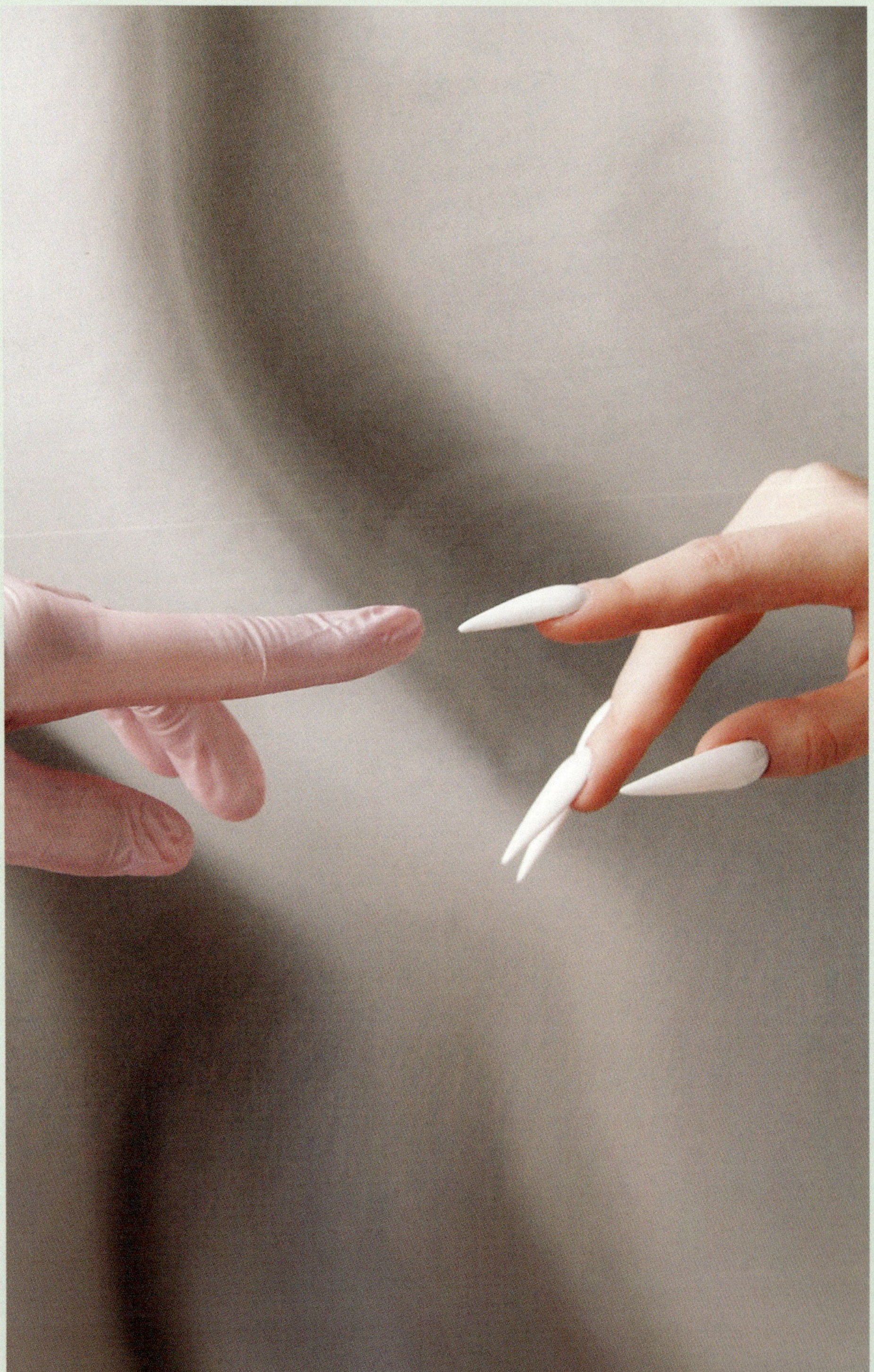

3

Hygiene

In diesem Kapitel findest du alle Informationen rund um das Thema Hygiene, mit der du mögliche Krankheiten vermeiden kannst. Hygiene ist eines der wichtigsten Themen beim Nägelmachen und sehr umfangreich. Ich habe dir hier das Wichtigste zusammengefasst.

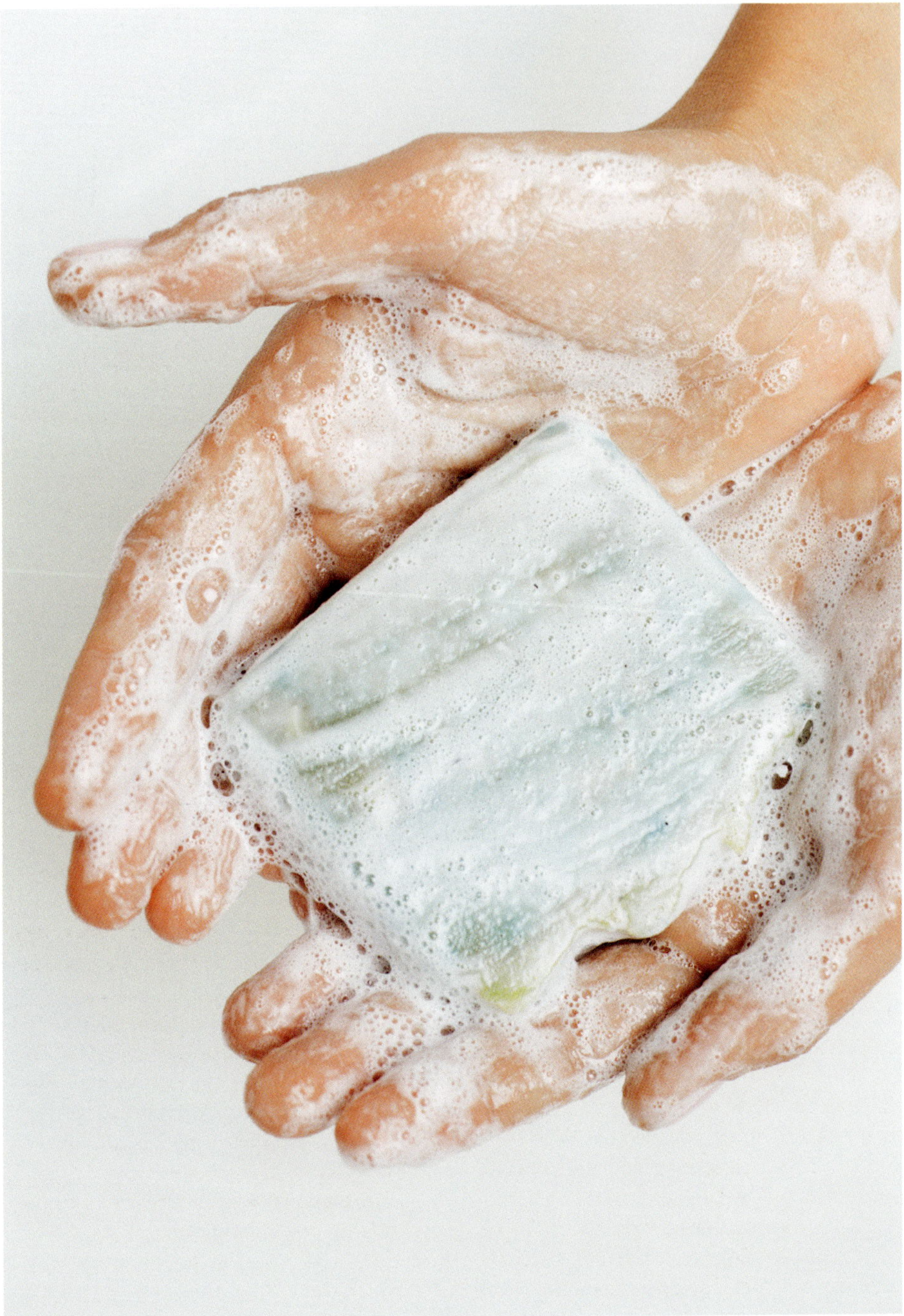

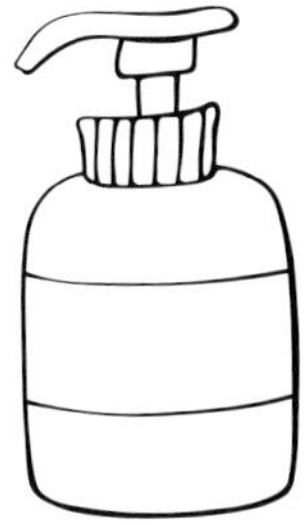

Damit wir gesund bleiben und uns keine Krankheiten zuziehen, gibt es für jedes Bundesland in Deutschland ein Hygienekonzept für das Betreiben eines Nagelstudios. Diese Regeln gibt es nicht ohne Grund, denn sie sichern das hygienische Arbeiten an den Händen ab. Dabei unterscheiden sich die Hygienekonzepte in jedem Bundesland etwas. Ich gehe hier von den strengsten Richtlinien aus, denn bei Hygiene kannst du nie zu viel machen.

Starten wir mit den Basics: Bevor du mit der Arbeit beginnst, ist es essenziell, dass du dir gründlich die Hände wäschst. Damit entfernst du eventuelle Krankheitserreger sowie Rückstände von Cremes und Fetten.

Jede Oberfläche, mit der du in Berührung kommst, muss mit Flächendesinfektion abgewischt werden. Dazu gehören zum Beispiel die Lampen, die Handablage oder der Stuhl. Bevor du anfängst zu arbeiten, solltest du dir die Hände unbedingt mit einer geeigneten Händedesinfektion desinfizieren. Desinfektionsflüssigkeit gibt es in vielen verschiedenen Varianten. Eine gründliche Desinfektion durchbricht die Infektionskette. Sie tötet alle potenziellen Krankheitserreger ab, denn Desinfektionsmittel wirkt denaturierend – das bedeutet, es zerstört eiweißhaltige Strukturen von Mikroorganismen. Desinfektionsmittel besteht aus mindestens 60-prozentigem Alkohol. Bei Handdesinfektionen handelt es sich um eine Mischung aus Alkohol und Wasser, die weniger aggressiv zu unserer Haut ist. Mehr zu diesem Thema findest du auf Seite 84.

3

Nicht nur unsere Flächen müssen gesäubert werden, sondern natürlich auch unser Werkzeug. Dazu gehören zum Beispiel eine Nagelhautzange, Bits oder dein Feilboard. Im ersten Schritt legst du dein Werkzeug in ein Ultraschallbad (mehr dazu findest du auf Seite 53). Dieses reinigt deine Werkzeuge von Staub und Schmutz. Achte dabei auf die Hinweise des Herstellers, welche Flüssigkeit für das jeweilige Gerät geeignet ist. In den meisten Fällen ist das einfach Leitungswasser. Dieses sollte frisch sein und nach jeder Benutzung ausgetauscht werden.

Dein Werkzeug ist aber noch nicht einsatzbereit. Nun folgt ein Desinfektionsbad, dieses kannst du ebenso in deinem Ultraschallbad machen oder auch in einer extra dafür vorgesehenen Wanne. In diese füllst du eine dafür vorgesehene Desinfektionsflüssigkeit. Lies dir bitte die Hinweise des Herstellers durch, wie lange deine Instrumente einwirken müssen. Deine Instrumente mit Desinfektion kurz zu besprühen, bringt übrigens gar nichts, das könnte man auch gleich sein lassen.

In den meisten Fällen wärst du nach diesen Schritten schon für den Studioalltag bereit und kannst mit deinen Instrumenten arbeiten. Ich persönlich bin ein großer Fan von

„Lieber Vorsicht als Nachsicht“,

also füge ich dem Ganzen noch einen Schritt hinzu: Sterilisation.

Die Unterscheidung zwischen Desinfektion und Sterilisation ist wesentlich für die richtige Behandlung deiner Nagelwerkzeuge. Während die Desinfektion darauf abzielt, die meisten schädlichen Mikroorganismen auf Oberflächen zu eliminieren und somit das Infektionsrisiko zu verringern, geht die Sterilisation einen Schritt weiter. Bei der Sterilisation werden alle Mikroorganismen, einschließlich Bakteriensporen, Viren und Pilze, vollständig abgetötet. Dieses Verfahren ist besonders wichtig für Werkzeuge, die Hautverletzungen verursachen können, weil es sicherstellt, dass sie absolut keimfrei sind.

Das Abkochen von Instrumenten, ähnlich wie es Mütter mit Babyfläschchen machen, ist eine Methode der Sterilisation. Für eine effektivere Sterilisation empfiehlt sich der Einsatz eines Heißluftautoklaven. Diese Geräte erhitzen die Werkzeuge (hier sind nur Werkzeuge aus Metall und Keramik, keine Einwegmaterialien gemeint) auf Temperaturen zwischen 180 und 250 Grad Celsius für mindestens 20 Minuten,

Life's not perfect, but your nails can be.

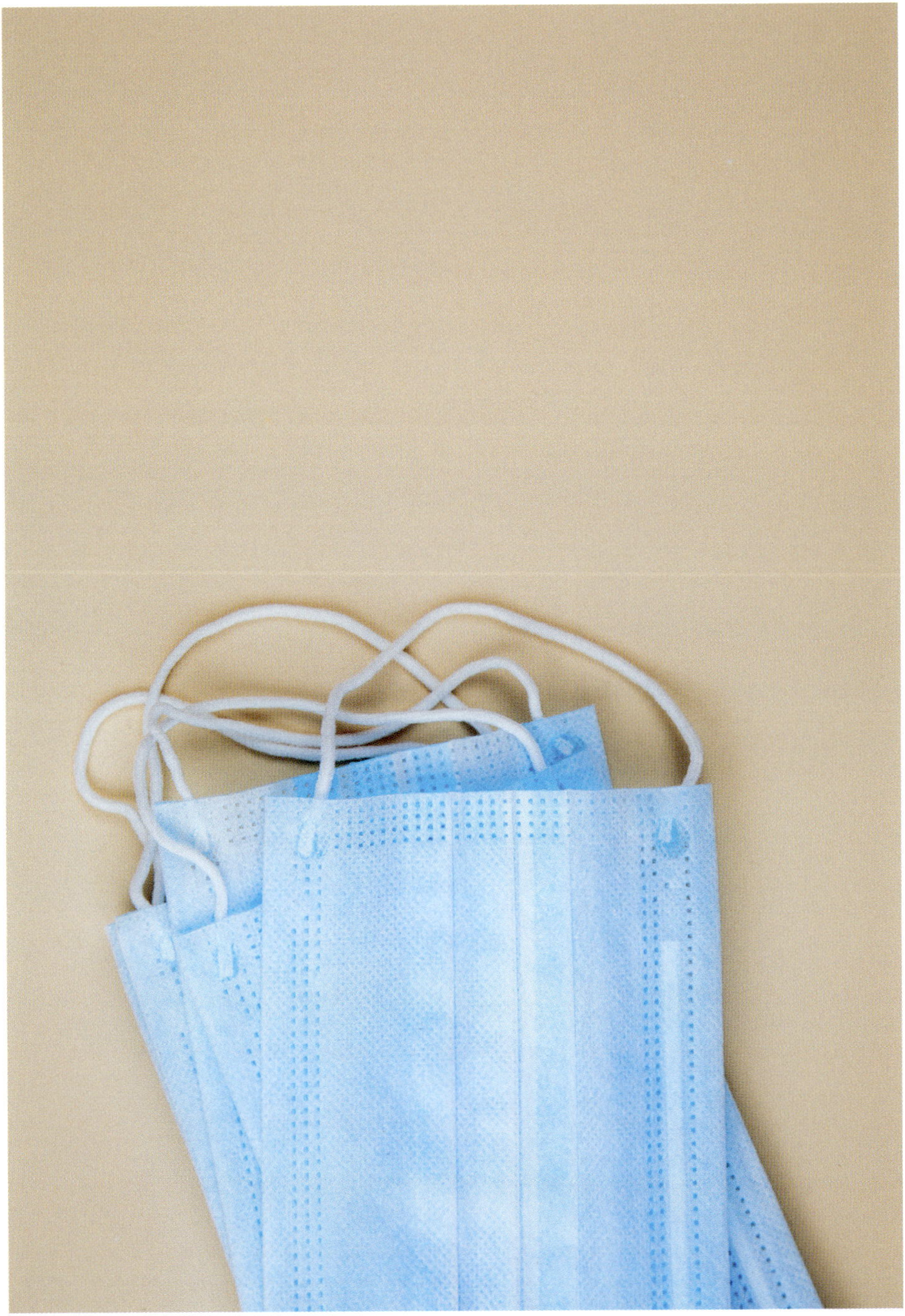

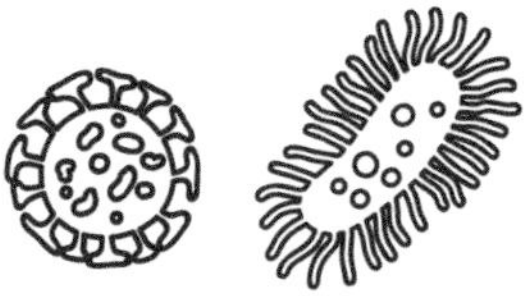

um sicherzustellen, dass sämtliche Mikroorganismen abgetötet werden. Wichtig ist, dass die Werkzeuge nach dem Sterilisieren abkühlen, bevor du sie wieder verwendest. Es gibt zwar auch andere Geräte, die eine Sterilisation versprechen, zum Beispiel Geräte, die LED-Technologie nutzen, doch sind diese oft nicht für alle Anwendungen zugelassen. Deswegen ist es wichtig, auf bewährte und offiziell anerkannte Methoden zurückzugreifen, um die höchstmögliche Hygiene zu gewährleisten.

Nach diesen Schritten sind deine Instrumente sauber, und du kannst gleich deine Arbeit mit ihnen beginnen. Zuvor müssen wir aber noch über Einwegprodukte sprechen.

Trage beim Arbeiten immer Handschuhe, nicht nur, um die Hygiene sicherzustellen, sondern besonders zu deiner eigenen Sicherheit. Du weißt ja, Allergien und so … mehr dazu auf Seite 30.

Aber auch deine Feile und dein Buffer sind Einwegprodukte und müssen jedes Mal ausgetauscht werden. Es gibt keine Möglichkeit, Feilen zu desinfizieren, und auch eine Sterilisation reicht nicht. Durch die poröse Oberfläche können Feilen nicht desinfiziert werden. Das Gleiche gilt für deine Handschuhe. Auch Einwegunterlagen sowie Zelletten verwende bitte nur ein Mal.

Trage beim Feilen eine Schutzmaske, um den Feinstaub nicht einzuatmen, besonders dann, wenn du keine gute Staubabsaugung hast. Solltest du vielleicht an den Nägeln deiner Kundschaft arbeiten, braucht diese nicht unbedingt eine Maske zu tragen. Du sitzt viel näher an den Nägeln, und der Staub erreicht dein Gegenüber nicht in solchen Mengen wie dich.

Mit Blut in Berührung zu kommen solltest du unbedingt vermeiden. Verletzungen und Schnitte sollten beim Nägelmachen nicht vorkommen. Dennoch kann es passieren und tritt häufig bei Menschen mit einer Blutgerinnungsstörung auf. Solltest du die Nägel deiner Kundschaft bearbeiten, ist es besonders wichtig, die Hygieneschritte zu beachten, denn über Blut können Krankheiten wie HIV übertragen werden. Machst du dein Werkzeug vernünftig sauber, desinfiziert du es und sterilisiert im Anschluss, minimierst du das Risiko.

Hygiene ist ein wichtiges Thema im Nagelstudio und sollte, wie du beim Lesen schon bemerkt hast, aus vielen Gründen nicht unterschätzt werden. Ich hoffe, du konntest so einen guten Überblick über dieses Thema gewinnen.

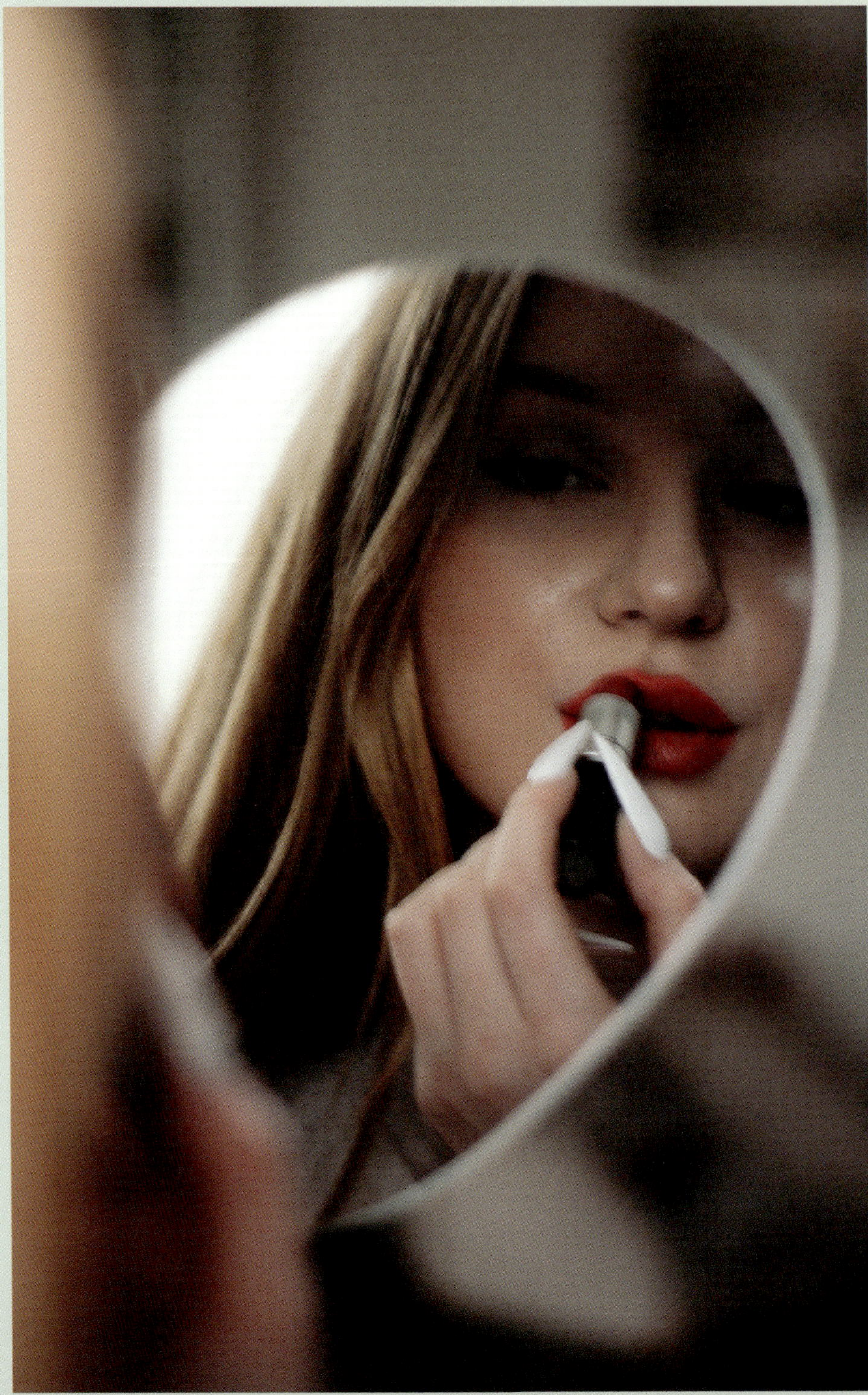

4

Nageltyp-Analyse

Um festzustellen, was du bei deinen Nägeln beachten solltest und welche Materialien für dich die richtigen sind, solltest du zuerst herausfinden, welcher Nageltyp du überhaupt bist. Genau das findest du in diesem Kapitel.

4

Es ist wichtig, Nageltypen unterscheiden zu können, denn so entscheidest du, mit welchen Materialien und mit welcher Methode du am besten arbeitest, damit deine Modellage gut und lange hält. Wie du nun herausfindest, was für ein Nageltyp du bist, erkläre ich in diesem Kapitel.

Feuchtigkeit

Trockener Nageltyp

Der trockene Nageltyp hat meist auch eine trockene Haut. Das erkennst du mit einem Blick auf die Finger sofort: eher trockene, flockige Haut, die teilweise einreißt. Auch an den Nägeln selbst kannst du erkennen, dass sie trocken sind. Sie sehen etwas matter und spröder aus und teilen sich oft am freien Nagelrand in die einzelnen Schichten auf. Bei einem trockenen Nageltyp solltest du darauf achten, niemals dehydrierende Produkte zu verwenden, also zum Beispiel Aceton oder starke Säuren.

Normaler Nageltyp

Bei einem normalen Nageltyp muss man nichts Besonderes beachten, denn an diesen Nägeln hält das Material meist problemlos. Einen normalen Nageltyp erkennst du daran, dass du weder zu fettiger noch zu trockener Haut neigst.

Feuchter/fettiger Nageltyp

Diesen Nageltyp erkennst du daran, dass die Haut im Allgemeinen zum Fetten neigt. Diese Nägel haben sehr häufig Haftungsschwierigkeiten und sind durch den höheren Feuchtigkeitsgehalt etwas weicher. Solch einen Nageltyp haben häufig Menschen in der Pubertät durch die erhöhte Produktion von Talg. Bei diesen Nägeln solltest du besonders auf eine gründliche Vorbereitung des Naturnagels achten, damit dein Material auch lange hält. Nutze dazu am besten einen Dehydrator oder einen Säureprimer.

Cherrys Tipp

Nutze bei einer feuchten Nagelplatte als Base eine Rubber Base. Trage diese in einer dünnen Schicht auf und massiere sie etwas in den Naturnagel, sodass dein Material gut in den Naturnagel greifen kann. Eine Rubber Base ist sehr säurehaltig und unterstützt die Haltbarkeit deiner feuchten Nägel.

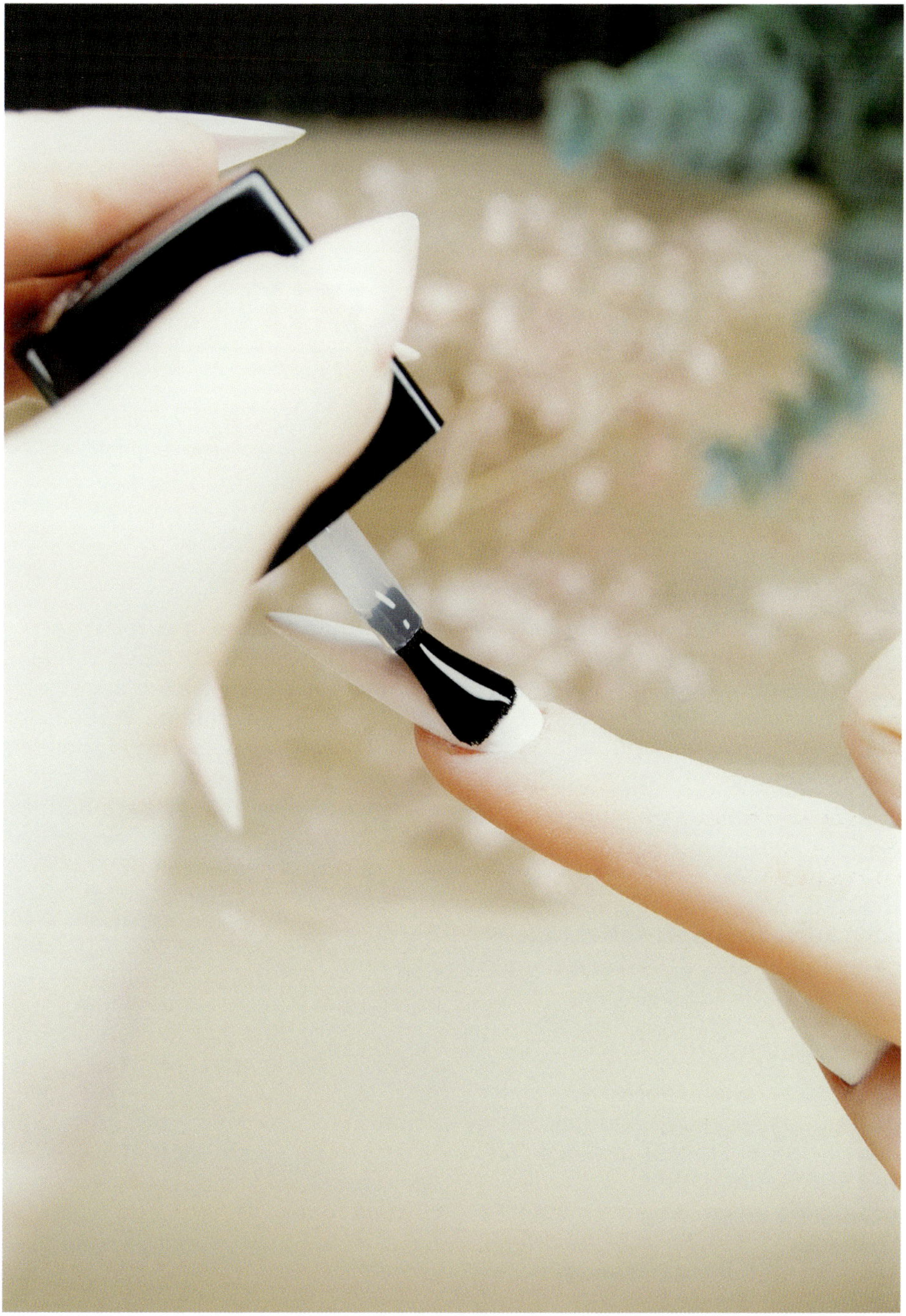

4

Struktur & Wachstum

Deine Nägel unterscheiden sich auch in der Art, wie sie wachsen. Auch hier musst du wieder beachten, mit welcher Methode du arbeitest, damit du möglichst lange etwas von deiner Modellage hast.

Normal wachsende Nägel

Die Naturnägel haben eine natürliche Kurve und wachsen gerade nach vorne raus. Bei diesen Nägeln müssen wir nichts beachten.

Krallennägel

Diese Nägel wachsen von der Seite betrachtet nach unten, daher nennt man sie auch Krallennägel, weil sie wie Krallen nach unten wachsen, sobald sie etwas länger werden. Es können alle zehn Finger betroffen sein. Bei den meisten sind es zum Beispiel nur die Zeigefinger. Falls du mit einer Schablone verlängern möchtest, solltest du diese Schablone im richtigen Winkel ansetzen und nicht im natürlichen Verlauf der Nägel, sonst würde deine Modellage nach unten schauen. Wenn du mit Tips verlängerst, achte darauf, dass der Tip bis zur Spitze des Nagels festklebt und keine kleinen Luftbläschen dazwischen bleiben.

Wenn du schon eine Modellage hast und diese nach unten wächst statt gerade nach vorn, dann kannst du dies sehr einfach korrigieren. Entweder du verlängerst den Nagel neu oder du legst dir vorne auf die Spitze bis zum höchsten Punkt deines Nagels noch einmal ordentlich Material drauf, so wie du es in der Abbildung rechts siehst. Dann feilst du dir den Überschuss, der nach unten gewachsen ist, mit der Handfeile von unten weg, und anschließend fräst du dir mit einem schlanken Bit deinen Tunnel wieder von unten aus.

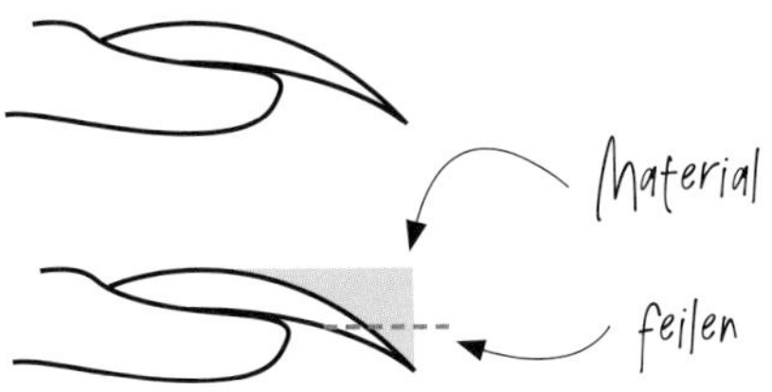

Himmelfahrtsnägel

Himmelfahrtsnägel sind genau das Gegenteil von Krallennägeln. Diese wachsen nicht nach unten, sondern nach oben. Auch hier solltest du beim Ansatz der Schablone darauf achten, dass du den Winkel etwas anpasst und nicht in der natürlichen Wuchsrichtung des Nagels verlängerst. Bei Himmelfahrtsnägeln besteht die Problematik, dass die Modellage nach einer Zeit nach oben wachsen wird. Dies kann man leider nicht so einfach korrigieren. Diese Verlängerung muss immer wieder neu gemacht werden.

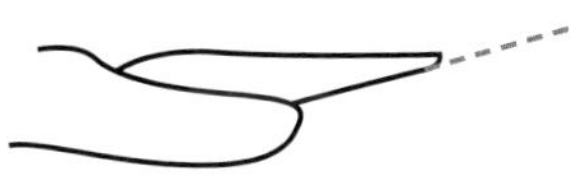

Nagelbeißer-Nägel

Bei Menschen, die an ihren Nägeln beißen, bestehen gleich mehrere Problematiken: Dadurch, dass die Nagelplatte sehr stark heruntergebissen wird, bildet sich auch das Nagelbett zurück. Man hat daher eine besonders ausgeprägte Fingerkuppe, die es unmöglich macht, die Nägel auf herkömmliche Weise zu verlängern. Bei einer Nagelbeißer-Modellage würde ich niemals eine starke Verlängerung arbeiten, denn das kurze Nagelbett kann einer starken Hebelwirkung nicht standhalten, und man würde sich im Zweifel verletzen. Also starte bei einer Nagelbeißer-Modellage lieber mit einer kurzen Modellage und lass den Nagel wieder herauswachsen, sodass sich das Nagelbett zurückbilden kann. Erst dann würde ich an einer Verlängerung arbeiten. Beim Nägelbeißen besteht zudem eine weitere Problematik, und zwar in der Maniküre selbst. Dem Beißen der Nägel wirkt unser Körper schützend entgegen und produziert mehr Nagelhaut – was die Maniküre erschwert. Hinzu kommt, dass Menschen mit dieser Problematik ihre Finger häufig im Mund haben, was die Nagelhaut besonders empfindlich macht. Unsere Speichelenzyme weichen nämlich unsere Haut auf. Es kommt also nicht selten vor, dass man bei einer solchen Maniküre in Berührung mit Blut kommt. Aber keine Sorge: Auch ich war jahrelang Nagelbeißerin, und alles kann sich wieder zurückbilden, wenn man standhaft bleibt und regelmäßig seine Fingernägel pflegt und schützt.

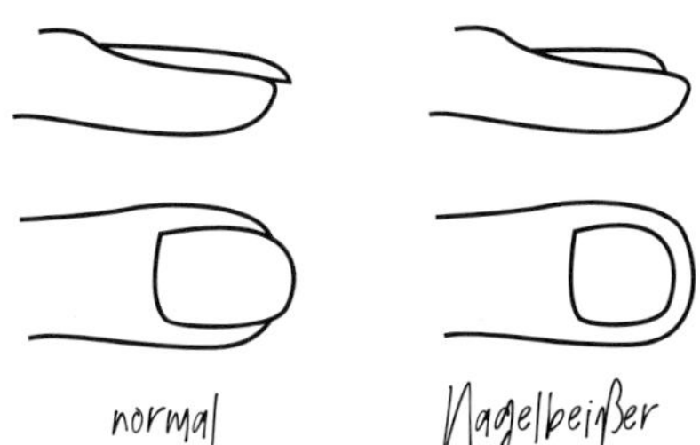

4

Nageltyp-Identifikationstest

Jetzt mach dich bereit, mehr über deine Nägel zu erfahren. Dieser Test soll dir helfen, deinen Nageltyp zu erkennen, und eine erste Orientierung bieten.

Schau dir deine Nägel an. Wie würdest du sie beschreiben?

- ◯ A. Meist stabil und gesund aussehend.
- ◯ B. Oft trocken, brüchig oder rissig.
- ◯ C. Neigen dazu, glänzend oder ölig zu sein.

Wie reagieren deine Nägel und Nagelhaut auf Wasser?

- ◯ A. Keine bemerkenswerte Veränderung.
- ◯ B. Fühlen sich trockener an, besonders die Nagelhaut.
- ◯ C. Schnelle Absorption und Rückkehr zum Normalzustand.

Wie wachsen deine Nägel, und welche Form haben sie?

- ◯ A. Normal und gerade.
- ◯ B. Langsam, mit Tendenz zum Einrollen oder Krümmen (Krallennägel).
- ◯ C. Schnell, aber manchmal in ungewöhnlichen Formen (z. B. Himmelfahrtsnägel).

Betrachte den natürlichen Glanz deiner Nägel.

- ◯ A. Gesunder, mäßiger Glanz.
- ◯ B. Stumpf und ohne Glanz.
- ◯ C. Oft glänzend oder ölig.

Wie oft benötigst du Pflegeprodukte für deine Nägel und Nagelhaut?

- ○ A. Gelegentlich.
- ○ B. Regelmäßig, um Trockenheit zu bekämpfen.
- ○ C. Selten, es sei denn, um Glanz zu reduzieren.

Haben deine Nägel besondere Merkmale oder Bedingungen?

- ○ A. Nicht, dass ich wüsste.
- ○ B. Ja, sie neigen dazu, sich zu krümmen oder einzurollen.
- ○ C. Sie wachsen in ungewöhnlichen Mustern oder Formen.

Wie verhält sich deine Nagelhaut normalerweise?

- ○ A. Sie ist geschmeidig und unauffällig.
- ○ B. Sie ist oft trocken, hart oder rissig.
- ○ C. Sie fühlt sich ölig an oder sieht manchmal glänzend aus.

Hauptsächlich Antwort A:

Du scheinst normale Nägel zu haben. Deine Nägel sind in einem guten, ausgeglichenen Zustand. Weiter so mit der guten Pflege!

Hauptsächlich Antwort B:

Deine Antworten deuten auf einen trockenen Nageltyp hin. Deine Nägel und Nagelhaut könnten von zusätzlicher Feuchtigkeit und Pflege profitieren. Regelmäßige Anwendung von Nagelöl und Feuchtigkeitscremes wird empfohlen. Bei starkem Einrollen oder Krümmen empfiehlt sich eine professionelle Beratung.

Hauptsächlich Antwort C:

Es sieht so aus, als hättest du fettige/ölige Nägel oder deine Nägel zeigen Anzeichen von Himmelfahrtsnägeln. Matte Pflegeprodukte könnten für fettige/ölige Nägel hilfreich sein, während ungewöhnliche Wachstumsmuster eine genauere Untersuchung erfordern könnten.

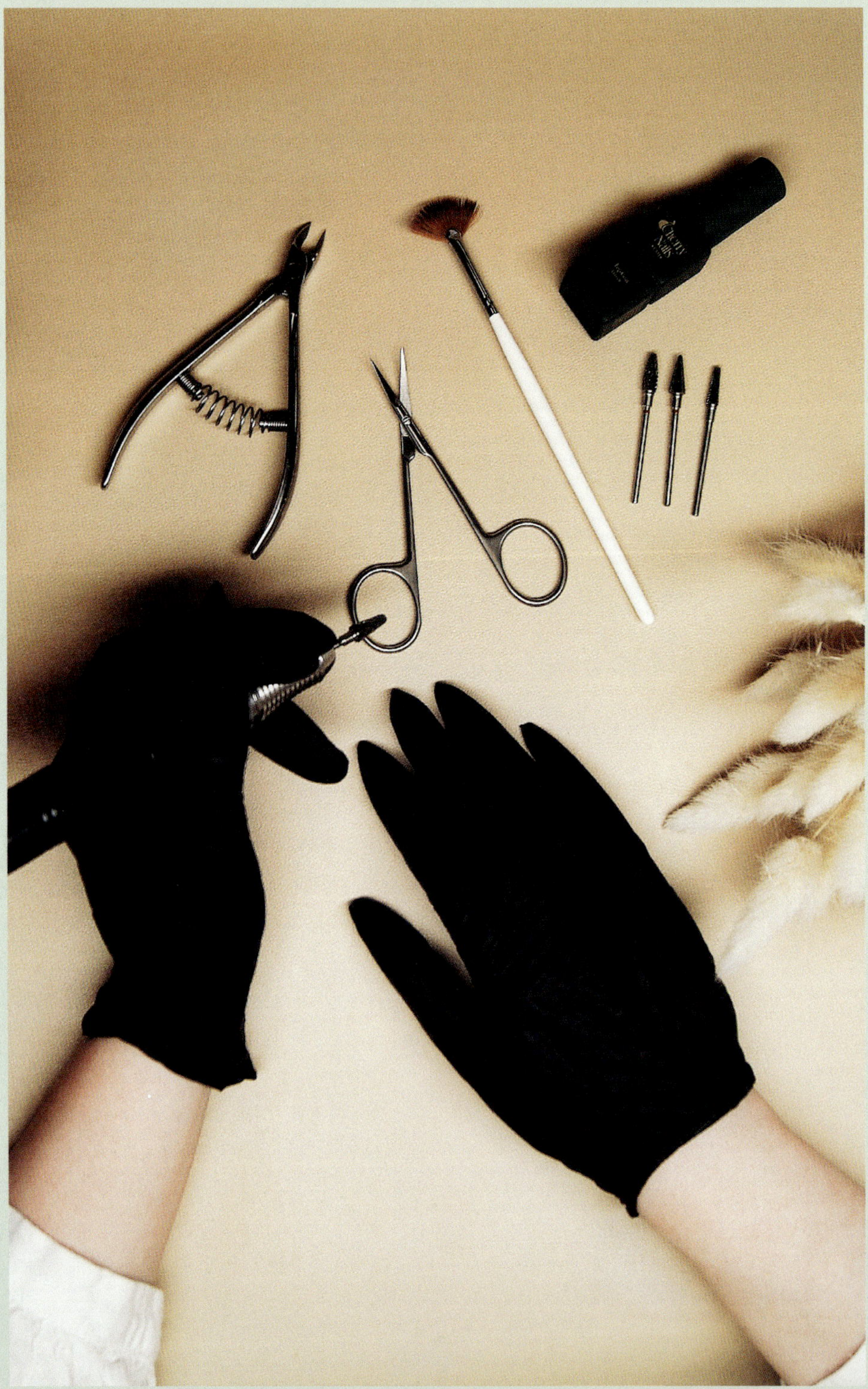

5

Die Basics

Es gibt auf dem Markt nichts, was es nicht gibt. Damit du einen ersten Überblick bekommst, habe ich dir in diesem Kapitel eine Liste erstellt mit allen grundlegenden Materialien, die du für den Anfang brauchst. So hast du gleich alles an einem Ort gesammelt.

Zum Nägelmachen braucht man wirklich eine Menge. Falls dir das bis jetzt noch nicht aufgefallen ist, weißt du es spätestens, nachdem du dieses Kapitel gelesen hast. Damit du dich aber nicht durch etliche Shops kämpfen musst, findest du hier meine persönlichen Must-haves für Gelnägel-Modellage. Außerdem findest du hier einen QR-Code, mit dem du direkt zu meiner aktuellen Favoritenliste kommst.

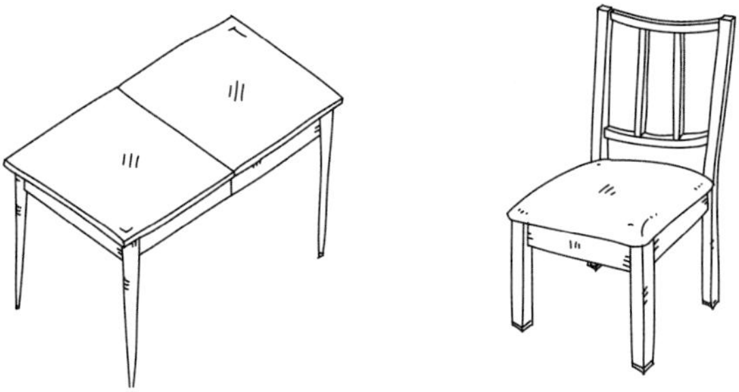

Möbel

Tisch

Achte darauf, dass du einen Tisch benutzt, an dem du auf einer vernünftigen Höhe arbeiten kannst, ohne gekrümmt dazusitzen. Dein Rücken dankt es dir! Setz dich also bitte nicht an einen niedrigen Couchtisch.

Stuhl

Auch beim Stuhl solltest du darauf achten, dass du die meiste Zeit ordentlich und möglichst gerade sitzt. Deine Füße sollten fest auf dem Boden stehen, und der Stuhl sollte eine Rückenlehne haben, die besonders deinen unteren Rücken stützt. Mit dem richtigen Stuhl sparst du dir viele Rückenschmerzen.

Schrank

Jetzt fragst du dich: „Wozu brauche ich denn bitte einen Schrank?“ Ganz einfach, deine Gele müssen an einem Ort gelagert werden, wo sie vor UV-Strahlen, also vor der Sonne, geschützt sind, im besten Fall im Dunklen. Ein schlechter Platz wäre zum Beispiel auf der Fensterbank. Das Gleiche gilt auch für alles, was mit deinen Gelen in Berührung kommt, also auch deine Gel-Pinsel. Selbst wenn sie nur wenige Minuten den Sonnenstrahlen ausgesetzt sind, härtet das Gel aus, und deine Pinsel müssen im Müll landen. Deshalb benötigst du einen passenden Schrank für deine Materialien.

5

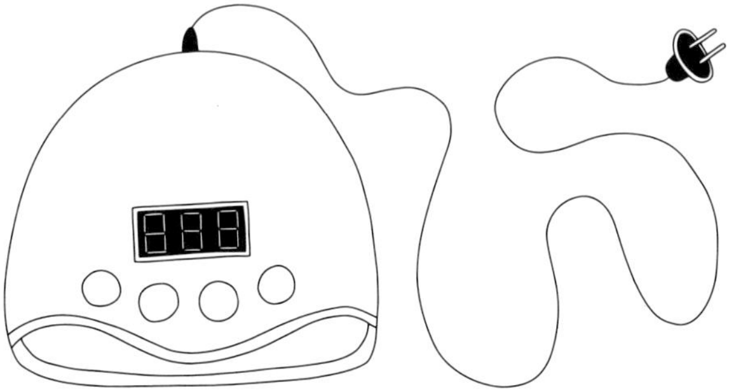

Geräte

UV-/LED-Lampe

Das Wichtigste zum Gelnägelmachen: UV-Lampen übertragen ultraviolettes Licht, das speziell dafür entwickelt wurde, Gel-Nagellack durch eine chemische Reaktion auszuhärten. Neben UV-Lampen gibt es auch LED-Lampen, die Gel aushärten können. LED-Lampen arbeiten schneller als UV-Lampen und sind energieeffizienter. Allerdings sind sie in der Anschaffung oft teurer, und nicht alle Gele können mit LED-Licht ausgehärtet werden. Ich empfehle, regelmäßig die Leuchtmittel auszutauschen, um eine gleichbleibende Aushärtungsqualität zu gewährleisten.

Fräser

Der Fräser wird auch „E-Feile" genannt. Wir nutzen ihn für das Abfeilen unserer Modellage und für die Maniküre. Die meisten Nagelfräser verfügen über einstellbare Geschwindigkeiten, die eine präzise

Kontrolle über das Gerät ermöglichen. Außerdem unterscheiden wir zwischen netzbetriebenen Fräsern und Akku-Fräsern. Netzbetriebene Fräser sind für den Dauerbetrieb ausgelegt und bieten konstante Leistung. Sie sind ideal für Profis und werden auch in Nagelstudios benutzt. Akku-Fräser sind tragbar und flexibel einsetzbar, allerdings kann die Leistung im Laufe der Zeit nachlassen, wenn der Akku an Kapazität verliert. Sie sind aber sehr praktisch, wenn du wie ich flexibel sein möchtest und auch mal den Arbeitsplatz wechselst.

Tischleuchte

Ohne gutes Licht geht gar nichts! Du musst wirklich gut erkennen können, was du tust. Da reicht die Deckenleuchte im Wohnzimmer lange nicht. Das wäre wie aufwendiges Make-up in schlechtem Badezimmerlicht zu machen. Sünde!

Staubabsaugung

Eines der wichtigsten Geräte für deine Gesundheit: Die Staubabsaugung kannst du dir wie einen kleinen Staubsauger vorstellen. Sie steht unterhalb der Finger, die du gerade bearbeitest und saugt den beim Feilen entstehenden Staub weg. So atmest du deutlich weniger davon ein und kommst auch sonst nicht mit dem Staub in Berührung.

Ultraschallgerät

Das Ultraschallgerät brauchen wir, um unsere Werkzeuge zu reinigen. Eine Anschaffung empfehle ich selbst dann, wenn du nur dir selbst die Nägel machen möchtest. Es ist auch notwendig, damit du deine Werkzeuge nicht aufwendig unter laufendem Wasser sauber machen musst, sondern schnell und effektiv wieder reinigen kannst.

Heißluftautoklave

Auf Seite 36 erkläre ich dir, wie du dieses Gerät nutzt und wofür es genau gebraucht wird. Dieses Gerät brauchst du aber nur, wenn du anfängst, auch anderen Personen die Nägel zu machen.

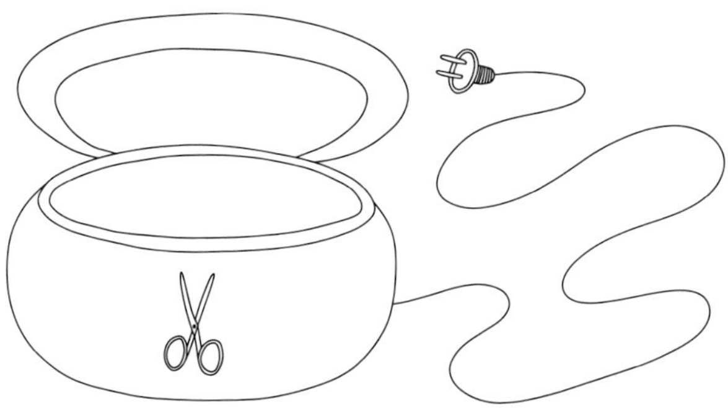

5

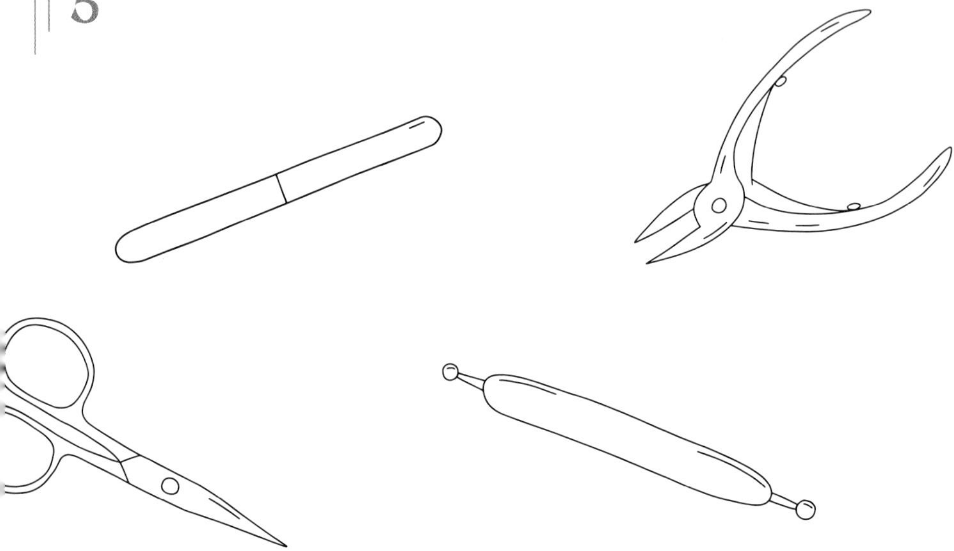

Material

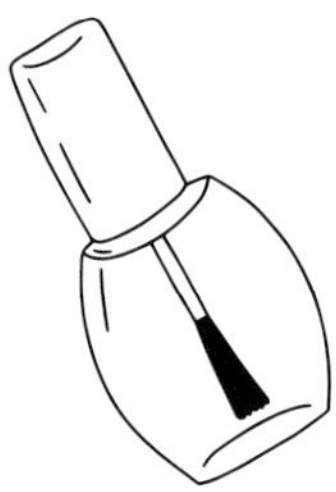

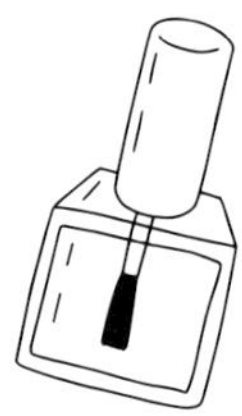

Desinfektion

Sowohl für deine Flächen und Hände als auch für deine Instrumente brauchen wir Desinfektonsmittel. Wie du es richtig nutzt, findest du in Kapitel 3 ab Seite 32.

Aceton

Aceton nutzen wir, um Kleber zu lösen oder die Nägel zu dehydrieren. Die genaue Anwendung findest du im Kapitel 10 ab Seite 112.

Feile

Mit der Feile bearbeitest du deine Naturnägel. Du kannst die Nägel dabei anrauen, in Form bringen oder auch deine Verlängerung und das Gel am Ende formen, damit es schön glatt ist.

Buffer

Der Buffer ähnelt der Feile, ist aber von der Körnung sehr viel sanfter, damit wir die Oberflächen sehr glatt bekommen. Mit einem Buffer kannst du auch deinen Naturnagel abmattieren, achte aber darauf, dass dein Buffer nicht zu fein ist. Im besten Fall sollte er 180 Grid haben. Du siehst die Angabe zu deinem Buffer entweder aufgedruckt; alternativ ist die Gridstärke beim Kauf deines Buffers ausgewiesen.

Pro-Pusher

Mit dem Pro-Pusher schieben wir die an der Nagelplatte klebende Nagelhaut zurück.

Nagelhautzange oder -schere

Damit kannst du überschüssige Nagelhaut wegschneiden.

Cherrys Tipp

Pro-Pusher, Nagelhautzangen oder Nagelhautscheren kaufe ich nur von spezialisierten Herstellern. Diese sind aus hochwertigem Stahl und haben eine sehr lange Lebensdauer. Meine Zangen halten bis zu 2 Jahre.

Maniküre-Bit

Die Bits nutzen wir mit dem Fräser, um unsere unsichtbare Nagelhaut zu entfernen und den Nagel sauber für die nächste Modellage vorzubereiten.

Modellage-Bit

Mit diesen Bits fräsen wir das alte Material von den Nägeln und entfernen es als Vorbereitung für die neue Modellage.

Tips oder Schablone

Du kannst deine Nägel entweder mit Tips oder mit der Schablonentechnik verlängern. Den Unterschied erkläre ich dir in Kapitel 8.

Primer

Primer sind Flüssigkeiten, die deinen Naturnagel auf die Gel-Modellage vorbereiten. Hier gibt es verschiedene Varianten: Entweder sie entfetten den Nagel, haben eine sehr klebrige Schicht oder rauen ihn zusätzlich auf, damit deine Gele besser auf deinem Nagel haften.

Cleaner

Mit einem Cleaner kannst du noch flüssiges Gel wegwischen oder die Schwitzschicht von deinen Nägeln entfernen. Die Schwitzschicht nennt man auch die Inhibitionsschicht, sie entsteht, nachdem dein Gel in der Lampe ausgehärtet ist. Diese klebrige Schicht solltest du vor dem Feilen deiner Nägel entfernen. Die Inhibitionsschicht ist dafür da, dass sich bereits ausgehärtete Gelschichten und frisch aufgetragene Gelschichten besser miteinander verbinden.

Zelletten

Dieses Werkzeug nutzen wir wie Wattepads. In Cleaner getränkt sind

5

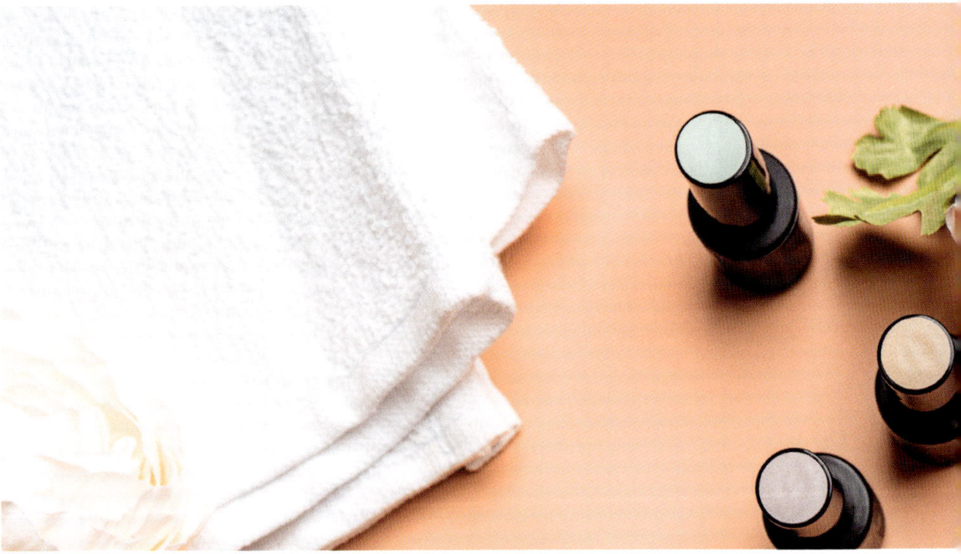

Zelletten aber nicht so fusselig wie Wattepads und eignen sich besser.

Grundiergel

Grundiergel brauchen wir als Kontaktschicht zwischen Naturnagel und dem Aufbaugel. Es ist das erste Gel, das wir auftragen.

Aufbaugel

Mit Aufbaugel werden deine Gelnägel modelliert. Es gibt die Gele in klar, aber auch in verschiedenen Farben oder mit enthaltenem Glitzer. Am häufigsten sind sie nude oder rosa eingefärbt, und du nutzt sie, um deinen Nägeln Stabilität zu geben.

Gelpinsel

Um die Gelprodukte aufzutragen, nutzt du einen Gelpinsel.

Cherrys Tipp

Besorge dir gleich mehrere Pinsel. Ich habe einen Pinsel für das Grundiergel und das Aufbaugel, die ich immer einfach mit einer trockenen Zellette abwische, außerdem einen Pinsel für dunkle Farben, einen für helle und einen für Glitzer. So musst du deinen Pinsel nicht so häufig und aggressiv sauber machen, und es reicht oft, ihn einfach trocken abzuwischen.

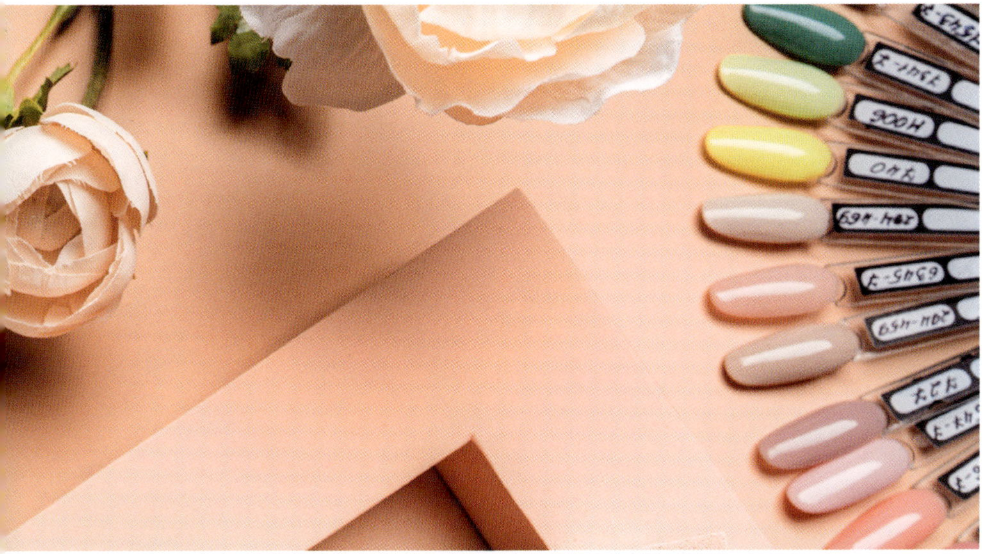

Staubpinsel

Um den vom Feilen entstandenen Staub von den Händen und Nägeln zu entfernen, brauchst du einen Staubpinsel.

Farbgel oder UV-Lack

Auf deine Modellage kannst du nun entweder mit einem Farbgel oder UV-Lack eine Farbe auftragen.

Cherrys Tipp

Ich nutze überwiegend UV-Lacke im Studio, weil bei diesen der Pinsel schon dabei ist und ich mir das lästige Saubermachen der Farbgelpinsel spare. Zudem laufen sie nicht so schnell aus.

Versiegler

Mit einem Versiegler bedeckst du deine Modellage zum Schluss noch mit einer schützenden Schicht. Dieser kann entweder klassisch glänzend sein oder auch ein mattes Finish haben.

Cherrys Tipp

Nutze einen Versiegler ohne Schwitzschicht, dieser ist sofort nach dem Aushärten in der Lampe fertig, und du musst nichts weiter machen.

Nagelöl

Deine Haut könnte nach dem ganzen Feilen etwas trocken und beansprucht sein, daher trage gerne zum Schluss noch Nagelöl zur Pflege auf.

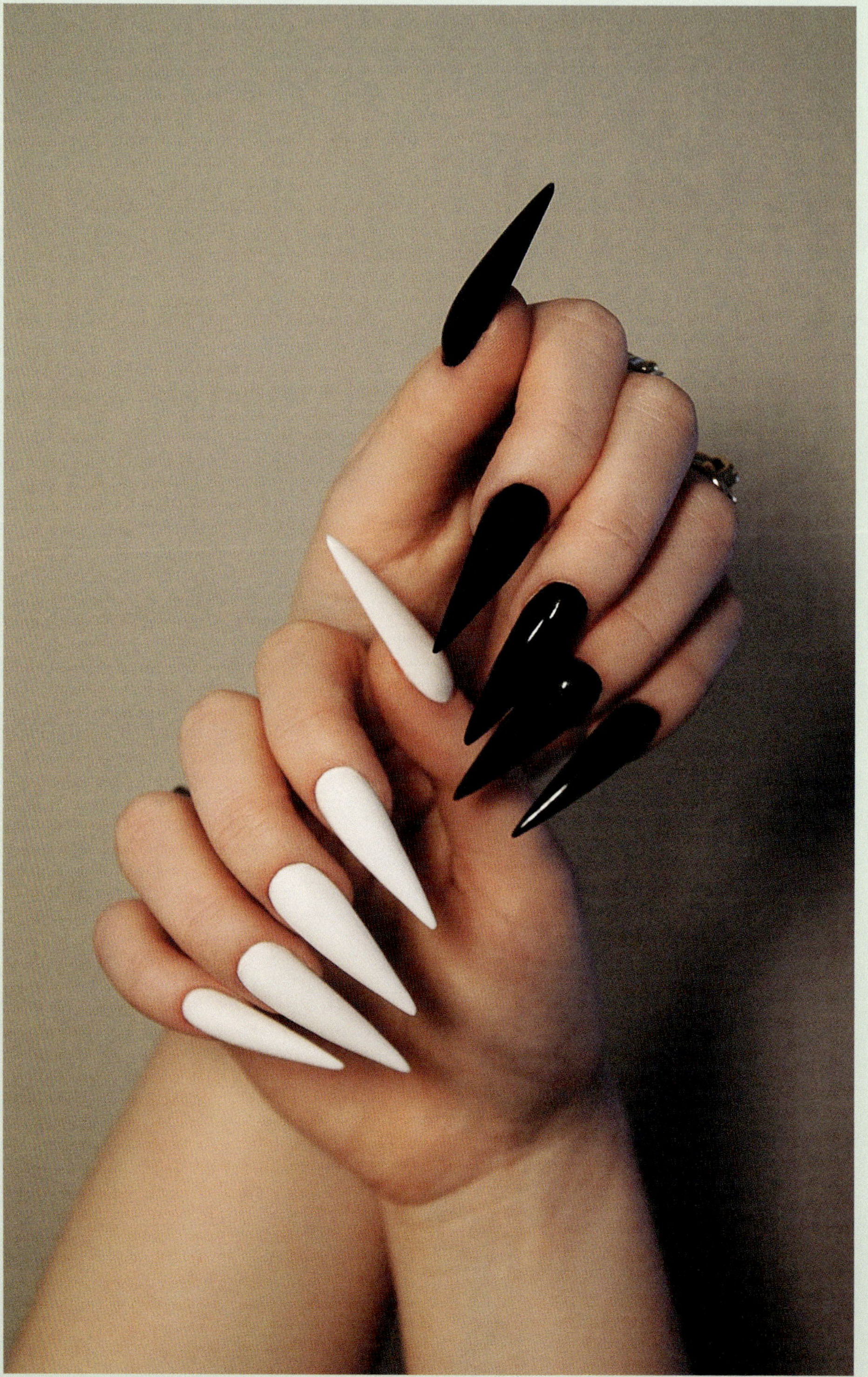

6

Formen

In diesem Kapitel bekommst du einen Überblick über die fünf gängigsten Formen im Nageldesign. Ich erkläre dir genau, was die jeweilige Form ausmacht und was du beachten musst, wenn du sie bei dir selbst arbeiten möchtest.

Die Nägel schön in Form zu bringen ist das Wichtigste an einer Nagelverlängerung. Ich denke bis heute noch mit Grauen an meine ersten Ballerina-Versuche zurück … Genau dafür braucht es das Kapitel über die Nagelformen. Es gibt wirklich einige Formen: Von Mandel bis Square ist alles dabei. Wir schauen uns die fünf gängigsten Formen und ihre Merkmale an. Außerdem erfährst du, wie du die Formen hinbekommst, ohne mit so einem Nail Fail wie ich in meiner Anfangszeit herumzulaufen. Wenn du noch Tipps haben möchtest, welche Form für deine Nägel am besten passt, schaue auf den folgenden Seiten vorbei.

Square

Wie der Name schon vermuten lässt, ist Square eine eckige Form, die an den Seitenlinien ganz gerade nach vorne verläuft. Sie kann wunderbar kurz, aber auch in Überlänge gearbeitet werden. Square ist eine der wenigen Formen, die in jeder Länge getragen werden können, weil sie in der Spitze nicht schmaler wird. Es gibt auch noch den sogenannten Tapered Square. Das ist nichts anderes als eine Square-Form, die etwas schmaler gearbeitet wird. Diese Form mache ich gern bei etwas breiteren Nagelbetten, denn ein Square kann etwas auftragen und sehr breit aussehen. In diesen Fällen nehme ich ein kleines bisschen mehr vom Nagel an den Seitenlinien weg.

Bei der Verlängerung mit Tips ist es wichtig, dass du auch Square-Tips benutzt, also keine Stiletto- oder Mandel-Tips. Ich nutze dafür sehr gerne Tunnel-Tips.

Wenn du deine Nägel in Form bringen möchtest, hältst du deine Feile ganz gerade parallel an die Seitenlinie und nimmst etwas von der Breite weg, falls das notwendig ist.

Schaue dir deine Verlängerung von der Seite an und prüfe, ob deine Basislinie gerade sitzt. Gerade bei Tunnel-Tips kann es vorkommen, dass die Basislinie etwas nach unten schaut. Setze deine Feile von unten genau in die Basislinie und feile sie wieder gerade.

Cherrys Tipp

Um zu überprüfen, ob deine Basislinie gerade sitzt, halte deine Handfeile ganz gerade von unten an die Linie. Kippt deine Feile nach unten, musst du mehr wegnehmen, schaut deine Feile nach oben, hast du zu viel weggenommen. Oben auf der Seite siehst du eine Square-Form mit gerader Basislinie.

6

Ballerina

Diese Form ist nach einem Schuh benannt, denn sie sieht den Tanzschuhen einer Ballerina sehr ähnlich. Die Ballerina-Form ist vorne auch eckig, aber läuft in den Längen bis zur Spitze schmaler zusammen. Dabei sind die Seitenlinien etwas bauchig abgerundet.

Die Ballerina-Form kannst du nur auf langen Nägeln arbeiten, da du Länge brauchst, um in der Spitze so schmal zu werden. Auf kurzen Nägeln ist eine Ballerina-Form nicht möglich.

Für diese Form nehme ich mir immer Ballerina-Tunnel-Tips, denn die verlaufen in den Längen schon etwas schmaler. Auch hier ist das Prinzip dasselbe: Du setzt deine Feile an die Seitenlinie und feilst dir dieses Mal die Nägel so schmal, wie du es magst. Achte dabei darauf, dass du nicht zu viel wegnimmst, damit deine Seitenwände und deine Basislinie an Ort und Stelle bleiben. Kontrolliere auch hier wieder von der Seite betrachtet, ob deine Basislinie gerade sitzt.

Nachdem du das Aufbaugel aufgetragen hast, schaue darauf, dass du die Seitenlinien etwas bauchiger ausbaust, damit du beim Feilen der Modellage die für die Ballerina typischen runderen Seiten hinbekommst.

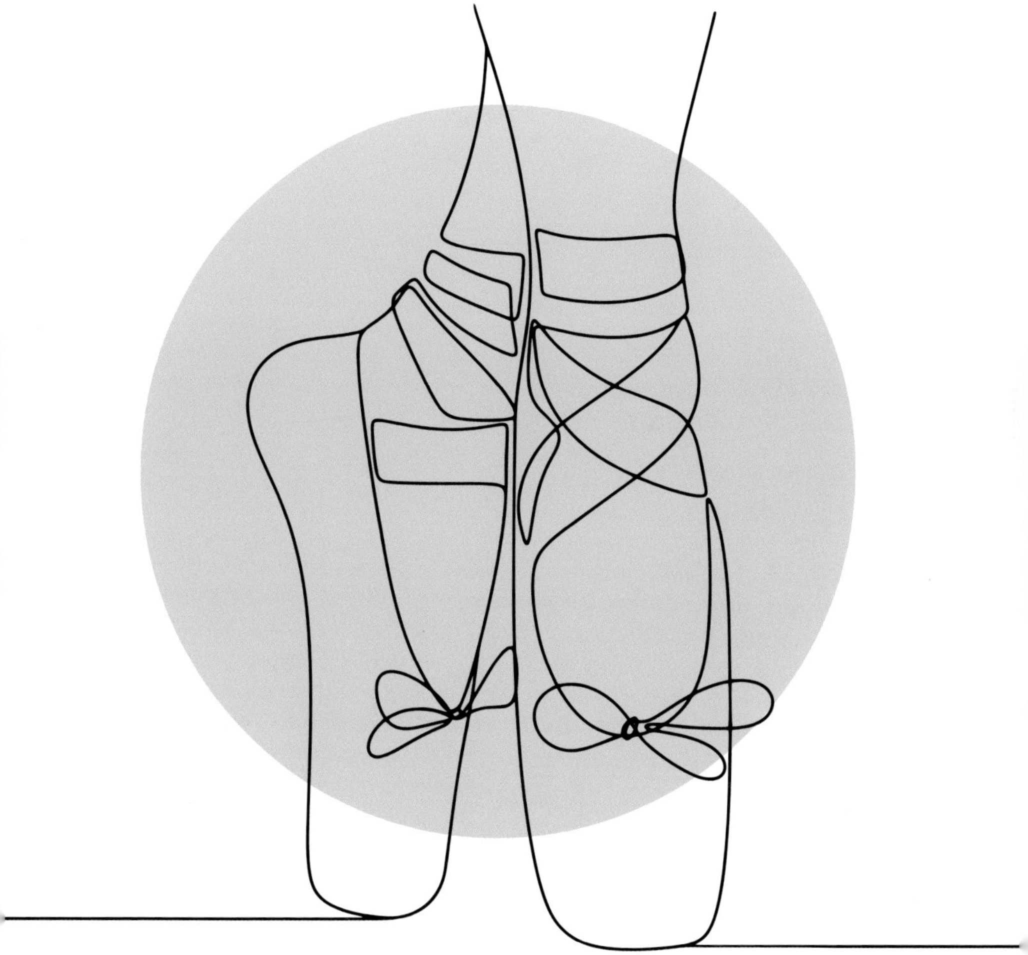

6

Coffin

Das Wort Coffin kommt aus dem Englischen und bedeutet Sarg. Davon ist diese Form auch abgeleitet, denn sie ähnelt einem Sarg und wird sehr häufig mit der Ballerina-Form verwechselt. Der einzige Unterschied sind die Seitenlinien. Diese verlaufen bei einer Ballerina etwas runder, bei der Coffin-Form dagegen komplett gerade. Auch diese Form kannst du nur in lang arbeiten.

Du arbeitest demnach deinen Coffin genauso wie deine Ballerina, feilst dir aber die Seitenlinien in den Längen nicht rund, sondern super gerade.

Cherrys Tipp

Möchtest du deine Form noch etwas schmaler bekommen, kannst du deinen Tip vorne einmal „pinchen". Das bedeutet, du drückst deinen Tip in der Mitte zusammen, sodass dieser noch schmaler in der Spitze zusammenläuft. Wenn du nun von vorn in den Tunnel hineinschaust, siehst du, dass deine C-Kurve noch viel gewölbter ist als vorher. Betrachtest du deine Verlängerung nun von der Seite, siehst du, dass die Basislinie nach unten verrutscht ist. Diese musst du natürlich mit deiner Handfeile wieder begradigen.

Mandel

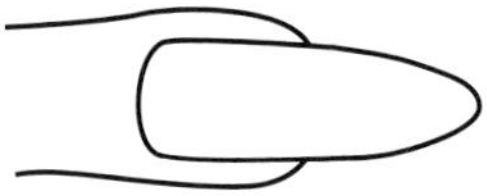

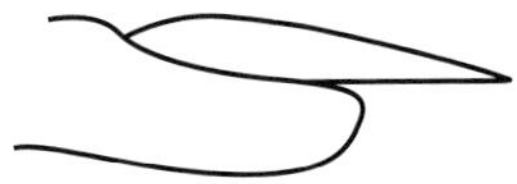

Die Mandelform nennt sich so, weil sie aussieht wie eine Mandel. Genius, right?

Diese Form läuft in der Spitze sehr schmal zusammen, ist an sich sehr bauchig und rund.

Auch eine Mandel muss durch die sehr schmale Spitze etwas an Länge haben. Die Mandel hat noch eine Besonderheit: die Basislinie. Bei allen anderen Formen verläuft diese komplett gerade, doch bei einer Mandel, die im New Style gearbeitet wird, verläuft sie erst gerade nach vorn und dann in der Spitze etwas nach oben. Beim Old School Style verläuft die Basislinie bei der Mandel gerade nach vorn, denn die Spitze ist im Gegensatz zum New Style sehr abgeflacht.

Bei schmalen Fingern greife ich sehr gerne zu einem Stiletto-Tip, um eine möglichst schmale Mandel arbeiten zu können. Hast du ein etwas breiteres Nagelbett, dann verwende möglichst flache Tips.

Bei einem Stiletto-Tip feile ich mir erst mal die Spitze rund. Wenn nötig, nehme ich noch etwas von der Seitenlinie weg, achte dabei aber wie immer auf die Basislinie.

Falls du mit einem etwas flacheren Tip arbeitest, kürze diesen erst einmal auf die gewünschte Länge. Achte darauf, dass er nicht zu kurz ist und fange nun an, die Ecken rund zu feilen. Jetzt hast du eine ovale Form und kannst die Seitenlinien etwas schmaler feilen.

Cherrys Tipp

Markiere dir mit einem Edding in der Mitte deines Tips einen Punkt. Achte darauf, dass du deine Rundung in der Spitze immer zu diesem Punkt arbeitest. Es passiert gerade bei einer Mandel sehr schnell, dass man auf beiden Seiten etwas ungleich arbeitet. Der Punkt in der Mitte hilft dir, sehr gleichmäßig zu arbeiten.

Stiletto

Das Wort Stiletto wird aus dem Italienischen abgeleitet und bedeutet so viel wie „kleiner Dolch". Diesen Begriff kennen wir auch von hohen Schuhen, die vorne spitz zulaufen. Auch unsere Stiletto-Form läuft spitz zu. Beide Seitenlinien sind ganz gerade. Du kannst es dir so vorstellen, als hättest du ein sehr spitzes Dreieck als Verlängerung. Es sollten keine Wölbungen oder Rundungen in der Verlängerung sein. Ein Stiletto lebt von seiner Länge, ein kurzer Stiletto sieht nicht nur etwas blöd aus, sondern wäre auch nicht richtig. Dadurch, dass die Spitze komplett zusammenläuft, brauchst du etwas mehr Länge. Wenn du diese Länge als Schablone ausgeben willst, wäre es mindestens eine Fünf als entsprechende Maßangabe auf der Schablone. Es kann aber natürlich auch länger werden.

Für die Stiletto-Form nutze ich sehr gerne die gleichnamigen Tips. Diese haben meistens schon die perfekte Form und machen wenig Arbeit. Falls du keine Stiletto-Tips verwendest, kannst du auch ganz flache Tips benutzen und deinen Stiletto im Old School arbeiten. Dafür kürzt du deinen Tipp so weit wie nötig und markierst dir einen Punkt in der Mitte. Dann setzt du deine Feile an der Seitenlinie an und feilst so lange gerade beziehungsweise etwas schräg, bis du den Punkt in der Mitte erreichst. Das Gleiche wiederholst du auf der anderen Seite. Bitte achte immer wieder auf deine Basislinie.

Cherrys Tipp

Nutze einfach die Stiletto-Tips, denn die haben schon die richtige Länge und Form. Es ist also sehr einfach, damit zu arbeiten.

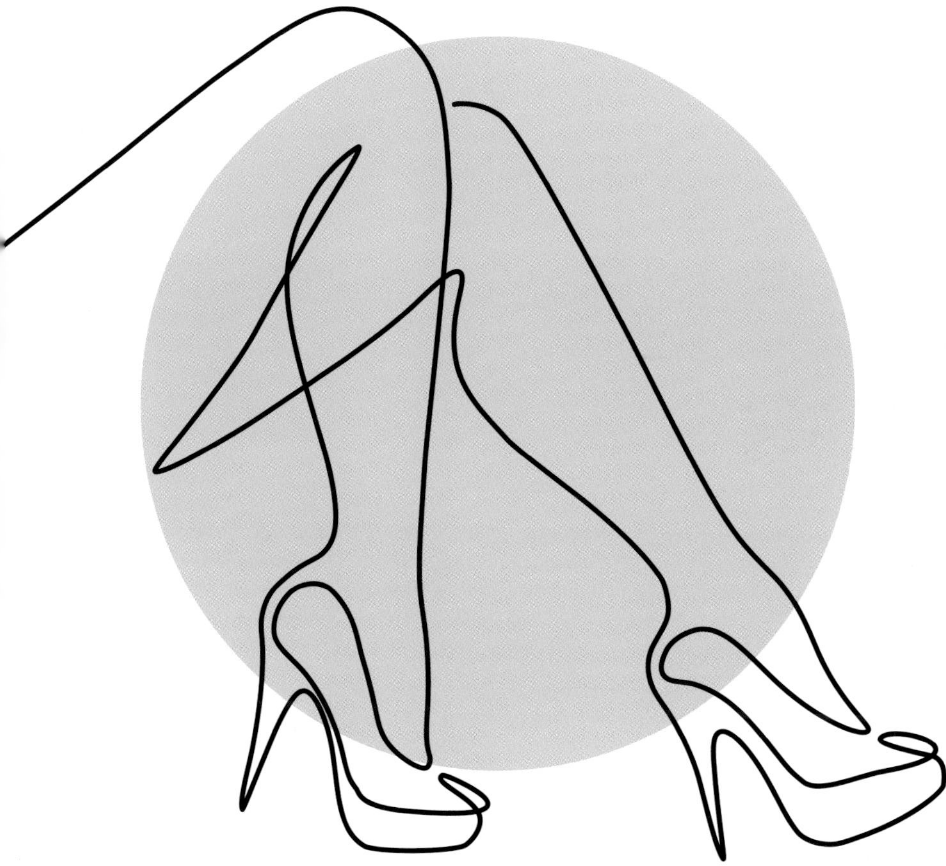

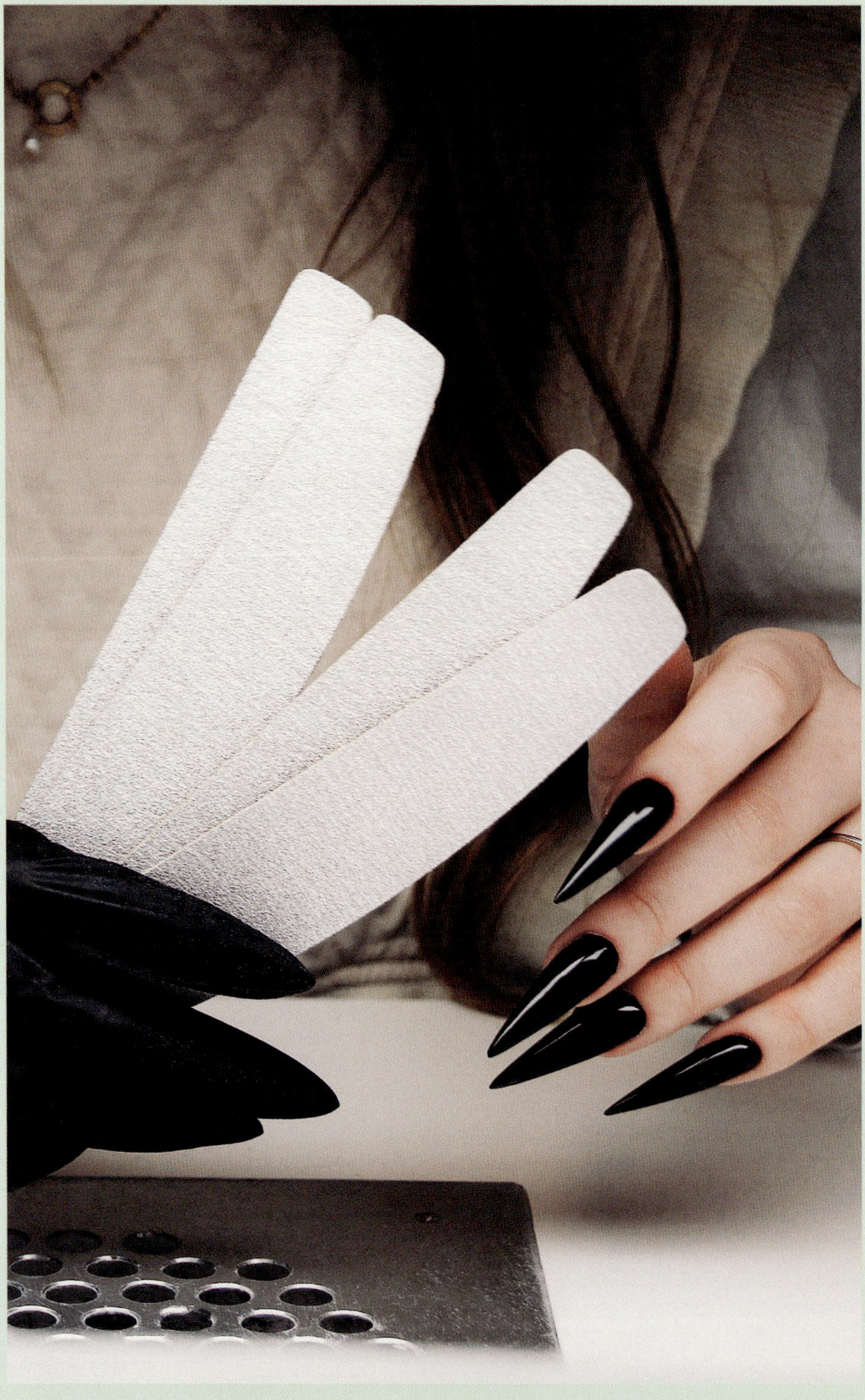

7

Feilen

Das Feilen deiner Modellage bekommt ein eigenes Kapitel, denn dies ist eines der wichtigsten Themen, bei dem viele Menschen Schwierigkeiten haben. Deswegen findest du in diesem Kapitel ausführliche Schritt-für-Schritt-Anleitungen, wie du befeilst, sodass deine Modellage am Ende auch wirklich schön aussieht.

7

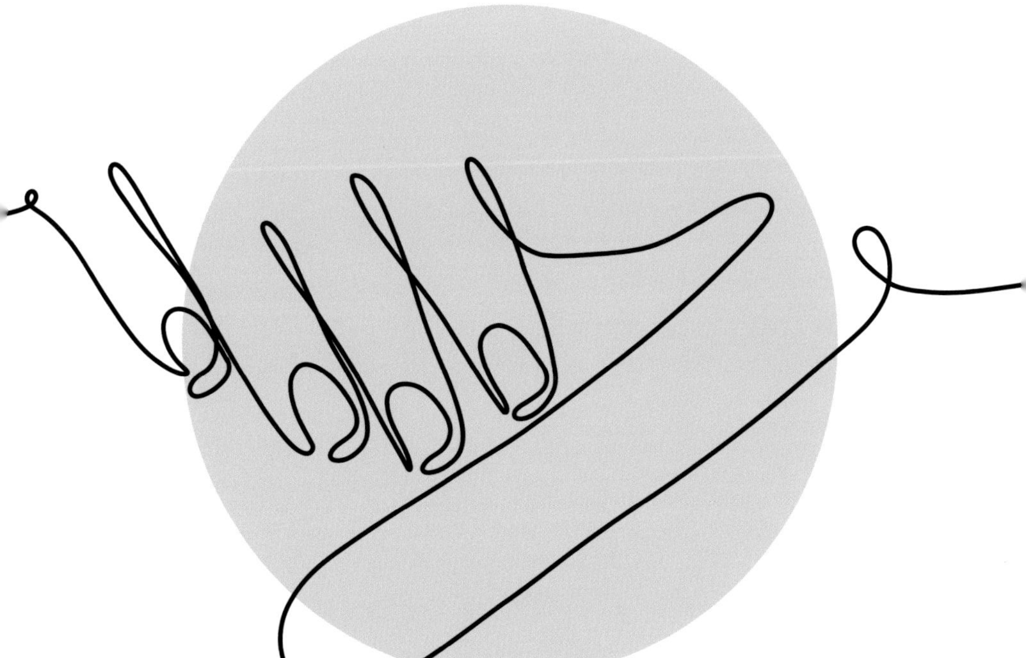

Auswahl der richtigen Feile

Es ist wirklich manchmal etwas überfordernd, wie du nun was feilen sollst und wie du dabei deine Feile halten musst. Aber fangen wir ganz von vorne an. Deine Modellage befeilst du mit deiner Handfeile 100/180 Grid. Wieso nicht mit dem Fräser? Geht doch viel schneller ...

Naja, vielleicht ...

1. ... hast du gerade bei deinem Einstieg ins Nägelmachen den Fräser noch nicht so gut unter Kontrolle und würdest dir Dellen reinfeilen.

2. ... kannst du mit einem Fräser nicht so ordentlich arbeiten wie mit der Handfeile.

Es lohnt sich auf jeden Fall, das Feilen mit der Hand zu üben. Nach einiger Zeit geht das Ganze auch schnell, und die lästige Arbeit macht sogar Spaß.

Welche Feile solltest du nutzen?

Ich persönlich mag das Wechselfeilsystem sehr gern, denn mit dem Feilboard hast du eine sehr stabile Basis, außerdem kannst du dir deine Feile individuell zusammenstellen. Es gibt viele verschiedene Formen von Feilen. Mehr dazu findest auf Seite 86. Welche Form zu dir passt, findest du am besten heraus, indem du dir Einwegfeilen in jeder Form besorgst und sie ausprobierst. Ich komme zum Beispiel sehr gut mit der Trapezform klar. Diese hat eine gerade und eine gebogene Halbmondseite. Mit der geraden Seite lassen sich super Formen scharf feilen, mit der runden Form kann ich sehr gut an den Rundungen am Nagelpfalz arbeiten. Zu Anfang würde ich mit 100 Grid starten. Damit bist du etwas schneller und kannst später mit 180 Grid die Feinheiten ausbessern und alles noch mal schön glätten.

Genug Theorie – jetzt geht's an die Modellage.

7

Wie starte ich?

Bevor du anfängst zu feilen, musst du die Kanten deiner Feile entschärfen. Dafür nimmst du dir eine zweite Feile zur Hand. Ich nutze dafür eine Einwegfeile, mit der ich über alle Kanten gehe. Nun solltest du kontrollieren, ob deine Kanten nicht mehr scharf sind. Dafür lasse sie über die Innenseite deines Unterarms gleiten. Falls du jetzt noch spürst, dass etwas scharf ist, gehe erneut mit deiner Einwegfeile über die Kanten, bis diese weich sind. Nun kannst du deine Feile nutzen, ohne dich damit zu schneiden.

Ich starte immer damit, die Form noch einmal richtig scharf zu feilen. Dafür setzt du deine Feile genau an die Seitenlinie und feilst deine Form wieder zurecht. Das ist deine Basis, an der du dich später orientieren kannst.

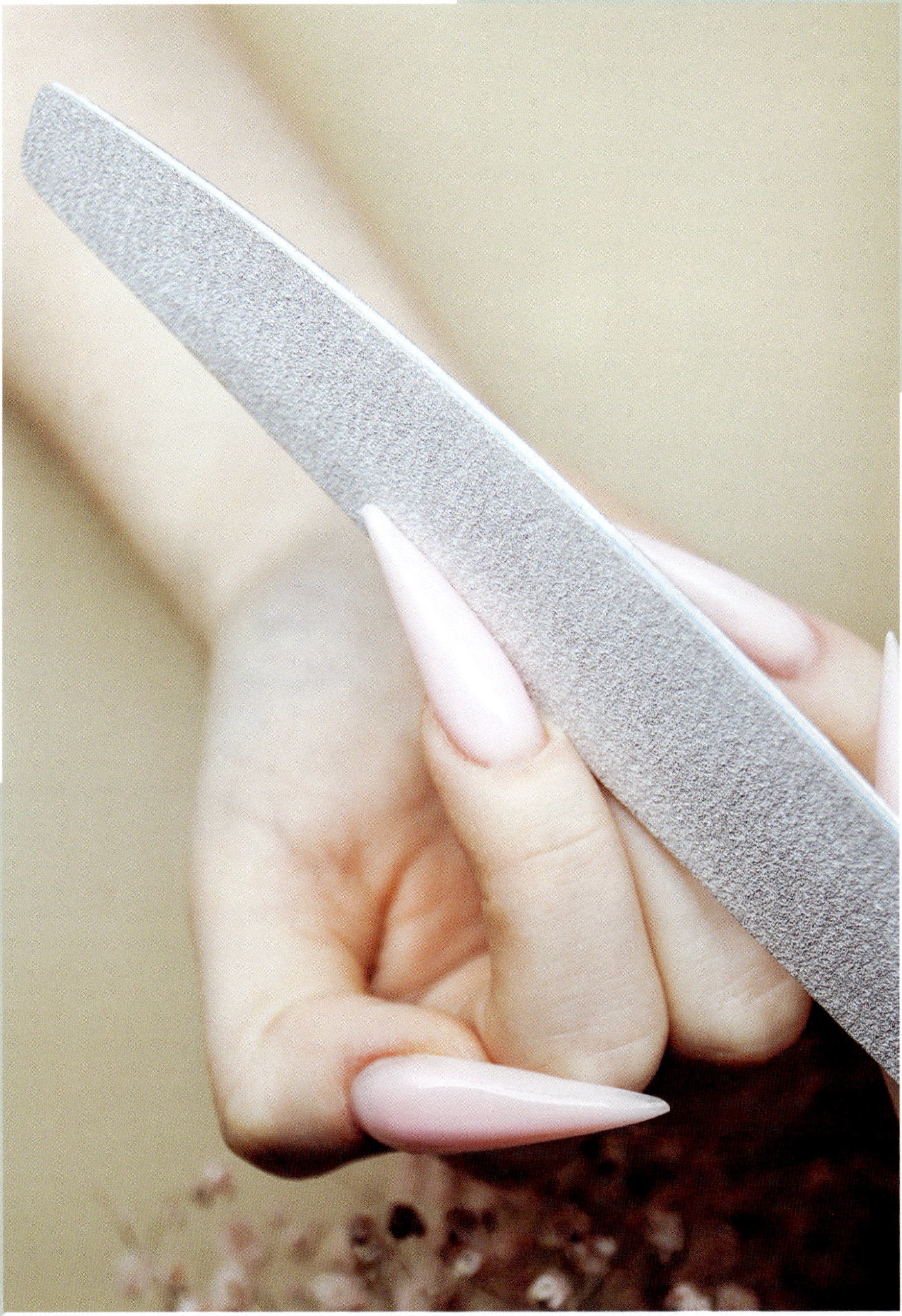

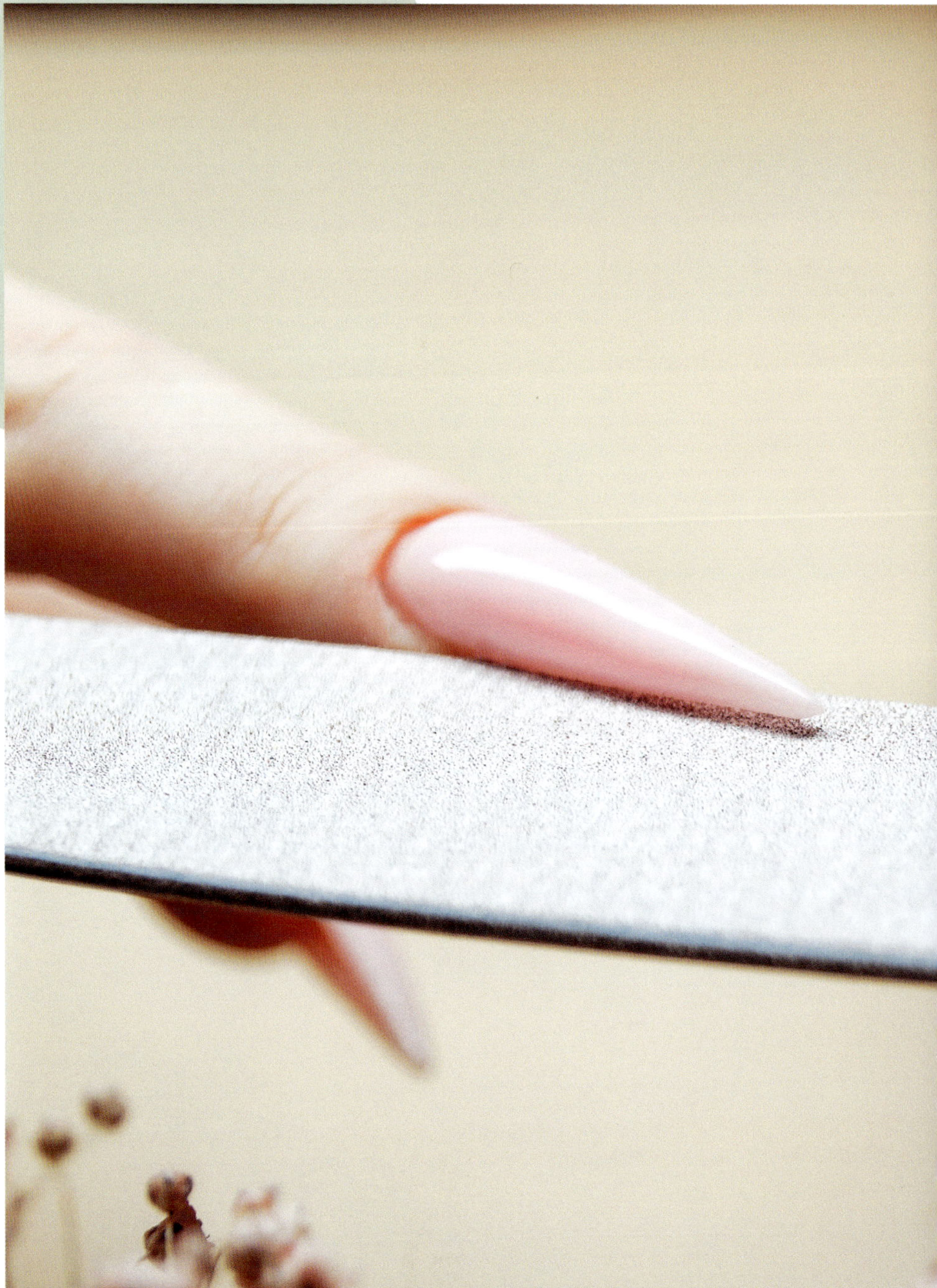

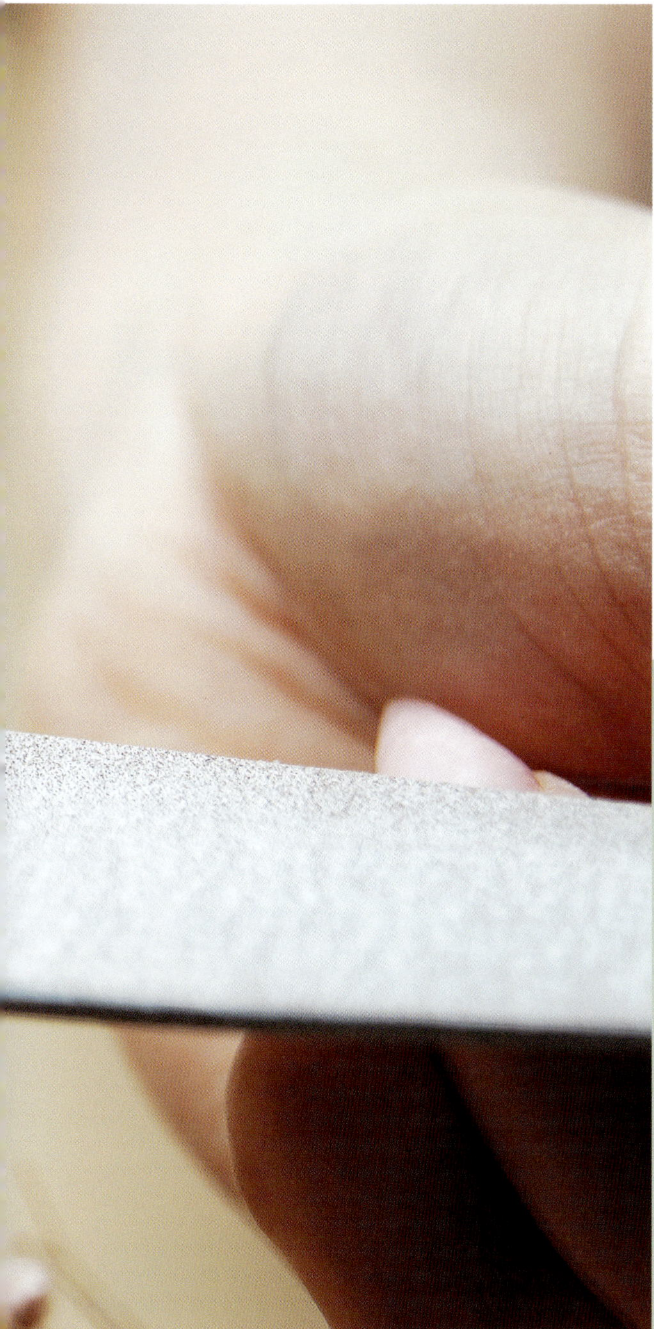

Nun schaust du dir deinen Nagel von der Seite an. Kontrolliere, ob deine Basislinie richtig sitzt und ob Gel dorthin gelaufen ist. Setze deine Feile mit der geraden Seite von unten an die Basislinie und begradige sie. Achte darauf, dass du dir nicht in die Einwuchsstelle feilst, um dich nicht zu verletzen.

7

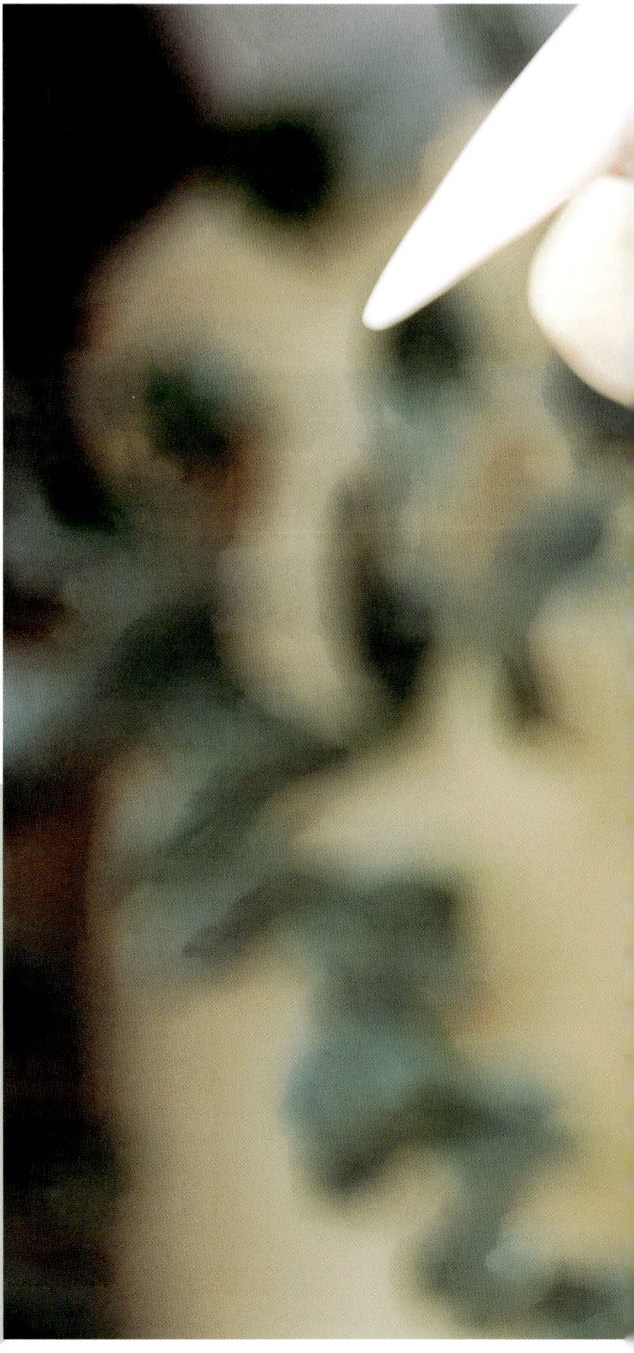

Jetzt befeilst du die Oberfläche deiner Modellage. Dafür legst du deine Feile oben auf die Modellage auf und beginnst damit, das freie Ende glattzufeilen. Ich starte dabei immer auf der rechten Seite und arbeite mich in runden Bewegungen zur linken.

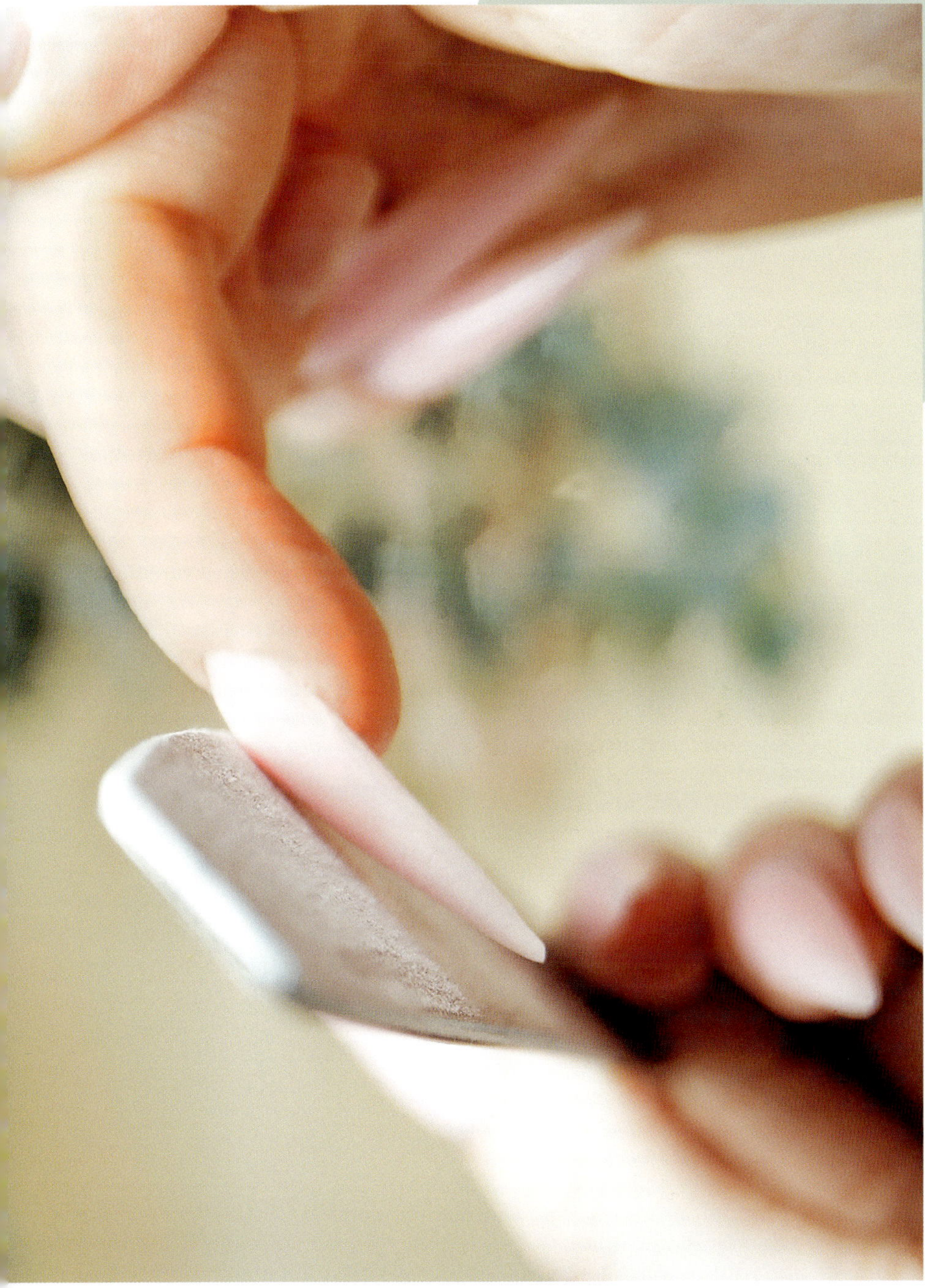

Feile so lange auf einer Stelle, bis sie komplett glatt ist. Falls noch eine Stelle glänzt, musst du noch etwas wegfeilen, weil sonst eine kleine Delle zurückbleiben würde. Kontrolliere nun von allen Seiten, ob das freie Ende deiner Verlängerung überall gleichmäßig aussieht. Schaue auch von vorn auf die Modellage. Am Tunnel erkennst du sehr gut, ob du noch zu viel Material hast und beide Seiten gleichmäßig dick sind.

Weiter geht es dann mit den Seiten am Nagelwall entlang. Auch hier arbeite ich von rechts nach links. Achte darauf, dass du an den Rändern einen sehr glatten Übergang arbeitest. Ich gehe da gerne mit dem Pro-Pusher entlang, um zu schauen, ob der Überhang sanft verläuft oder ob irgendwo Kanten geblieben sind. Halte deine Feile am Nagelwall etwas gekippt, um alle Kanten wegzufeilen.

Wichtig: Wenn du hier nicht sauber arbeitest, kannst du keinen sauberen Farbauftrag erzielen. Die Farbe wird in die Ränder laufen.

Feile nicht zu viel vom Apex (siehe Seite 107) weg und glätte diese Stelle nur. Dein Apex sollte weich zum Rest deiner Modellage verlaufen, also kein unnatürlich aussehender Berg auf dem Nagel sein.

Schaue dir deinen Nagel genau an und kontrolliere, ob die Oberfläche überall anmattiert ist. So kannst du nun sichergehen, dass du schon überall mit deiner Feile warst oder ob du eine Stelle gar nicht gefeilt hast.

Jetzt fehlt dir nur noch der Nagelrand. Hier kannst du deine Feile etwas nach hinten kippen, um alle Kanten wegzufeilen für einen sanften Übergang zum Naturnagel. Nutze dafür die gebogene Seite deiner Feile. Feilst du diesen Bereich nicht sorgfältig, hast du beim Rauswuchs einen harten Übergang von Naturnagel zu deiner Modellage.

Zum Schluss kontrollierst du noch mal von allen Seiten, ob deine Modellage überall gleichmäßig aussieht und auf beiden Seiten gleich viel weggefeilt ist. Deine Modellage sollte von der Seite betrachtet hinten am Nagelrand ganz flach anfangen und dann (je nach Modellage-Technik) in den Apex übergehen. Vom Apex verläuft deine Modellage nun bei einem New Style gerade nach vorne, ohne stark abzuflachen. Bei einem Old School Style verläuft sie bis zur Spitze stark abflachend.

Wenn du von vorn auf deine Modellage schaust, kannst du gut erkennen, ob du auf einer Seite mehr Material hast als auf der anderen.

Die Seiten sollten aus dieser Perspektive eher dünn verarbeitet sein. Deine höchste Stelle liegt mittig der Modellage, also auch da, wo dein Apex sitzt.

Falls du jetzt mit 100 Grid gearbeitet hast, musst du noch einmal mit 180 Grid über deine gesamte Modellage feilen, damit du es gleich einfacher hast, dein Design zu malen.

Cherrys Tipp

Um etwas Übung beim Feilen zu bekommen, kannst du dir auf einen Probe-Tip Modellage-Gel auftragen. Mach das ruhig etwas unordentlich, damit du etwas mehr Arbeit hast. Nun nimmst du die Schwitzschicht herunter und malst mit einem Edding die gesamte Oberfläche aus. Mit deiner Handfeile feilst du nun so lange über die Oberfläche, bis die Farbe weggefeilt ist. Jetzt kannst du sehen, wo du mehr wegfeilen musst, damit dein Material überall auf derselben Ebene ist.

Halte ich die Feile richtig?

Wenn du deine Form befeilst, hältst du deine Feile gerade an die Seitenlinie, mit der geraden Seite nach unten. Wenn du deine Form etwas schmaler haben möchtest, kippst du deine Feile etwas nach innen, sodass du ein wenig von unten wegnimmst. Wie immer solltest du dabei auf die Basislinie achten.

Wenn du deine Basislinie geradefeilen willst, setzt du deine Feile gerade von unten an den Nagel und feilst mit Druck nach oben, bis die Basislinie gerade sitzt. Schaue dabei von der Seite auf deine Nägel, damit du erkennen kannst, wie viel du wegfeilen musst.

Wenn du die Oberfläche deiner Modellage befeilen willst, halte deine Feile auf die Oberfläche und arbeite mit Druck auf dem Nagel hin und her, damit du sie sehr glatt bekommst.

Nägel stabilisieren

Beim Feilen entsteht manchmal ordentlich Druck und Bewegung. Das kann unter Umständen sehr unangenehm und schmerzhaft werden. Deswegen solltest du beim Feilen deine Nägel immer stabilisieren. Das bedeutet konkret: Halte den Finger, den du gerade befeilst, immer fest!

Noch viel einfacher ist es, wenn du einer anderen Person die Nägel machst, denn da hast du beide Hände frei.

Wenn du deine Verlängerung von oben mit Druck feilst, dann achte darauf, dass du einen Finger unter diesen Nagel hältst, um den Druck zu stabilisieren. Wenn du von unten an der Basislinie feilst, halte immer einen Finger auf den Nagel. Wenn du die Spitze deines Nagels befeilst, dann halte deine Modellage fest, sodass sie nicht hin und her wackelt.

Nun müssen wir auch einmal über Längen und Verhältnisse sprechen. Nein, nicht das Verhältnis zu deinem oder deiner Ex, sondern über das deiner Nägel ...

Oft wollen wir unsere Nägel schmaler haben, damit sie an sich einfach schön schlank wirken. Wir können aber nur mit dem arbeiten, was unser Nagel hergibt. Hast du ein schlankes Nagelbett, dann bekommst du auch super schlanke Nägel und eine schmale Form hin. Hast du ein breiteres Nagelbett, kannst du dir dieses nicht einfach schmaler feilen. Du kannst aber die passende Form und Länge wählen, um deine Nägel schmaler und gestreckter wirken zu lassen.

Die perfekte Nagelform befeilen

Im Allgemeinen gilt: Je länger die Nägel, desto schlanker sehen sie aus.

Für unsere Augen wirken kurze und eckige Nägel abgehakt und sind daher unvorteilhaft für breite Nagelbetten. Im Gegensatz dazu wirken runde Formen für unser Auge weicher und strecken optisch. Selbstverständlich kannst du immer das tragen, was du schön findest. Das ist nur eine Empfehlung, denn ich bin ein großer Fan davon, zu tragen, was gefällt.

Ovalform
Die Ovalform kannst du super tragen, wenn du deine Nägel sehr kurz tragen möchtest, aber ein etwas breiteres Nagelbett hast.

Mandelform
Die Mandelform passt wirklich zu allen Menschen, denn sie ist etwas länger und auch relativ schmal gearbeitet.

Stiletto-Form
Die Stiletto-Form wird sehr lang gearbeitet und eignet sich aufgrund der extremen Spitze nicht unbedingt für breitere, dickere Finger und Nagelbetten, da das Verhältnis der sehr dünnen Spitze zur breiteren Basis (also deinen Nägeln) zu extrem ist.

Square-Form
Die Square-Form eignet sich gut für ein schlankes und langes Nagelbett, wenn man sie kurz trägt. Eine lange Square-Form kann bei breiten Nagelbetten trotz der Länge etwas auftragen.

Ballerina-Form
Durch ihre Länge eignet sich die Ballerina-Form optimal für alle Nageltypen. Sie schließt zwar auch gerade ab, hat aber an den Seiten eine leichte Rundung. Deshalb eignet sie sich auch sehr gut für etwas breitere Nägel. Wichtig dabei ist, dass man die Ballerina nicht zu schmal arbeitet, sonst greift das Prinzip wie bei der Stiletto-Form: Eine zu schmale Spitze wirkt im Verhältnis zu einer breiten Basis unproportional.

Coffin-Form
Die Coffin-Form eignet sich super für schmale Finger, da diese sehr eckig ist. Auch hier gilt: Wenn du eine Coffin-Form tragen möchtest, dann achte darauf, dass die Spitze nicht zu schmal zusammenläuft.

Als Leitsatz kannst du dir merken:
Lange, runde Formen strecken, kurze, eckige Formen stauchen.

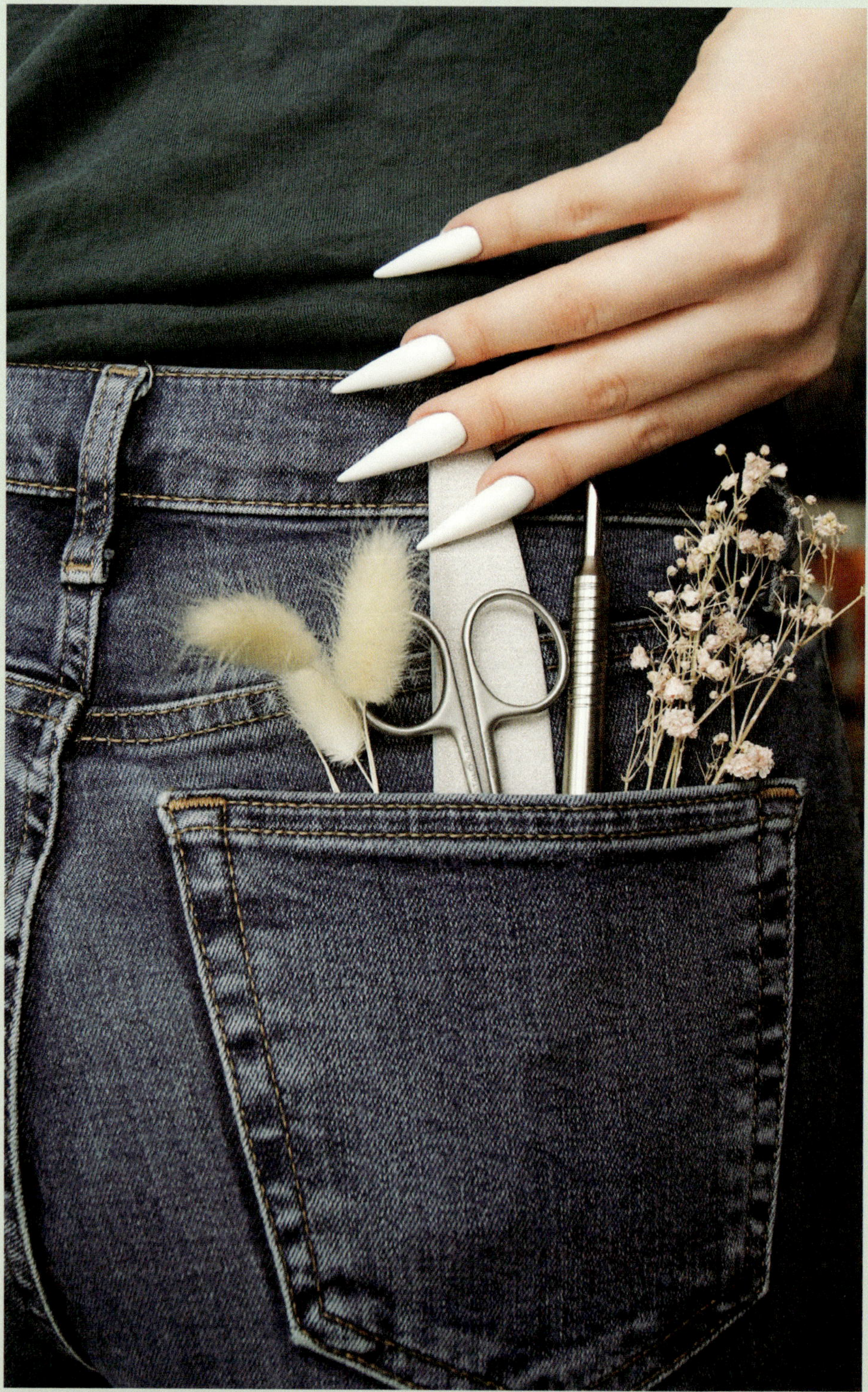

8

Materialkunde

In diesem Kapitel findest du umfangreiche Informationen darüber, welche Materialien es gibt und worin sie sich unterscheiden. Von verschiedenen Gelen über Primer bis hin zu Pinseln findest du hier alles – und für jeden Nageltypen ist was dabei. Daher ist dieses Kapitel super, um sich intensiv mit dem Thema der Materialien zu beschäftigen.

8

Die Wahl der richtigen Materialien spielt eine entscheidende Rolle für schöne und lang haltbare Nägel. Dafür ist es essenziell, die Vielfalt und Zusammensetzung der verfügbaren Materialien zu verstehen. Manchmal musst du Materialien einfach ausprobieren, um herauszufinden, ob dir beispielsweise Shellac oder UV-Lack besser zusagt und was mehr zu deinen Bedürfnissen passt.

Desinfektion

In Kapitel 3 ab Seite 32 haben wir bereits geklärt, dass es verschiedene Desinfektionsmittel gibt. Dabei unterscheiden wir nicht nur zwischen Hand- und Flächendesinfektionsmittel, sondern auch zwischen speziellen fungiziden Desinfektionsmitteln, die effektiv gegen Pilze wirken, zum Beispiel bei Nagelpilz.

Auch gegen Viren gibt es Desinfektionsmittel. Hier unterscheiden wir:

virustatisch: wirkt gegen das Wachstum von Viren.

viruzid: wirkt gegen Viren mit und ohne Hülle.

begrenzt viruzid: wirkt nur gegen Viren mit Hülle.

Desinfektionsmittel gibt es in vielen Anwendungsformen: Es gibt welche zum Sprühen, in Form von Konzentraten, als Desinfektionstücher oder Desinfektionsgele. Welches du am Ende nutzt, ist dir überlassen.

Die Zusammensetzung von Desinfektionsmitteln variiert je nach dem spezifischen Zweck und der Wirksamkeit, die sie bieten sollen. Grundlegend enthalten die meisten Desinfektionsmittel einen oder mehrere Wirkstoffe, die darauf abzielen, Mikroorganismen wie Bakterien, Pilze und Viren zu eliminieren oder deren Wachstum zu stoppen. Die häufigsten Wirkstoffe sind Alkohole wie Ethanol und Isopropanol, die für ihre schnelle und breite Wirksamkeit bekannt sind, sowie Chlorverbindungen, die in der Lage sind, eine Vielzahl von Mikroorganismen abzutöten.

Es ist wichtig, die Anweisungen auf den Desinfektionsmitteln sorgfältig zu lesen und sie entsprechend den Empfehlungen zu verwenden, um eine maximale Wirksamkeit und gleichzeitig Sicherheit und Gesundheit zu gewährleisten.

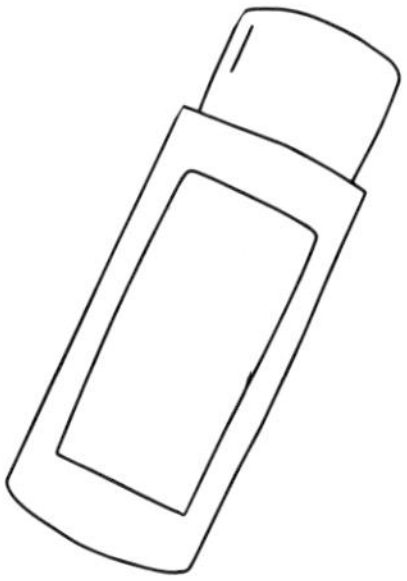

Cleaner

Cleaner nutzen wir meistens, um unsere Nägel zu reinigen, zum Beispiel von noch flüssigem Gel oder von der Schwitzschicht. Er besteht aus einer Mischung von Isopropanol (Alkohol) und Wasser. Ich empfehle, keinen Cleaner mit Farb- oder Duftstoffen zu nehmen. In einigen dieser Cleaner ist zusätzlich Öl enthalten, was die Haltbarkeit beeinflussen kann.

Aceton

Aceton ist immer gleich. Aceton ist eine klare, leicht flüchtige Flüssigkeit, die für ihren scharfen Geruch bekannt ist. Es ist vor allem als Inhaltsstoff in Nagellackentfernern bekannt, weil es Nagellack schnell und effektiv auflösen kann. Obwohl es in der Kosmetikindustrie sehr nützlich ist, sollte man beachten, dass Aceton die Haut und das Nagelbett austrocknen kann, wenn es zu oft verwendet wird. Es wird im sogenannten Cumol-Verfahren hergestellt und ist wegen seiner schnellen Verdunstung und leichten Entflammbarkeit mit Vorsicht zu verwenden. Trotzdem ist Aceton in der Umwelt weniger bedenklich, da es schnell abgebaut wird. Du solltest es bitte dennoch nicht einfach in den Abfluss kippen. In einfachen Worten: Aceton ist ein starkes Lösungsmittel, das in vielen Bereichen von der Kosmetik bis zur Industrie verwendet wird. Es ist jedoch wichtig, dass du sorgfältig damit umgehst, um Hautprobleme zu vermeiden.

Cherrys Tipp

Aceton wird in Deutschland streng kontrolliert. Produkte, die in Deutschland verkauft werden, erfüllen immer den Qualitätsstandard, was bedeutet, dass du ebenso kosmetisches Aceton, aber auch Aceton aus dem Baumarkt kaufen kannst – denn es ist genau dasselbe Produkt, nur anders verpackt. Der Unterschied liegt allein im Preis.

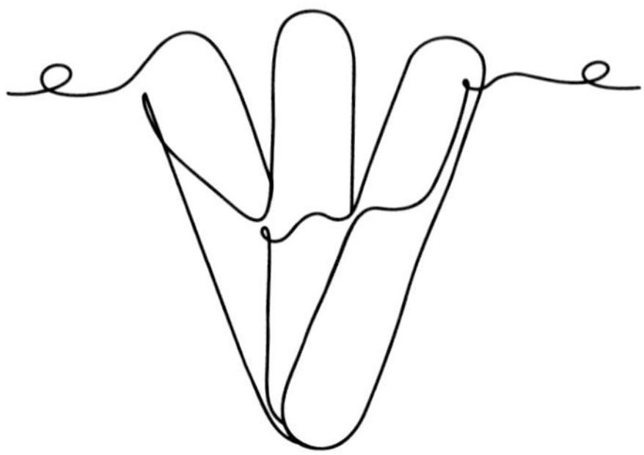

Feile

Es gibt viele verschiedene Arten von Feilen in unterschiedlichen Formen, darunter trapezförmige, runde, gerade, gebogene, ovale usw. Die endgültige Entscheidung über die Form liegt natürlich bei dir.

Außerdem unterscheiden sie sich in ihrer Stärke, die in der Einheit Grid angegeben wird. Je größer die Zahl, desto feiner die Körnung. Es gibt 80/100/120/150/180/200 und 230 Grid, dabei geht es ab 200 Grid eher in Richtung Buffer. Ich nutze immer sowohl eine 180-Grid-Feile als auch eine 100-Grid-Feile.

Das gängigste Feilsystem aufgrund von Hygienestandards ist die Einwegfeile oder Papierfeile. Diese Feile hat meistens zwei verschiedene Gridstärken, eine feinere auf der einen, eine gröbere auf der anderen Seite. Diese Feilen werden immer im Ganzen entsorgt. Alternativ gibt es auch Wechselfeilsysteme. Dabei hast du ein Feilboard, das entweder aus Metall, Holz oder Plastik besteht, und zusätzlich Feilblätter, die auf dem Feilboard befestigt werden. Bei diesem System werden nur die Feilblätter entsorgt und das Feilboard wiederverwendet. Hier gibt es sowohl einseitige Feilblätter als auch beidseitige Feilblätter. Dieses System funktioniert aber nur mit gerade verlaufenden Feilen.

Cherrys Tipp

Die Glasfeile
ist ideal für Naturnägel, da sie schonend feilt und die Nagelkante versiegelt, wodurch Einreißen und Splittern minimiert werden.

Die Metallfeile
ist langlebig und robust, allerdings eher für die Gel-Verlängerung gedacht.

Die Keramikfeile
wäre eine sanfte Alternative zu der Metallfeile und ist auch für empfindliche und dünne Naturnägel geeignet.

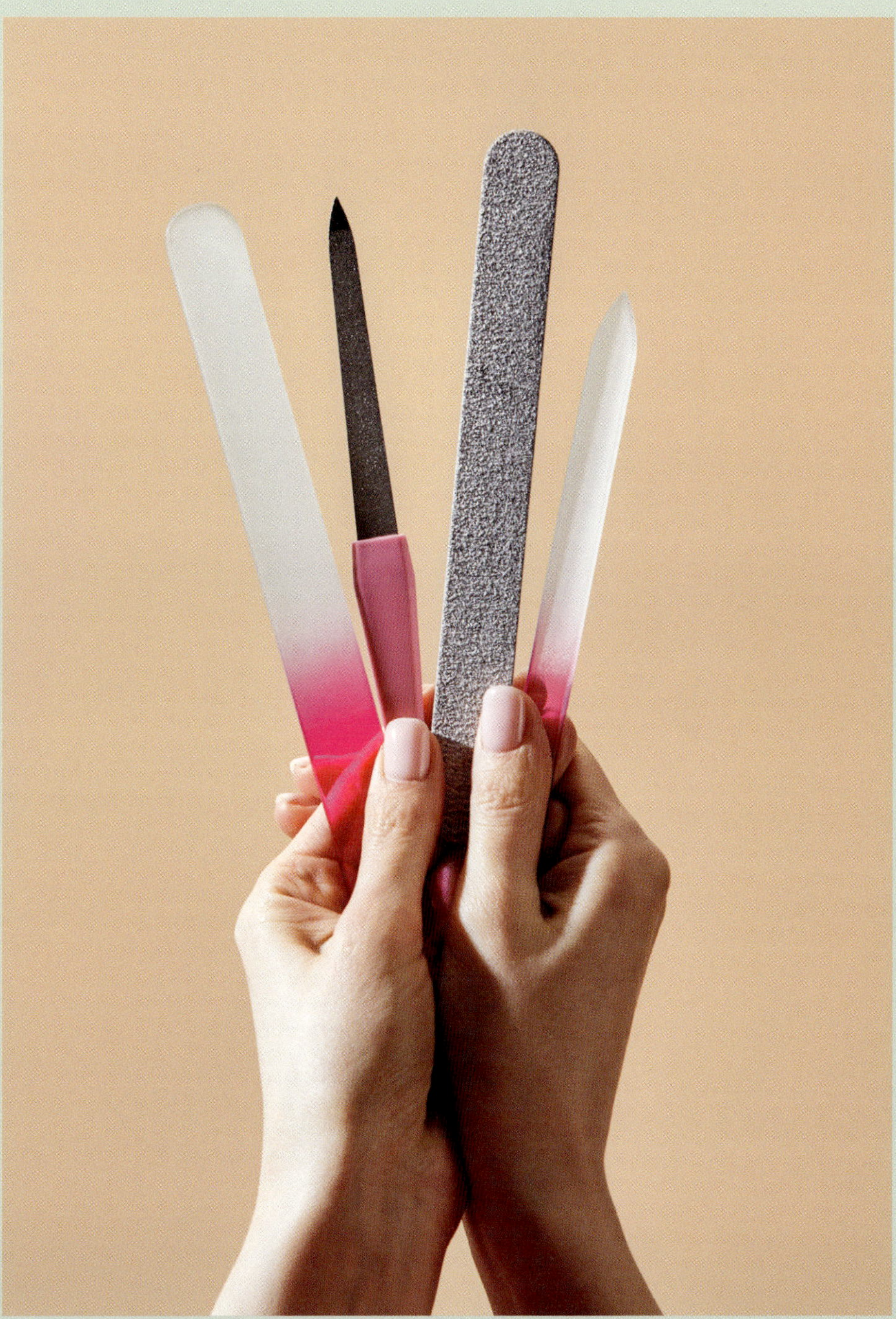

Doing nails
is my cardio.

Buffer

Der Buffer unterscheidet sich von der Feile darin, dass er meist eine feinere Körnung hat und eine Schaumstoffschicht unterhalb der Feile besitzt. So ist der Buffer in der Anwendung etwas sanfter. Auch für den Buffer gibt es verschiedene Systeme und Formen. Die gängigsten Systeme sind Einwegbuffer oder Wechselbuffer zum Aufkleben.

Staubpinsel

Der Staubpinsel ist eigentlich einfach nur ein fluffiger Pinsel, mit dem du den Staub von deinen Händen und Nägeln entfernen kannst. Hier gibt es ganz unterschiedliche Pinsel, zum Beispiel solche, die etwas dichter sind, oder sehr leichte Pinsel. Es gibt Pinsel, die etwas größer sind, oder auch kleinere. Einige Nail Artists verwenden lieber Bürsten statt Pinsel. Hier kannst du kleine Einwegbürsten verwenden oder auch eine Silikonbürste wie ich, die du super desinfizieren und weiter nutzen kannst.

Bits

Es gibt sowohl Bits für die Maniküre als auch für die Modellage.

Maniküre-Bits

Wie der Name schon sagt, macht man mit ersteren die Maniküre. Es gibt in dieser Kategorie hunderte Bits. Sie unterscheiden sich nicht nur in ihrer Form, sondern auch in ihrer Körnung. Diese erkennst du an den bunten Ringen um die Bits. **Rosa** ist der feinste Bit. Den findest du hauptsächlich bei den Maniküre-Bits. Diese Bits werden nicht zur Entfernung der Nagelhaut genutzt, denn sie sind dafür zu fein. Sie sind für das Polieren der Nagelhaut geeignet. **Rot** ist der nächste Bit; dieser ist etwas feiner. Danach folgt der **blaue** Bit mit einer Mediumkörnung. **Grün** kennzeichnet die groben Bits und **Schwarz** gibt es nur als Modellage-Bit. Diese sind eher für Acryl geeignet, da sie besonders grob und nur für sehr hartes Material geeignet sind.

Bei Maniküre-Bits gibt es viele verschiedene Ausführungen. Hier sind die gängigsten Varianten und wofür sie verwendet werden:

Kugel-Bit: Gibt es in allen möglichen Größen. Ich empfehle diesen gerne für Menschen, die mit dem Nägelmachen anfangen, weil man sich damit nicht so einfach schneidet.

Birnen-Bit: Läuft vorne spitz zu, ist aber etwas bauchig, dadurch kommt man gut unter die Nagelhaut, und durch die bauchige Form kann viel Nagelhaut auf einmal entfernt werden.

Flammen-Bit: Auch dieser Bit läuft spitz zu, ist aber weniger bauchig als ein Birnen-Bit. Diesen nutze ich gerne bei sehr feiner Nagelhaut, weil ich diese gut entfernen kann, ohne zu viel auf der Nagelplatte zu feilen.

Spitzer Bit: Der spitze Bit ist wie ein langer, dünner Stab und eignet sich sehr gut, um in schwierige Ecken zu kommen oder um Gel, das in den Nagelrand gelaufen ist, zu entfernen. Ich würde ihn nicht zur allgemeinen Entfernung von Nagelhaut empfehlen, da er wenig Fläche hat und die Gefahr besteht, schnell Rillen in die Naturnagelplatte zu fräsen.

Modellage-Bits

Auch bei den Bits für die Modellage gibt es viele verschiedene Formen. Diese Bits sind viel gröber als Maniküre-Bits und dürfen meist nur auf Material verwendet werden. Auch die Drehrichtung spielt bei diesen Bits eine Rolle. Die meisten Bits sind auf rechtshändige Personen ausgelegt, es gibt aber auch welche für Menschen, die linkshändig sind. Zusätzlich gibt es Dual-Bits, die für beide Hände geeignet sind. Auch bei den Modellage-Bits sind die Stärken mit Farben markiert. Hier geht es mit **Rot** (fein) los und endet bei **Schwarz** (sehr grob).

Zylinder-Bit: Dieser Bit verläuft, wie der Name schon verrät, in einer Zylinderform und ist super geeignet für das schnelle Abtragen einer Modellage. Ich nutze diese Form von Bits sehr gerne, da durch die große Auflagefläche viel Material schnell entfernt werden kann.

Birnen-Bit: Der Birnen-Bit läuft, wie schon bei den Maniküre-Bits, in der Spitze etwas schmaler zusammen und ist an sich aber eher bauchig. Ich verwende diese Bits meist beim Auffüllen meiner Modellage, da ich damit gleichzeitig viel Material auf einmal abtragen kann und durch die Spitze auch in die Ränder komme.

Kegel-Bit: Der Kegel-Bit sieht aus wie der Zylinder-Bit, nur dass er in den Längen etwas schmaler wird. Er verläuft ganz gerade, und an der Spitze hört er dann mit einem stumpfen Ende auf. Diesen Bit kannst du für das Herunternehmen

Cherrys Tipp

Ich verwende zum Abtragen der Modellage nur feine Bits mit einem roten Ring. Gerade am Anfang können sehr grobe Bits das Material zu schnell abtragen, und du könntest dich verbrennen. Zudem entsteht bei sehr groben Bits viel schneller unangenehme Vibration beim Arbeiten, wenn man seinen Fräser noch nicht ganz unter Kontrolle hat. Mit einem feineren Bit kannst du das Material viel gleichmäßiger abtragen und hast gerade beim Auffüllen schon eine relativ glatte Basis geschaffen.

der Modellage wie auch für das Auffüllen der Nägel nutzen.

Spitzen-Bit: Der Spitzen-Bit sieht aus wie eine Eiswaffel und verläuft zum Ende hin ganz spitz. Diesen Bit kannst du wunderbar nutzen, wenn du sehr nah an den Rändern arbeiten möchtest. Er eignet sich meiner Meinung nach aber nicht für den Einstieg ins Nägelmachen, da es hier schnell zu Verletzungen kommen kann.

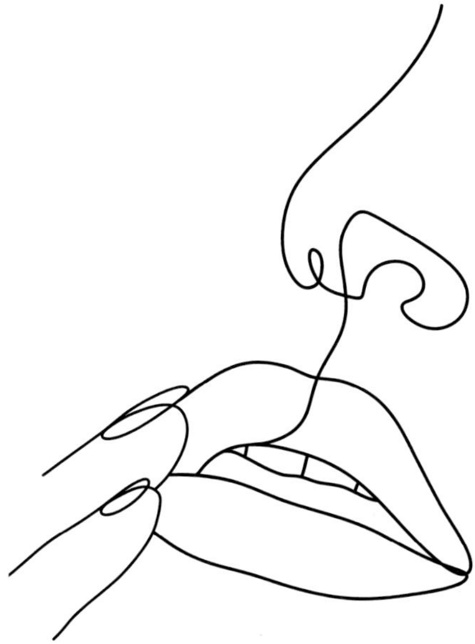

Schleifkappen-Bit: Dieser Bit funktioniert etwas anders als die vorherigen. Hier hast du einen Metallaufsatz, auf den du verschiedene Schleifhülsen mit unterschiedlichen Körnungen aufsetzen kannst. Die Hülsen werden nach der Nutzung entsorgt. Diesen Bit kann man sowohl auf der Modellage als auch auf den Naturnägeln nutzen, wovon ich aber stark abraten würde. Mit einem Fräser hast du sehr viel weniger Kontrolle als mit deiner Handfeile und verletzt dich viel schneller am Naturnagel.

Pro-Pusher

Mit diesem Instrument kannst du deine Nagelhaut zurückschieben. Dies hilft, bei einer stark haftenden Nagelhaut eine Maniküre zu machen, oder etwas mehr Nagelplatte freizuräumen, um die Maniküre möglichst sauber zu arbeiten. Pro-Pusher gibt es in vielen Varianten. Mit welcher du am besten klarkommst, ist dir überlassen. Am Ende erfüllen sie alle den gleichen Zweck. Es gibt Pro-Pusher mit zwei Enden, Pro-Pusher mit flacher und gebogener Form.

Cherrys Tipp

Ich mag die flachen, spitzen Pro-Pusher. Diese sehen aus wie ein Lippenstift, also zylinderförmig und am Ende abgeschrägt. Ein guter Pro-Pusher sollte nicht zu stumpf sein, damit du die Nagelhaut sauber von der Nagelplatte schieben kannst, ohne dass sie dir einreißt oder du mit viel Druck arbeiten musst.

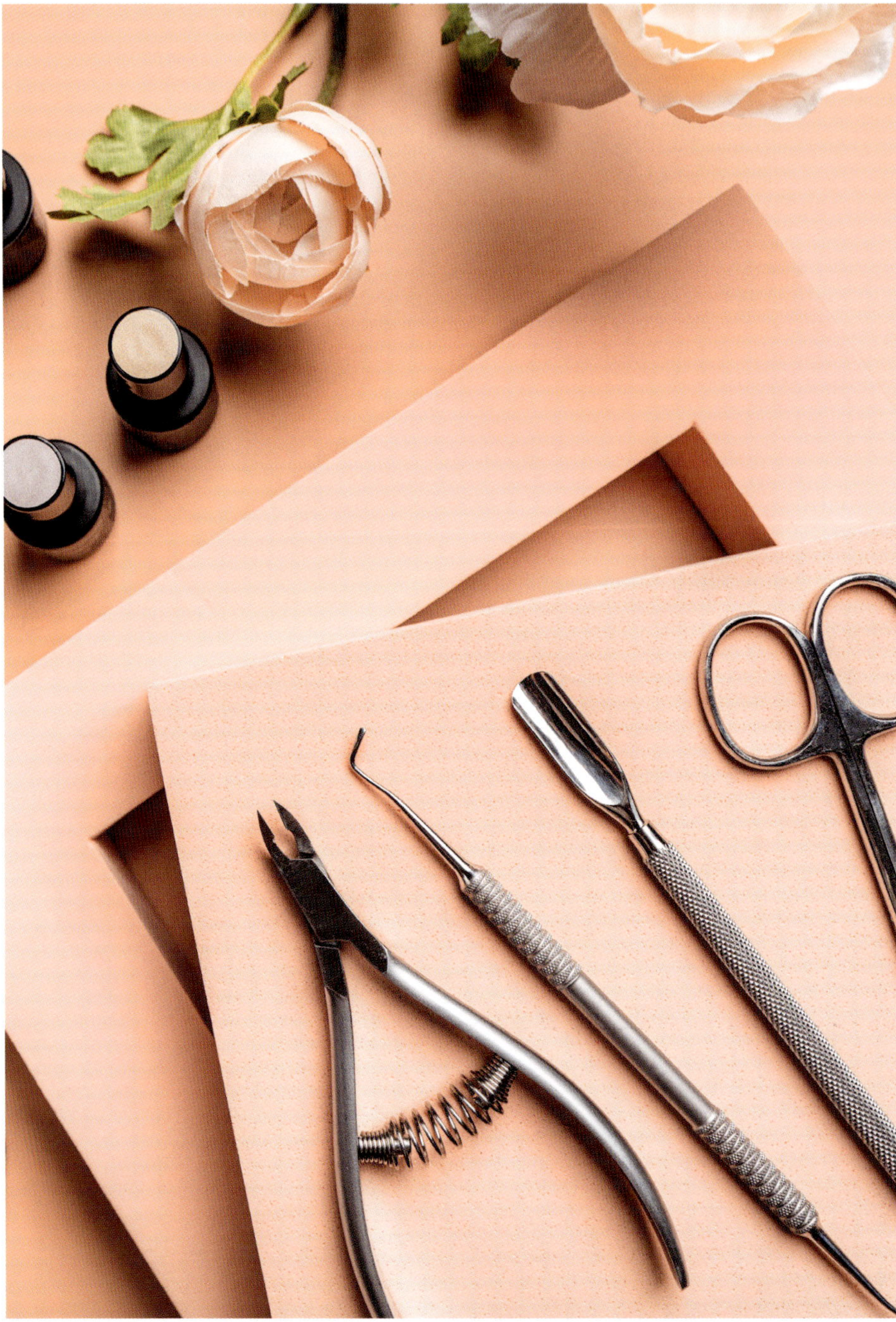

Nagelhautzange

Es gibt sehr viele Nagelhautzangen. Sie sind fast immer für beide Hände geeignet, was dir die Arbeit an dir selbst erleichtert. Bei einer Nagelhautzange gibt es verschiedene Längen für die Klingen: 3 mm, 4 mm, 5 mm, 7 mm, 9 mm. Welche Länge du benutzt, ist Gewöhnungssache, ich persönlich nutze meist 5 mm. In der Mitte der Nagelhautzange gibt es immer ein Sprunggelenk; da gibt es drei Varianten: die Sprungfeder, zwei Federplatten oder eine Federplatte.

Cherrys Tipp

Greife zu einer Zange mit einer Sprungfeder in der Mitte, diese ist für mich am bequemsten, hat kaum Verschleiß und stockt auch nach jahrelanger Nutzung nicht so wie die Versionen mit Federplatten.

Nagelhautscheren

Nagelhautscheren gibt es nicht weniger als Nagelhautzangen, eher sogar mehr, denn sie sind auf die jeweilige Hand, mit der sie benutzt werden, ausgelegt. Es gibt auch hier wieder verschiedene Längen für die Klingen und unterschiedliche Klingenformen, zum Beispiel Scheren mit einer gebogenen Spitze oder komplett gebogene Scheren. Auch bei den Griffen gibt es Unterschiede: zum Beispiel Silikoneinsätze oder Scheren mit verschieden großen Löchern für eine bequemere Haltung deiner Hand.

Tips

Bei der Tip-Verlängerung klebt man mit einem Nagelkleber einen je nach gewünschter Form und Länge passenden Tip vorne an die Nagelplatte. Tips bestehen immer aus Kunststoff, und viele Menschen mögen diese Art der Verlängerung nicht, denn früher gab es nur diese milchigen, gelben und kralligen Tips, die man nicht so gut an alle Nageltypen und besonders nicht an alle Formen anpassen konnte. Heute gibt es aber sehr viele verschiedene Tips, die sich wunderbar jeder Form ganz individuell an deinen Nageltyp anpassen. Der Vorteil von Tips ist, dass du sehr viel schneller arbeiten kannst und weniger Fehler machst als mit einer Schablone. Dafür musst du den Tip immer sofort in der passenden Größe aussuchen und hast nur eine Chance, die Tips gerade zu kleben, ohne dass du noch etwas geraderücken kannst.

Die richtige Wahl deiner Tips ist am Ende entscheidend dafür, ob deine Form und auch die Statik keiner Nägel funktioniert. Tips gibt es in allen möglichen Formen, ich unterscheide sie grob in flache Tips und Tunnel-Tips. Tunnel-Tips sind Tips, die besonders gebogen sind. Für besonders breite Nägel nimmst du am besten sehr flache Tips, um keinen Druck auf die Nagelplatte auszuüben. Ich arbeite damit am liebsten eine Mandelform und alles, was Old School ist (siehe Kapitel 9).

Bei einem schmalen, sehr gebogenen Nagel sind Tunnel-Tips super geeignet, um eine möglichst schmale Form zu arbeiten. Diese nutze ich Gerne um im New Style zu arbeiten (mehr dazu in Kapitel 9) da sie schon einen Tunnel haben. Welche Tips du also nutzt ist sehr abhängig davon, welchen Stil du arbeiten möchtest und welche Form du erreichen willst. Für eine eckige Form nutzt du am besten auch eckige Tips, für eine Mandelform eignen sich flachere Tips, für die Stilettoform benutze spitze Tips.

Achte bei den Tips immer darauf, dass sie eine gerade Basislinie haben. Das erkennst du dann, wenn du dir die Tips von der Seite anschaust und sie gerade verlaufen. Wir kennen bestimmt alle diese milchigen Krallen-Tips aus den 2000ern. Die bitte nicht mehr verwenden, damit kannst du heute nicht mehr modern arbeiten.

Einige Tips haben eine Klebefläche, andere haben keine. Die Klebefäche ist eine Fläche mit Einkerbung für den Nagelkleber. Für den Anfang empfehle ich Tips zu verwenden, die eine Klebefläche haben, weil diese eine gute Richtlinie ist, wie hoch man seinen Tip klebt. Nun gibt es aber auch Nägel, bei denen die Einwuchsstellen sehr weit hinten liegen und daher die Tips mit der vorgegebenen Klebestelle nicht mehr passen. Hier kannst du entweder die Kante der Klebestelle mit deinem Fräser und einem schmalen Bitt glattfeilen oder du nimmst die Tips, die keine Klebstelle haben.

Tip-Kleber

Der Hauptbestandteil von Tip-Kleber ist Ethylcyanacrylat. Es verhält sich sehr ähnlich wie Sekundenkleber, nur ohne Hitzeentwicklung. Aber ähnlich wie Sekundenkleber trocknet auch ein Tip-Kleber in Sekundenschnelle an der Luft. Deshalb solltest du damit sehr vorsichtig umgehen. Achte darauf, dass dir der Tip-Kleber nicht auf die Haut läuft und du schnell mit ihm arbeitest.

Schablonen

Schablonen sind meist aus dickerer Pappe, haben unten eine Klebeseite und oben eine beschichtete Seite, damit du darauf dein Material auftragen und modellieren kannst. Der Vorteil am Arbeiten mit Schablonen ist, dass du damit alle Formen und Längen arbeiten kannst und nicht wie bei Tips viele verschiedene brauchst. Der Nachteil an der Arbeit mit einer Schablone ist, dass du die Form frei modellieren musst und diese nicht wie bei den Tips schon vorgegeben ist.

Schablonen gibt es in verschiedenen Längen, Materialien und mit unterschiedlichen Rastern.

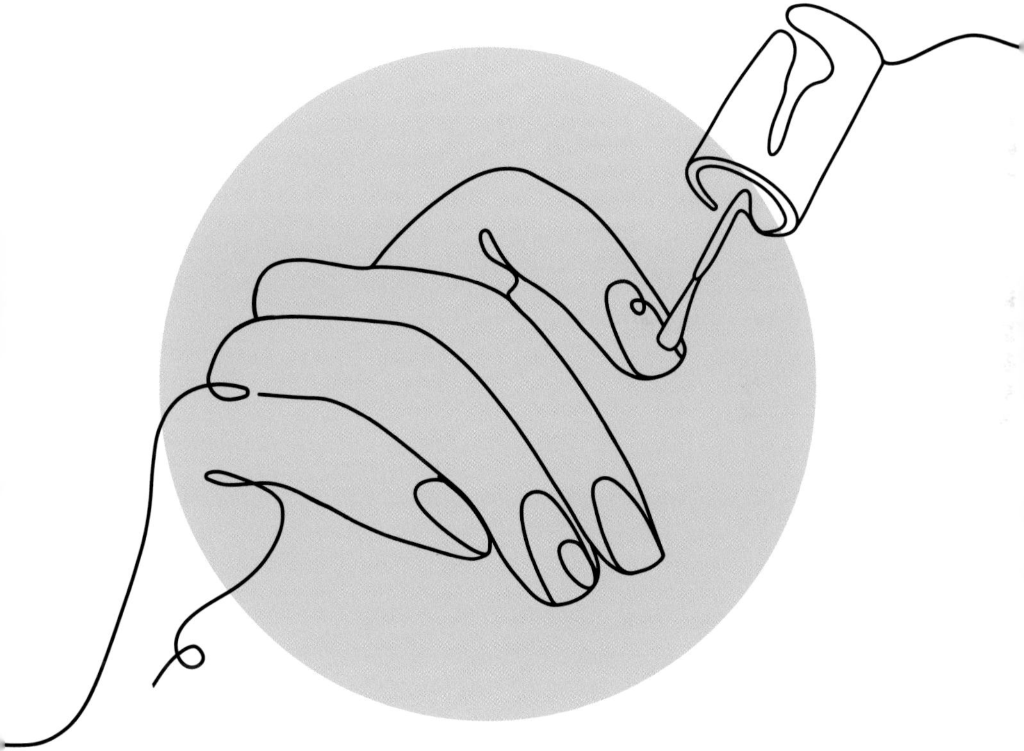

Das Raster auf deiner Schablone zeigt dir die Länge und auch die Breite an. Meistens ist ein Karo auf der Schablone vorgedruckt, damit du auf beiden Seiten symmetrisch arbeitest. Sie dienen dir als Hilfslinien. Auf einigen Schablonen ist auch eine vorgezeichnete Form zu sehen, zum Beispiel eine Stiletto-Form.

Es gibt Schablonen aus durchsichtigem Plastik, aus ganz gewöhnlicher Pappe oder solche, die mit einer dünnen Schicht Aluminium verstärkt sind. Diese sind besonders für lange Formen sehr gut geeignet. Es gibt auch wiederverwendbare Schablonen. Diese sind meistens aus Metall, lassen sich dadurch aber nicht gut an den Naturnagel anpassen.

Cherrys Tipp

Ich persönlich arbeite fast nur mit Tips. Auch wenn diese einen schlechten Ruf haben, gibt es mittlerweile viele verschiedene Tips. Wer sich gut auskennt, kann auch sehr modern mit Tips arbeiten. Der Vorteil dabei ist, dass es leichter ist, besonders wenn es um das Feilen der Form geht. Schablonen brauchen etwas mehr Übung und dauern gerade am Anfang viel länger.

Primer

Primer sind Haftvermittler zwischen zwei Materialien. Diesen trägst du auf deine Naturnagelplatte auf, um sie auf das weitere Material vorzubereiten. Auf dem Naturnagel allein würde dein Material nicht halten, denn unser Naturnagel möchte eigentlich gar kein Material tragen und schützt sich davor mit einer leicht fettigen Schicht und einer sehr glatten Oberfläche.

Dehydrator

Einen Dehydrator verwendest du bei einem feuchten oder fettigen Naturnagel, denn auf solchen hält deine Modellage eventuell nicht lange.
Ein Dehydrator besteht meistens aus Aceton oder Ysop, manchmal auch aus einer Mischung der beiden Stoffe. Teilweise ist sogar Wasser beigemischt, je nach Hersteller gibt es hier Unterschiede. Verwende Dehydrator bitte nicht auf trockenen Fingern beziehungsweise trockenen Nägeln. Das bewirkt genau das Gegenteil, denn auf einem zu trockenen Nagel wird deine Modellage ebenso wenig halten wie auf einem zu fettigen.

Ultra Bond

Dieser besteht auf Basis von Äthylacetat und hinterlässt eine klebrige Schicht nach dem Auftragen. Er funktioniert wie ein doppelseitiges Klebeband auf deiner Naturnagelplatte. Einen Ultra Bond kannst du auf alle Nageltypen auftragen, und das solltest du auch für eine gute

Haftung der Modellage. Modellagen, die nicht gut halten und sich sehr schnell lösen, sind sehr viel anfälliger für Krankheiten.

Säureprimer

Säureprimer basiert auf Methacrylsäure. Säure erreicht eine noch stärkere Form der Dehydration. Das bedeutet konkret: Wenn du einen Säureprimer benutzt, brauchst du keinen zusätzlichen Dehydrator. Die Säure raut deinen Naturnagel zusätzlich physikalisch auf, was das Material am Ende besser in die Naturnägel greifen lässt. Mit Säureprimer solltest du bitte vorsichtig arbeiten, denn diese Flüssigkeit kann sehr stark die Haut reizen. Dieser Primer ist besonders gut geeignet für Problemnägel, die schnell nachfetten, oder wenn Modellagen im Allgemeinen eher schwierig haften.

Grundiergele

Gel ist ein flüssiger, unter UV-Strahleneinwirkung fest werdender, modellierfähiger Kunststoff. Damit werden deine Gelnägel aufgebaut und in Form gebracht. Jedes Gel erfüllt einen eigenen Zweck und ist für eine bestimmte Arbeitsweise vorgesehen. Welches Material du für deine Modellage wählst, ist am Ende entscheidend für die Haltbarkeit deiner Nägel.

Die spezifische Zusammensetzung kann variieren, um unterschiedliche Eigenschaften wie Härtegrad, Klarheit und Farbe zu erreichen. Zusätzlich zu Acrylaten oder Methacrylaten können Gele Nagellackkomponenten wie Pigmente oder UV-Blocker enthalten.

Die spezifische Formel des Gels beeinflusst seine Eigenschaften und Eignung für verschiedene Anwendungen, zum Beispiel Basisgels, Aufbaugels, Farbgels und Versiegelungsgels.

Wir haben schon in Kapitel 2 auf Seite 30 über Allergien gesprochen. Der häufigste Stoff, der diese Allergien auslösen kann, ist HEMA (Hydroxyethylmethacrylat). Es gibt daher für die meisten Gele eine HEMA-freie Variante. Du kannst zu diesem Stoff auf Seite 30 mehr lesen.

Das Grundiergel, auch Base Coat genannt, ist die erste Gelschicht, die du aufträgst. Auch dieses Gel nutzen wir als Haftvermittler, deshalb solltest du es immer auftragen. Grundiergel gibt es in ganz verschiedenen Konsistenzen. Die dünnviskosen Grundiergele sind besonders flüssig und eignen sich bestens für kurze Nägel, da sich das Material schön glatt und dünn auf deine Nägel legt. Ein dickviskoses Grundiergel würde ich für etwas längere Nägel nutzen, da du es etwas satter auftragen kannst und es dir durch die festere Konsistenz nicht in die Ränder laufen kann.

Es gibt aber auch Unterschiede in der Art des Grundiergels. So gibt es zum Beispiel Grundiergele, in denen Vitamine enthalten sind, die deine Nägel zusätzlich pflegen sollen. Es gibt auch solche, in denen Fiber-

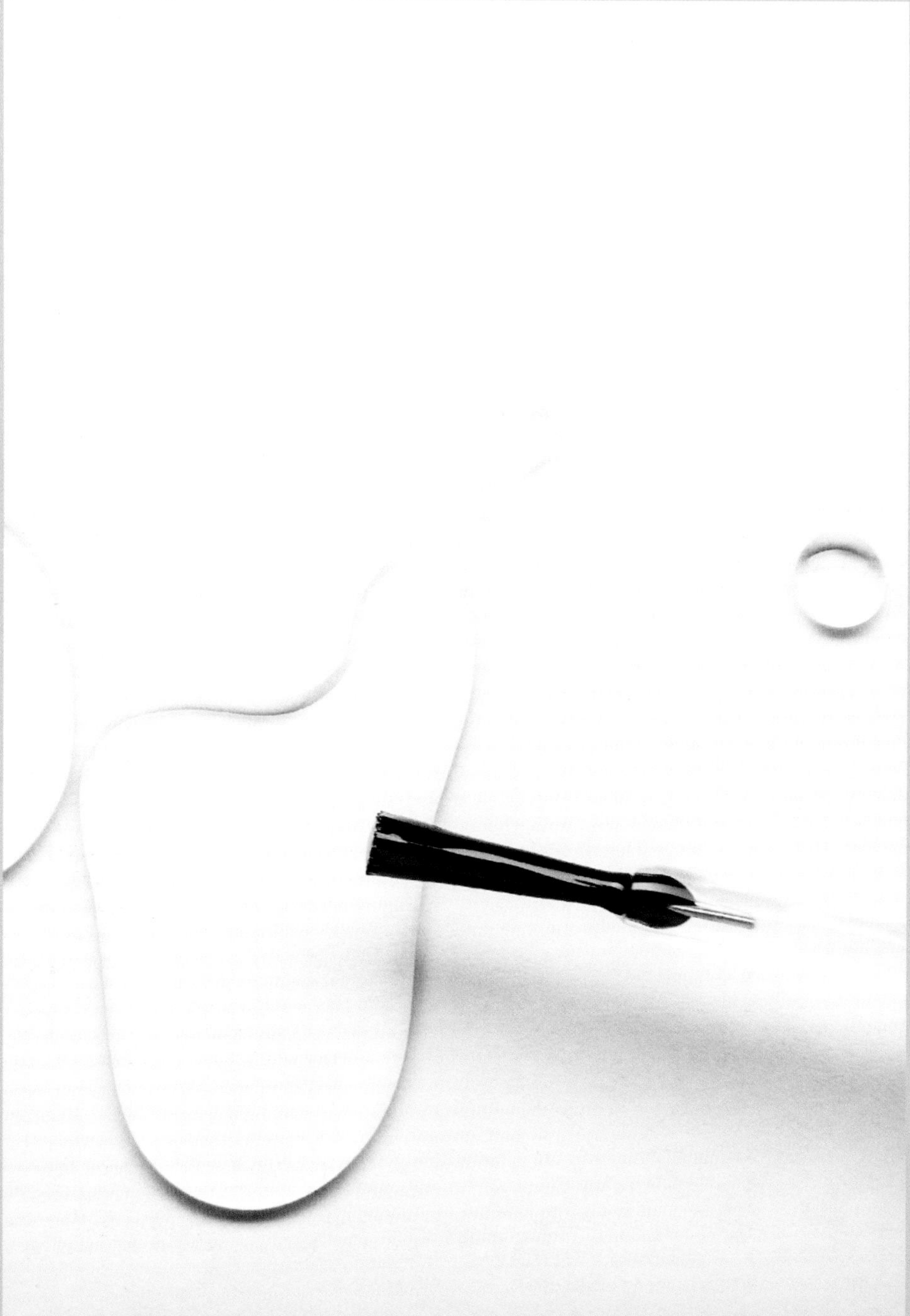

glasfäden enthalten sind, die härter als ein gewöhnliches Grundiergel sind und deine Nägel etwas bruchsicherer machen.

Aufbaugele

Aufbaugele sind alle Gele, die du nutzt, um deine Gelnägel zu modellieren. Für diese Gruppe gibt es Hunderte verschiedene Begriffe wie „Covergel", „Camouflagegel" oder „Buildergel". Im Prinzip ist es eigentlich dasselbe, es hat nur verschiedene Namen.

Dünnviskose Gele

Diese Gele haben eine sehr dünne Konsistenz, was bedeutet, dass sie sehr flüssig sind. Ich nutze sie nur bei einer Naturnagelverstärkung, denn durch die sehr dünne Konsistenz ist es kaum möglich, einen vernünftigen Aufbau zu schaffen. Diese Gele glätten sich von selbst sehr gut, und man muss sie kaum noch befeilen. Falls du deine Nägel etwas verstärken möchtest und sie sehr kurz trägst, kannst du zu so einem Gel greifen. Aber Vorsicht: Diese Gele laufen schnell in die Ränder, du solltest dein Material schon gut unter Kontrolle haben und etwas geübt sein.

Mittelviskose Gele

Diese Gele sind etwas weniger flüssig, haben aber dennoch eine dünne Konsistenz. Ich nutze solche Gele gerne, wenn ich Nägel in einer mittleren Länge arbeite oder Nägel auffülle, da sich dieses Material sehr gut selbst glattzieht und ich kaum Feilarbeit habe. Diese Gele eignen sich nicht für längere Nägel, da sie zu schnell verlaufen und das Aufbaugel in die Ränder laufen könnte.

Viskose Gele

Diese Gele eignen sich super für den Einstieg in die Gel-Modellage, denn sie verlaufen kaum und glätten sich dabei dennoch gut selbst. Du wirst weniger Probleme damit haben, dass das Gel verläuft. Hiermit kannst du auch etwas längere Nägel arbeiten.

Hochviskose Gele

Diese Gele sind etwas zäher von der Konsistenz, glätten sich etwas langsamer und werden je nach Auftrag auch nicht ganz glatt. Diese Gele eignen sich wunderbar, um sehr lange Nägel zu modellieren, da du viel mehr Zeit hast, bis das Gel verläuft. Ich nutze dieses Gel auch sehr gern, um zum Beispiel kaputte Ecken wieder zu modellieren. Das Gel hat die perfekte Konsistenz, um damit frei zu modellieren.

Rubber Base

Rubber Base lässt sich sowohl als Grundiergel als auch als Aufbaugel benutzen. Es hat eine selbstglättende Konsistenz und ist etwas viskos. Rubber Base hat eine eher gummiartige Beschaffenheit und federt damit wunderbar Stöße und Alltagsbelastung ab. Durch diese Eigenschaft halten deine Nägel unter Umständen besser. Dieses Gel kann dir bei Haftungsschwierigkeiten als Base oder Aufbaugel sehr helfen. Es eignet sich aber nicht für etwas längere Nägel, da diese durch die gummiartige Konsistenz schneller brechen oder einreißen würden.

Fiberglasgele

Fiberglas sind kleine Partikel aus Polyesterharz und Glasfasern, die man bei genauem Hinschauen im Gel auch erkennen kann. Diese Gele sind besonders hart und eignen sich hervorragend bei Nägeln, die sehr beansprucht werden und schnell an Form verlieren durch Alltagsbelastung. Fiberglasgel sollte aber niemals auf sehr dünnen oder beanspruchten Nägeln verwendet werden, da bei Stößen eher der dünne Nagel nachgeben würde als das sehr harte Fiberglasgel. Das Verletzungsrisiko ist hier sehr hoch.

Thixotrope Gele

Als thixotrope Gele bezeichnet man Gele, die die Eigenschaft besitzen, sich in Bewegung zum Beispiel mit den Pinseln selbst sehr glattzuziehen, aber bei Stillstand sehr standfest zu sein. Dies macht sie zu perfekten Anfängergelen, denn sie laufen nicht in die Ränder und lassen sich dennoch sehr einfach modellieren.

Standfeste Gele

Ein standfestes Gel glättet sich gar nicht selbst. Es bleibt so stehen, wie du es hinterlassen hast. Ich persönlich nutze es sehr gerne für Überlängen. Diese Gele eignen sich meiner Meinung nach nicht so gut für den Einstieg, da hier sehr viel Feilarbeit notwendig ist, wenn man sein Material noch nicht gut unter Kontrolle hat und es noch an Übung beim Modellieren fehlt.

Covergele

Als Covergele bezeichnet man Gele, die eingefärbt sind. Es gibt sie in verschiedenen Nude- oder Rosanuancen, aber auch in bunten Farben, in mehlig weiß oder mit diversen Effekten wie etwa Glitzer.

1-Phasen-Gele

1-Phasen-Gele sind sozusagen 3-in-1-Gele. Du brauchst also nur dieses Gel für die Grundierung und den Aufbau; selbst ein Top Coat wird nicht benötigt. Diese Gele gibt es in allen möglichen Konsistenzen und Farben.

Farben

Shellac, UV-Lack, Striplac – es gibt einige Namen, dabei ist vieles davon genau dasselbe Produkt. In diesem Abschnitt klären wir die tatsächlichen Unterschiede und wann du welches Produkt wie nutzen kannst.

Farbgele

Meist ist Farbgel in einem Tiegel

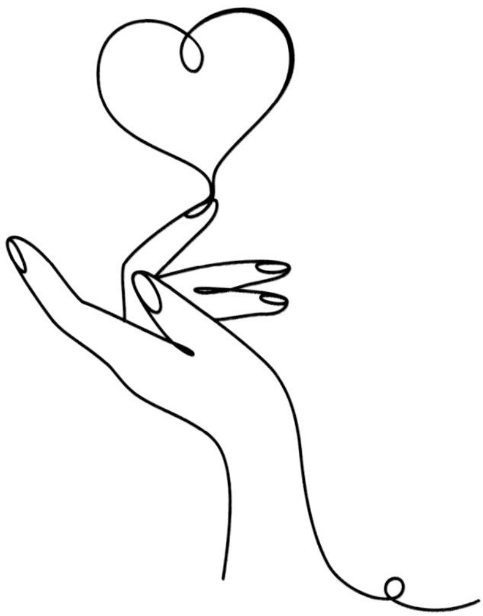

und kann alle möglichen Konsistenzen haben. Dabei spielt die Basis der Farbe eine wichtige Rolle, denn diese kann entweder etwas dünner oder auch etwas viskoser sein. In diese Base werden dann Farbpigmente oder Effekte wie Glitzerpartikel gemischt. Je nachdem, welche Farbpigmente genutzt werden, brauchen diese etwas länger in der Lampe, um vollständig durchzuhärten. Besonders bei Farben, die einen hohen Pigmentanteil brauchen (zum Beispiel Weiß) dauert das Aushärten in der Lampe etwas länger. Wenn du auf Nummer Sicher gehen möchtest, lass deine Hände volle 120 Sekunden in der Lampe. Bei dunklen Farben brauchen die UV-Strahlen deiner Lampe etwas länger, um den Nagel ganz zu durchleuchten. Auch da härte es sicherheitshalber etwas länger durch.

Farbgel mit integriertem Top Coat
Es gibt auch Farbgele, die ohne Schwitzschicht aushärten und für die du am Ende kein Top Coat mehr brauchst. Diese eignen sich besonders, um Pigmente einzuarbeiten, denn so sparst du dir eine weitere Schicht Gel und auch etwas Zeit, um dein Pigment auf deine Nägel zu bringen.

UV-Lacke
Ein UV-Lack ist nichts anderes als ein normales Farbgel in einer Pinselflasche, auch Gel-Lack genannt. Der einzige Unterschied liegt hier meistens bei der Konsistenz, denn die UV-Lacke sind etwas flüssiger, damit du sie gut aus deiner Pinselflasche herausbekommst.

Es gibt aber auch Lacke, die in der Zusammensetzung etwas andere Eigenschaften haben als ein gewöhnliches Farbgel – zum Beispiel Shellac. Dieser hat meistens etwas flexiblere Eigenschaften, denn Shellac wurde für die Menschen auf den Markt gebracht, die keine klassischen Gel-Modellagen mehr wollen, sondern eine lang anhaltende Alternative zu gewöhnlichem Nagellack. Das bedeutet, Shellac wird wie gewöhnlicher Nagellack, also ohne ein Aufbaugelsystem, auf dem Nagel aufgetragen. Wäre Shellac so hart wie UV-Lack, dann würde er besonders bei etwas weicheren Nägeln einfach absplittern. Auch hat Shellac meist lösliche Inhaltsstoffe, die es ermöglichen, das Material durch die Soak-off-Methode (ab Seite 136) zu entfernen.

Striplack

Striplack ist auch wieder nur ein weiterer Name für einen Lack in einer Pinselflasche. Je nach Hersteller kannst du diese Lacke mit Aceton lösen oder nur mit dem Herunterfeilen entfernen. Alle diese Produkte kannst du auf deiner Modellage auftragen, da es sich im Prinzip um ein normales Gel handelt.

Versiegler

Versiegler, auch Top Coat genannt, wird zum Abschluss als Finish auf deiner Modellage verwendet. Da unterscheiden wir zunächst die Versiegler mit einer Inhibitionsschicht (Schwitzschicht) und solche ohne. Es gibt verschiedene Finishes bei einem Versiegler, zum Beispiel eingefärbt in Nude, Rosa oder milchigen Weißtönen. Es gibt auch Versiegler mit Effekten wie Glitzer. Am häufigsten aber nutzen wir den glänzenden oder den matten Versiegler.

Geräte

UV-Lampe

Es gibt zwei verschiedene Arten von UV-Lampen: einmal die UV-Lampen, die noch mit UV-A-Röhren funktionieren, die man nach einiger Zeit austauschen muss. Andere arbeiten mit Dual-UV/LED-Lampen, die eine geringere Hitzeentwicklung haben sollen, schneller aushärten und weniger Strom verbrauchen.

Deine Lampe sollte mindestens 24 Watt haben, damit du wirklich alles damit aushärten kannst. Es gibt auch kleinere Lampen mit viel weniger Watt, diese sind eher für eine Shellac-Modellage geeignet und haben nicht genug Power, um deine Gel-Modellage auszuhärten.

Tischlampe

Damit du beim Arbeiten genug siehst, brauchst du eine vernünftige Tischbeleuchtung. Ich empfehle dir, eine richtige Profi-Lampe zu kaufen, bei der du Lichtintensität und Lichtfarbe einstellen kannst. Besonders für Fotos ist es gut, mit kühlem Licht zu fotografieren, aber für unsere Augen ist warmes Licht auf Dauer angenehmer.

Fräser

Mit dieser E-Feile machst du deine Maniküre und fräst Altmaterial herunter, zum Beispiel beim Auffüllen deiner Nägel. Ich empfehle einen Fräser mit mindestens 25.000 Umdrehungen pro Minute, alles darunter ist etwas zu schwach. Dein Fräser sollte unbedingt ein sehr leises Handstück haben, das in deiner Hand auch bei voller Drehzahl nicht vibriert, außerdem sollte jeder Bit hineinpassen. Auch die Drehzahl und die Drehrichtung nach links oder rechts sollten verstellbar sein. Arbeitest du mit einem minderwertigen Fräser, erschwert es dir die Arbeit.

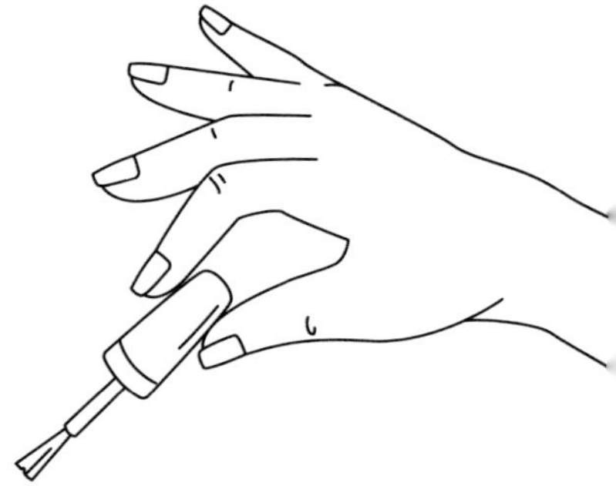

Absaugung

Damit du bei der Arbeit nicht überall Staub hast und ihn im schlimmsten Fall über lange Zeit in großen Mengen einatmest, solltest du dir eine Staubabsaugung anschaffen. Diese funktioniert wie ein Staubsauger und ist entweder in einem Tisch verbaut oder kann darauf abgestellt werden. Einige Geräte haben einen Beutel, den du wechseln musst, wenn er voll ist. Diese Art der Absaugung kann ich aber nicht empfehlen, da trotzdem immer wieder Staub daneben landet. Eine bessere Alternative sind die Absaugungen mit einem Filter. Dieser fängt den Staub sehr viel besser auf und behält ihn im Inneren des Filters. Achte beim Kauf einer Absaugung darauf, dass sie eine vernünftige Saugkraft hat, damit der Staub auch wirklich in deiner Absaugung landet und nicht doch in deinen Atemwegen.

Pinsel

Für das Auftragen und Designen deiner Nägel benötigst du Gelpinsel.

Unterschieden werden diese in Nailart-Pinsel und Modellagepinsel bzw. Farbgelpinsel. Es ist nicht vorgegeben, welchen Pinsel du wofür nutzt, also ist Zweckentfremden hier durchaus erlaubt. Einige Nail Artists arbeiten ihre Modellage gar nicht erst mit einem Pinsel, sondern zum Beispiel mit einer Glasfeder.

Bei den Gelpinseln für den Aufbau oder den Farbauftrag gibt es verschiedene Größen und Längen der Pinselhaare. Auch unterschiedliche Formen wie sogenannte Katzenzungenpinsel, die rund sind und aussehen wie eine kleine Katzenzunge, oder eckige, die aber leider keinen süßen Namen haben. Für den Anfang reichen zwei Pinsel in deiner gewünschten Form und Länge völlig aus – einen für das Modellagegel und einen für die Farbe.

Auch Nailart-Pinsel gibt es unendlich viele, für den Anfang reicht aber ein dünner Feinlinerpinsel mit etwas längeren Pinselhaaren in der Größe 6. kannst du gut auf den Nägeln malen.

Cherrys Tipp

Nutze runde Pinsel, um deine Farbe aufzutragen. Durch die runde Form kommst du super an die Rundungen deines Naturnagels, und mit einem dünnen Nailart-Pinsel kannst du die Farbe ordentlich bis hinten an den Nagelrand auftragen, ohne dass sie dir verläuft.

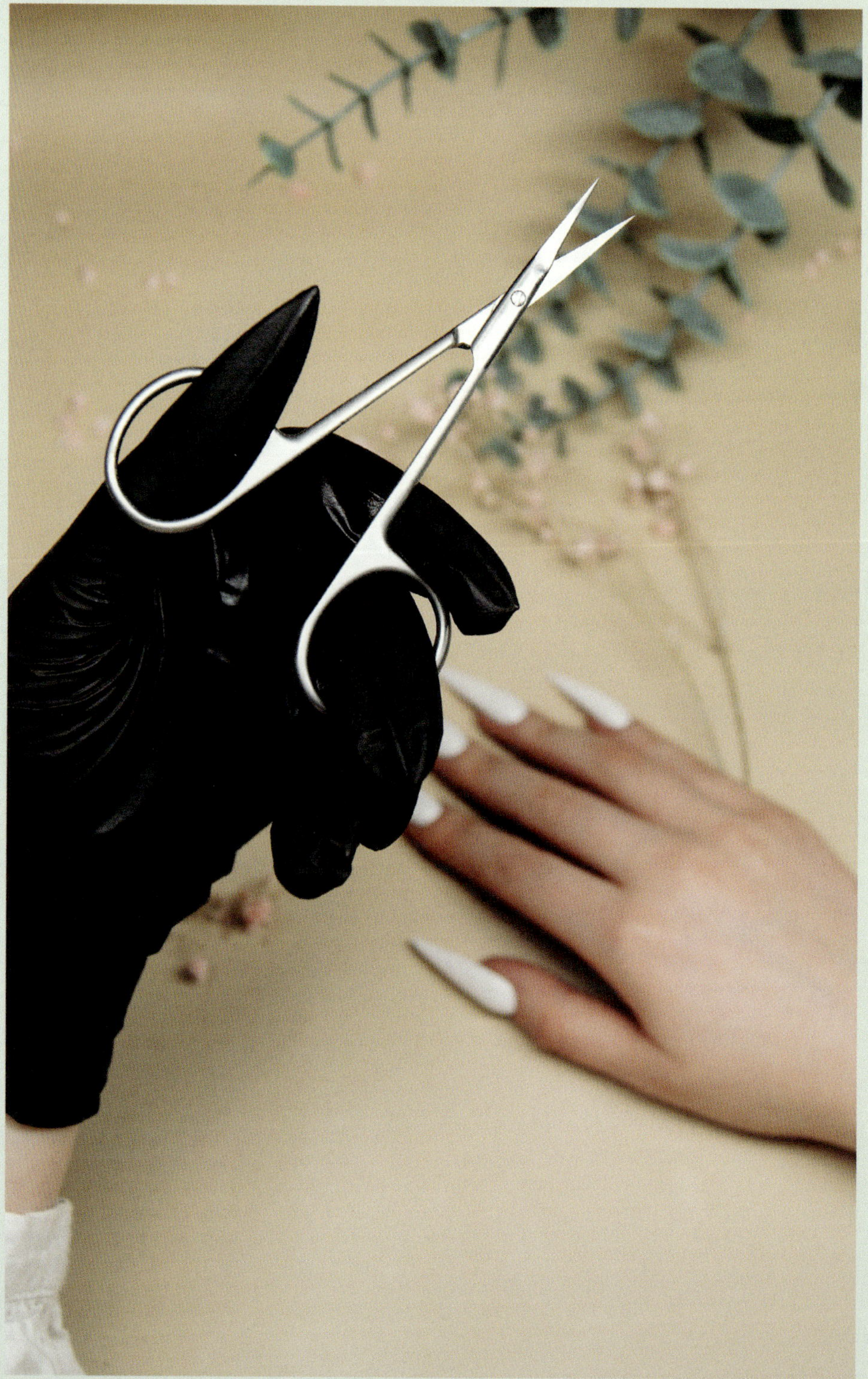

9

Modellage-techniken

Was ist eigentlich Statik? Was hat sie mit Nägeln zu tun und was muss da besonders beachtet werden? Ich erkläre dir in diesem Kapitel außerdem häufige Fehlerquellen und wie du diese vermeidest.

Damit deine Modellage gut hält, braucht sie die richtige Statik. Aber was ist Statik überhaupt? Der Begriff Statik kommt aus der Physik und bezeichnet die Lehre von Gleichgewicht und Kräfteeinwirkungen auf ruhende Körper. Im Nageldesign brauchen wir Statik, damit die Verlängerung an unseren Fingernägeln nicht einfach wegbricht. Irgendwann hat sich ein kluger Kopf überlegt, wie unsere Nägel modelliert sein müssen, damit sie halten.

Schauen wir uns erst mal die Bestandteile einer Modellage an und klären, was zu beachten ist.

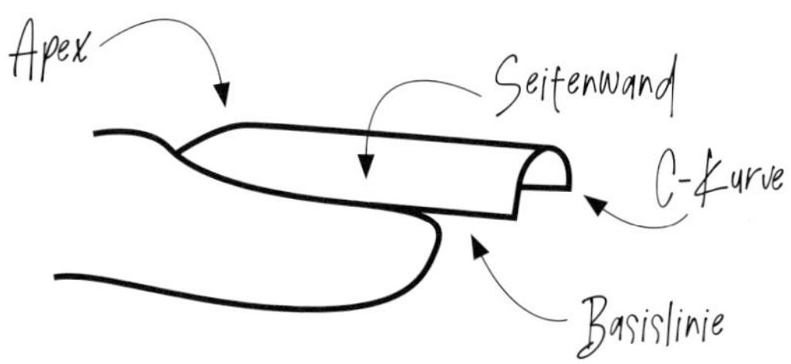

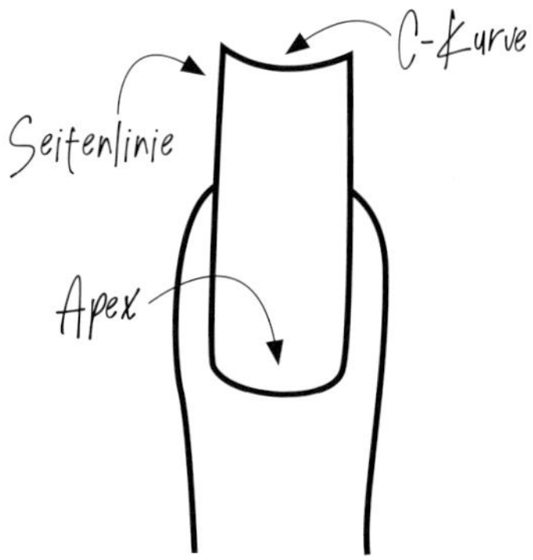

Seitenlinie

Die Seitenlinien verlaufen von oben betrachtet an den Seiten deiner Verlängerung. Sie liegen immer parallel zueinander und geben deiner Verlängerung die gewünschte Form.

Apex

Von der Seite betrachtet ist das dieser kleine Berg an Material auf deiner Modellage. Wir verstärken diese Stelle am Nagel mit etwas mehr Material, damit er dort nicht bricht. Am Apex würde sich die Hebelwirkung unserer Verlängerung entladen und der Nagel einfach brechen.

C-Kurve/Tunnel

Wenn du von vorn in deinen Nagel hineinschaust, siehst du eine Kurve. Diese nennen wir einen Tunnel. Der Tunnel kann je nach Technik besonders gewölbt oder etwas flacher sein. Ein Nagel darf von vorne betrachtet niemals flach sein, es muss immer ein wenig Wölbung zu sehen sein.

Basislinie

Die Basislinie verläuft ganz gerade nach vorne, so wie der Nagel auch wachsen würde, wenn du von der Seite darauf schaust. Sie darf niemals nach oben oder nach unten zeigen. Hier entstehen auch die meisten Fehler, also achte auf die Basislinie immer besonders gut.

Seitenwand

Die Seitenwände verlaufen ganz parallel, links und rechts an deiner Verlängerung entlang. Sie stabilisieren deine Modellage.

Es gibt zwei verschiedene Arten, Nägel aufzubauen: den New Style und den Old School Style.

Zuerst gab es Old School, doch mit der Zeit kamen immer mehr Möglichkeiten und Material auf den Markt und es wurde Trend, Nägel etwas länger zu tragen.

Old School hat diese Längen von der Statik her nicht so gut ausgehalten. Deshalb wurde der New Style etabliert. Dieser hat eine etwas andere Statik und hält daher bei großen Längen sehr viel besser. Wenn du dir auf der Abbildung rechts beide Nägel anschaust, siehst du direkt, dass der New Style um einiges mehr Fläche, also auch sehr viel mehr Material auf dem Nagel hat. Deshalb ist der New Style etwas stabiler. Nach welchem Stil du arbeitest, kannst du selbst entscheiden, es ist eine Frage des persönlichen Geschmacks.

Cherrys Tipp

Bitte achte trotzdem darauf, dass du automatisch im New Style arbeitest, wenn du sehr lange Nägel modellierst. Das ist einfach sicherer.

Wann verwendest du was?

Du kannst jede Form in beiden Stilrichtungen arbeiten. Beide Methoden haben ihre Vor- und Nachteile. Old School ist zum Beispiel vom Look her etwas dünner und schlanker. Dieser Style eignet sich daher gut für sehr kurze Nägel. Der New Style sieht etwas moderner aus und unterstreicht Formen wie zum Beispiel eine Ballerina sehr gut.

Im Allgemeinen musst du noch beachten: Je kürzer deine Nägel sind, desto flacher darf auch deine Modellage sein – das bedeutet also: weniger Apex. Je länger deine Nägel sind, desto höher baust du dir auch deinen Apex aus. Egal, wie kurz oder lang deine Nägel sind, deine Basislinie muss immer gerade sitzen. Dies ist auch der Grund, warum du kurze Nägel nicht in Ballerina oder Mandel tragen kannst, denn dann würdest du dir die Basislinie wegfeilen. Indem du den Nagel in den Längen schmaler machst, nimmst du etwas von den Seitenwänden weg, und deine Basislinie rutscht automatisch nach oben.

Sobald die Statik deiner Nägel nicht mehr stimmt, beeinträchtigt das die Haltbarkeit in hohem Maße.

Stile unterscheiden

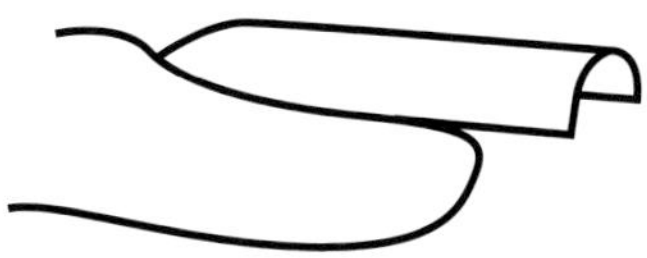

New Style

Länge
Verläuft in den Längen komplett gerade

Kurve
Hat eine ausgeprägte C-Kurve

Apex
Der Apex sitzt einige Millimeter nach dem Nagelrand

Basislinie
Hat eine komplett gerade verlaufende Basislinie, außer bei der Mandelform, bei der das hintere Drittel in der Spitze etwas nach oben verläuft

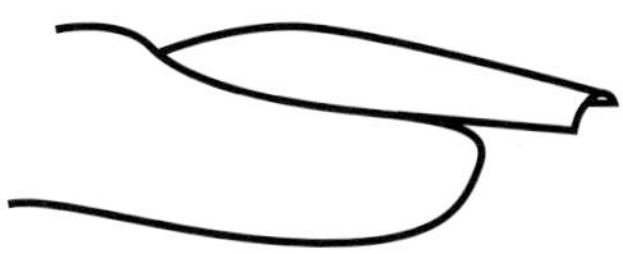

Old School

Länge
Verläuft in den Längen abflachend

Kurve
Hat eine leichte Wölbung, aber keine C-Kurve

Apex
Der Apex sitzt mittig auf der Nagelplatte

Basislinie
Hat eine immer gerade verlaufende Basislinie

good nails,
good day

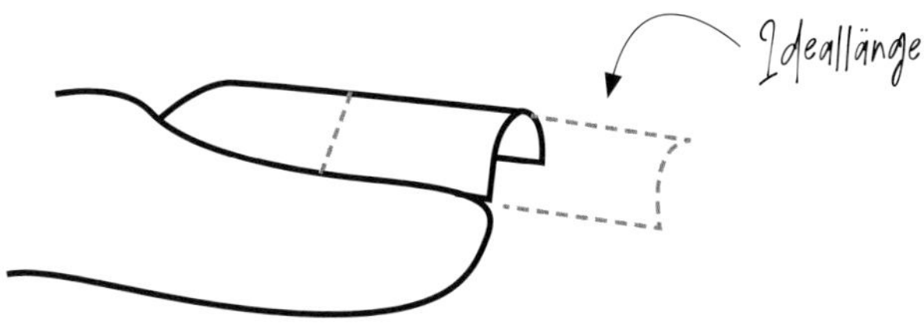

Häufige Fehlerquellen:

→ **Die Basislinie ist verfeilt:** Der Nagel bricht weg oder Einwuchsstellen reißen links und rechts ein.

→ **Der Apex ist zu flach:** Der Nagel bricht an der Bruchstelle. Die Bruchstelle befindet sich dort, wo sich die Hebelwirkung deiner Verlängerung entladen würde. Diese ist demnach bei jeder Länge unterschiedlich.

→ **Die Seitenwände sind zu dünn:** Der Nagel reißt ein.

→ **Die Modellage ist zu dick:** Der Nagel könnte Liftings bekommen.

Ideallänge

Jeder Nagel hat eine individuelle Ideallänge, die du nicht überschreiten solltest. Diese fällt bei den meisten Menschen etwas kurz aus. Doch keine Panik: Du kannst deine Nägel natürlich trotzdem lang tragen, solltest aber unbedingt auf die richtige Statik achten, damit du gute Voraussetzungen für eine lange und unfallfreie Tragezeit mit deiner Verlängerung schaffst.

Und woher weißt du, was deine Ideallänge ist? Ganz einfach: Du schaust dir deinen Naturnagel an und teilst dir dein Nagelbett einmal horizontal in der Mitte. So viel kannst du dir vorne als Verlängerung arbeiten. Zum Beispiel ist es möglich, eine sogenannte Naturnagelverstärkung oder eine Rubber Base zu verwenden. Da die Nägel nicht zu lang sind, ist die Hebelwirkung – also der Druck, der auf den Nagel ausgeübt wird, wenn du etwas anfasst oder stößt – sehr gering. Das verringert das Risiko, dass die Nägel brechen oder sich vom Nagelbett lösen.

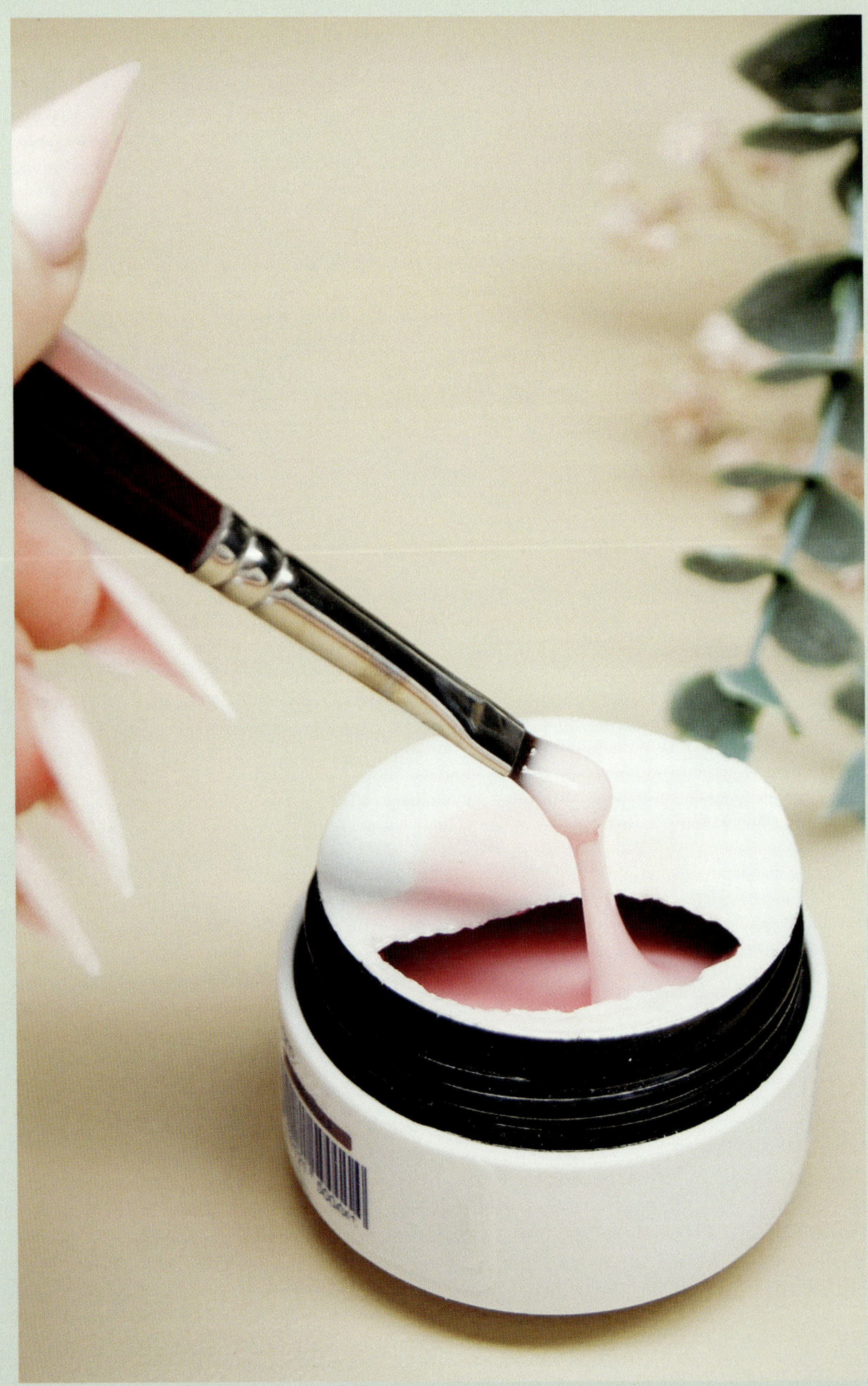

10

Schritt-für-Schritt-Anleitung

Nun geht's endlich zur Sache. In diesem Kapitel folgt eine Schritt-für-Schritt-Anleitung, wie du dir selbst deine Nägel machst: von der Vorbereitung über die Verlängerung bis zum Finish.

10

Nachdem wir geklärt haben, was du bei der Hygiene beachten solltest, welchen Nageltyp du hast und welche Produkte sich dafür eignen, können wir mit dem Nägelmachen starten. Diese Schritt-für-Schritt-Anleitung ist für mich die beste Vorgehensweise. Deine eigene Routine entwickelt sich mit der Zeit. Es ist vollkommen normal, dass es bei deinen ersten Versuchen noch nicht so schnell geht, aber lass dich nicht entmutigen.

1. Vorbereitung

Falls du deine Hände gewaschen hast, warte, bis deine Nägel wieder trocken sind oder gib ein wenig Aceton auf deine Nägel, um sie zu trocknen. Deine Nägel sind im nassen Zustand viel fragiler, wie übrigens auch deine Haare.

Creme deine Hände vor dem Nägelmachen nicht ein. Ich weiß, es gibt diese Debatte schon seit Jahren, dass man Sonnenschutz vor dem Nagelstudio auf die Hände auftragen sollte, um sie vor UV-A-Strahlen zu schützen, denn diese begünstigen eine schnellere Hautalterung und sind krebserregend. Wenn du deine Hände aber vor dem Nägelmachen eincremst, hast du eine fettige Nagelplatte. Selbst wenn du nur den Handrücken eincremst und die Finger aussparst, wird deine fettige Creme wandern und auf deinen Nägeln landen. Der kleinste Fettfilm auf deinen Nägeln beeinträchtigt die Haltbarkeit. Falls du dich trotzdem schützen möchtest, kannst du Handschuhe anziehen, bei denen die Fingerkuppen fehlen.

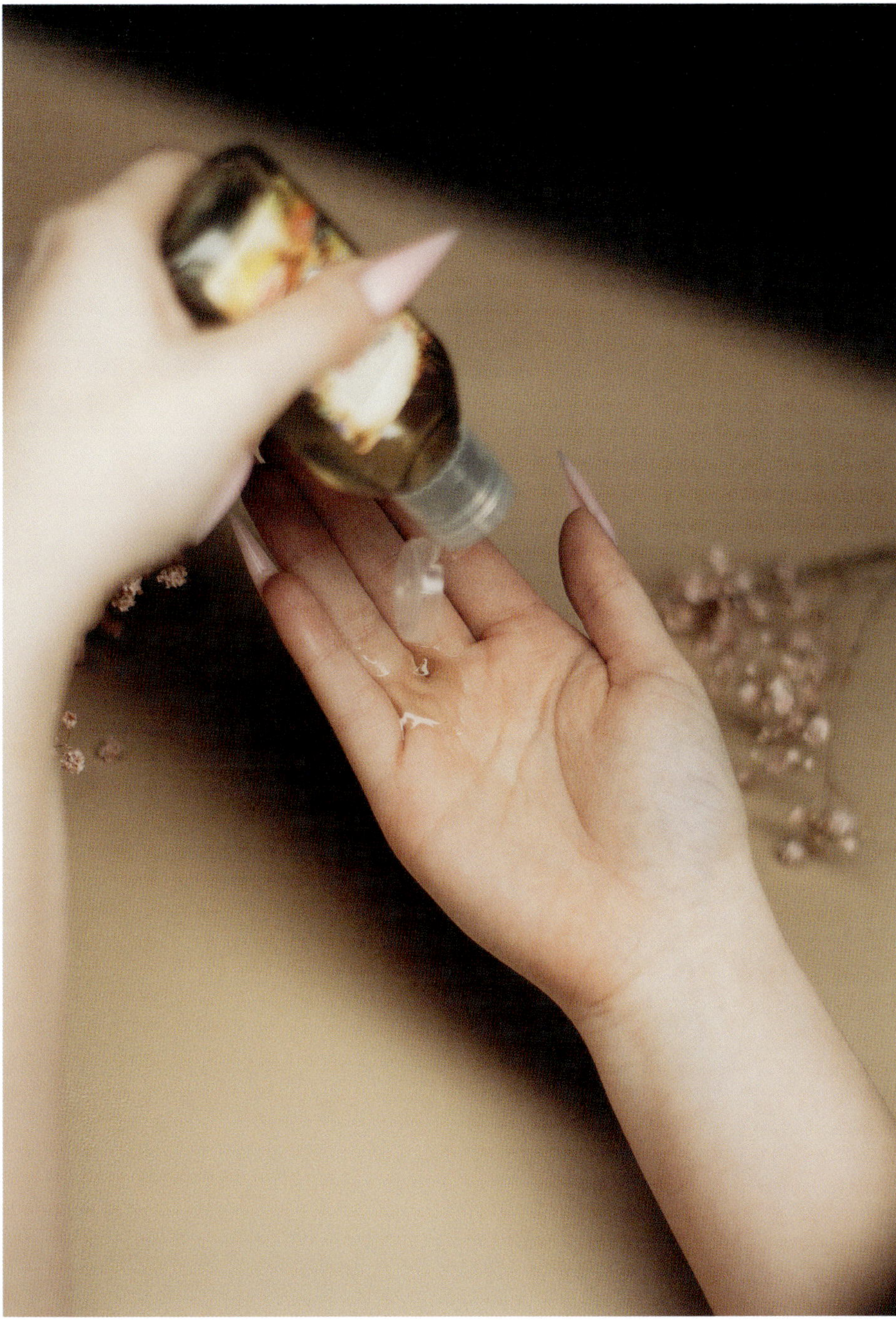

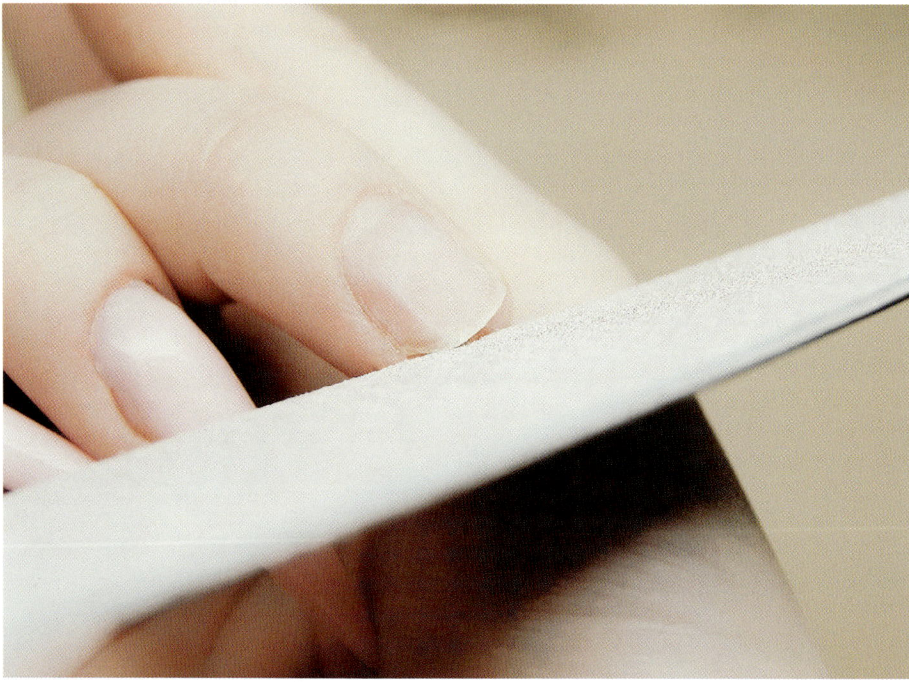

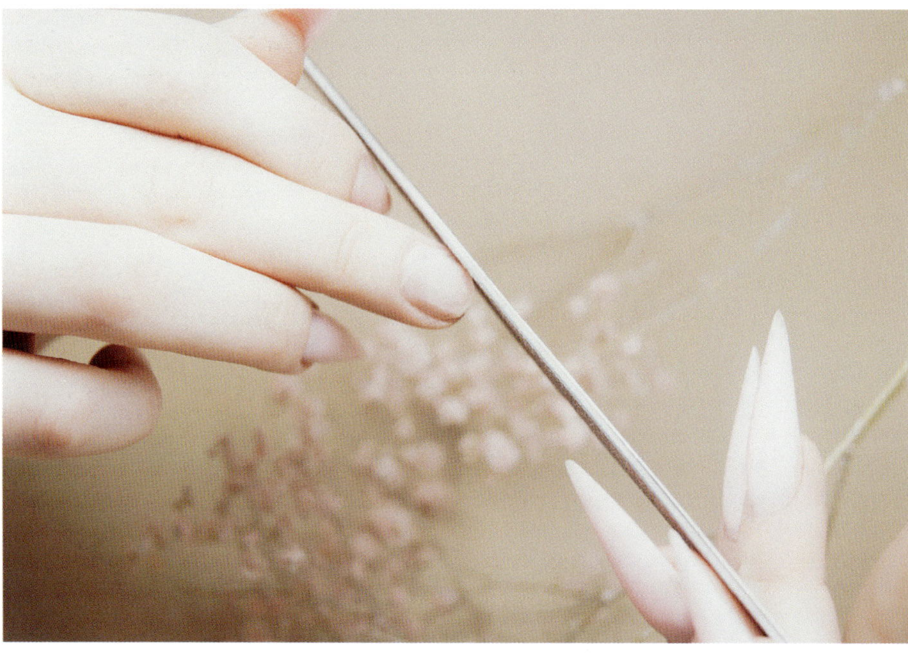

2. Maniküre

Starten wir ganz am Anfang, wenn du nun alle Hygienemaßnahmen beachtet hast: Deine Hände sind desinfiziert, deine Instrumente sind sauber, und du trägst an der Hand, an der du gerade nicht arbeitest, einen Handschuh. Du beginnst damit, deinen Naturnagel, wenn nötig, zu kürzen.

Dies machst du am besten mit deiner Feile mit der 180-Grid-Seite. Arbeite niemals mit einer Feile mit einer niedrigeren Körnung als 180 Grid, wenn du an deiner Naturnagelplatte feilst. Diese wären zu grob für deine Naturnägel.

Setze die Feile etwas schräg unter deinen Naturnagel, feile deine Nägel möglichst kurz (aber bitte nicht weiter als bis zum Nagelbett) und runde alle Ecken ab.

Als Nächstes raust du mit derselben Seite deiner Feile deine Naturnagelplatte etwas an.

Das ist ein essenzieller Schritt, um die Haltbarkeit deiner Nägel zu sichern, denn nur auf einer angerauten Oberfläche wird dein Material halten. Das kannst du dir so vorstellen: Dein Gel wird in deinen Naturnagel „hineingreifen", und durch das Feilen wird die Oberfläche, an der das Material haften kann, vergrößert.

Achte darauf, dass deine gesamte Nagelplatte danach mattiert ist und keine glatte, glänzende Oberfläche mehr zu sehen ist. Falls du dir mit der Feile noch nicht ganz sicher bist, greife gerne zu einem Buffer. Dieser ist etwas schonender zu deiner Naturnagelplatte. Achte aber darauf, dass der Buffer 180 Grid hat. Du solltest auf keinen Fall Druck bei diesem Vorgang ausüben. Wir wollen die oberste Hornschicht deiner Nägel nur aufrauen und auf keinen Fall eine ganze Schicht herunterfeilen.

3. Nagelhaut bearbeiten

Nun schnappst du dir deinen Pro-Pusher und schiebst vorsichtig, falls nötig, die Nagelhaut etwas zurück. Danach solltest du (von vorne auf deine Finger geschaut) erkennen, wie dein Nagelfalz frei ist im Gegensatz zu den unbearbeiteten Fingern. Drücke mit dem Pro-Pusher nicht zu sehr auf. Einige sind sehr scharf, und du könntest dich damit schneiden. Arbeite langsam, sodass du nicht abrutschst.

Stelle deinen Fräser auf maximal 15.000 Umdrehungen ein. Mit einem Maniküre-Bit deiner Wahl kannst du nun die unsichtbare Nagelhaut, die auf deiner Nagelplatte weiterwächst, entfernen. Dieser Schritt ist besonders wichtig, damit keine Liftings entstehen und deine Modellage möglichst lange hält. Überall, wo noch Reste von Haut zurückbleiben, wird sich das Material sehr schnell lösen. Arbeite ohne Druck entlang deiner Nagelhaut und bleibe mit deinem Bit auf der Nagelplatte. Bewege deinen Bit dabei langsam in streichenden Bewegungen von einer Seite zur anderen. Du kannst auch in der Mitte des Nagelrandes anfangen und erst in die eine und dann in die andere Richtung arbeiten. Vergiss dabei nur nicht, die Drehrichtung an deinem Fräser zu ändern. Um dich nicht zu verbrennen oder in deine Nagelplatte zu fräsen, solltest du immer in Bewegung bleiben und niemals an einer Stelle verweilen. Falls das doch passiert, arbeitest du mit zu viel Druck. Drehe zur Sicherheit die Drehzahl des Fräsers etwas herunter. Spätestens beim Auffüllen der Modellage wirst du sehen, ob du einen Fehler gemacht oder zu fest aufgedrückt hast. Dann entstehen Rillen in den Nägeln oder ein sogenannter Feuerring, also ein roter Ring dort, wo du die Maniküre vor einigen Wochen gemacht hast.

Entstaube zwischendurch deine Nägel, um zu prüfen, ob du alle Nagelhaut entfernt hast. Ich empfehle, hierfür einen Staubpinsel mit

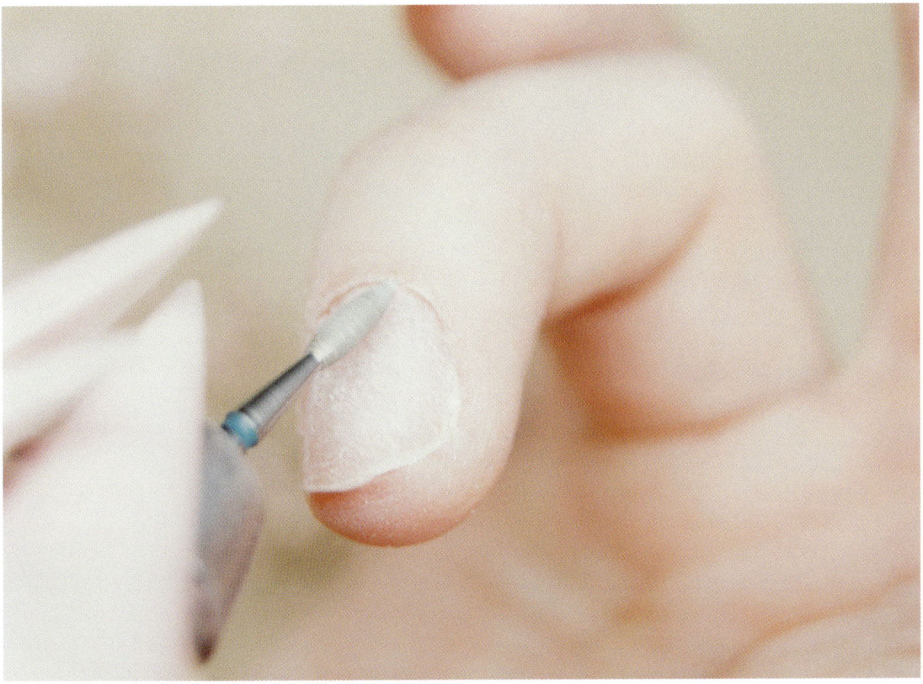

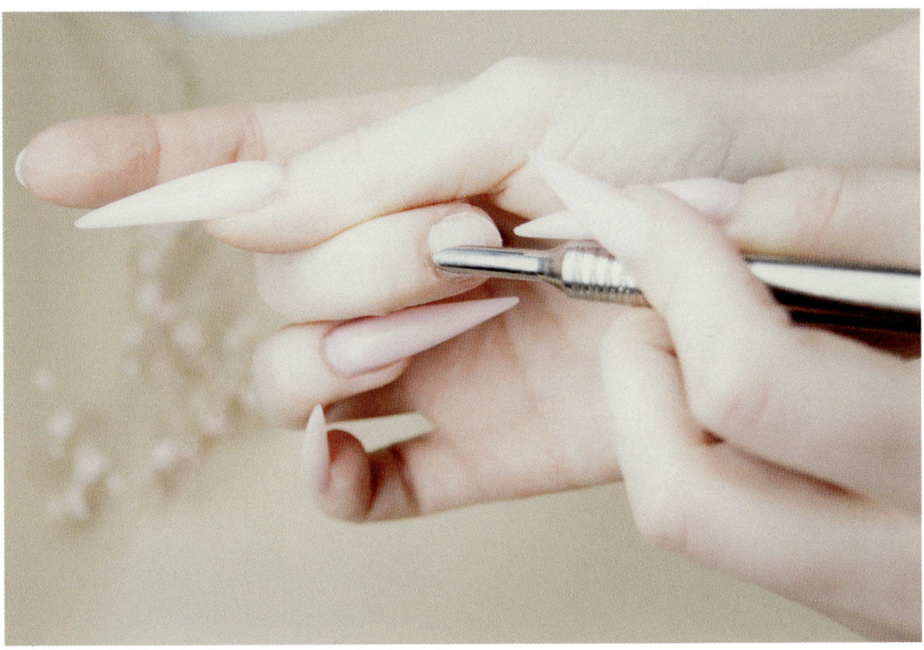

10

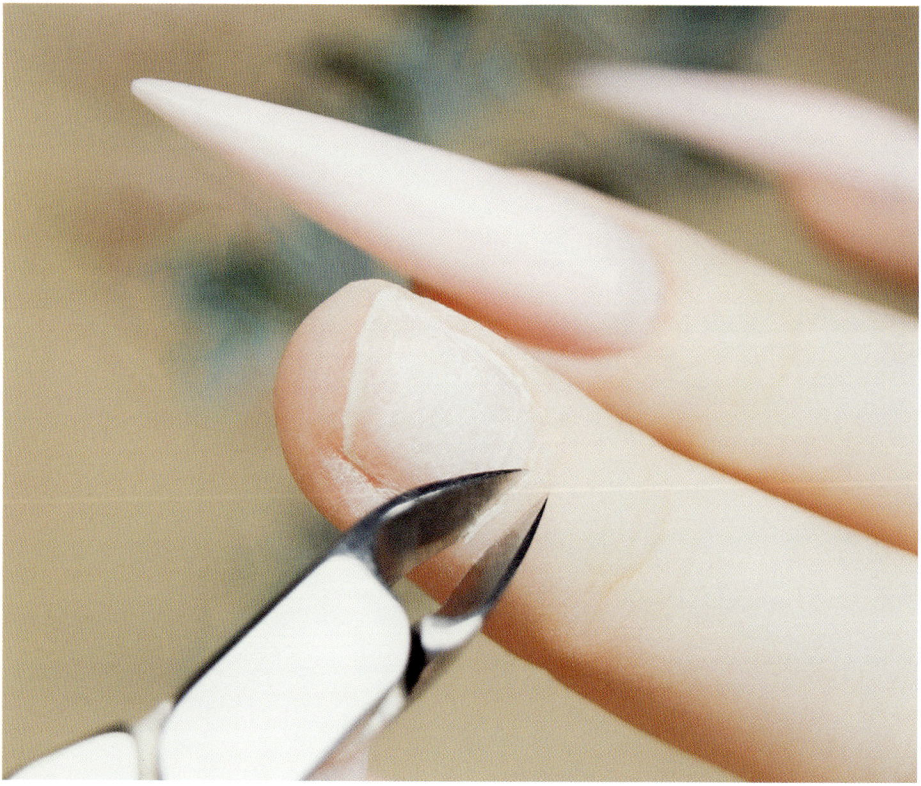

weichen Borsten zu nehmen. Falls nötig, kannst du deine Nägel auch mit in Cleaner getränkten Zelletten säubern.

Nun kannst du überschüssige Nagelhaut, die noch absteht, entweder mit einer Nagelhautschere oder Nagelhautzange wegschneiden. Wichtig dabei ist: Bitte nutze nur scharfe Instrumente, denn mit einem stumpfen Instrument würdest du die Nagelhaut abreißen und keine sauberen Schnitte machen können. Schneide außerdem nur das Nötigste weg. Über das Wegschneiden der Nagelhaut gibt es zahlreiche Mythen, zum Beispiel, dass das Wegschneiden dazu führt, dass die Haut stärker nachwächst. Das stimmt aber so nicht. Das passiert nur, wenn du zu tief oder zu viel weggeschnitten hast, denn dann reagiert deine Haut aus Schutz vor erneuten Verletzungen damit, an dieser Stelle mehr Haut zu produzieren.

Deine Nägel sollten nach diesem Prozess frei von Nagelhaut und Staub sein.

4. Verlängerung des Nagels

Nun kannst du wählen, ob du deine Nägel mit Schablonen oder mit Tips verlängern möchtest.

Verlängerung mit Tips

Wähle einen Tip zu deiner gewünschten Form und passend zu deinen Naturnägeln (siehe Seite 93f). Achte darauf, dass diese auf beiden Seiten immer bündig mit deinem Naturnagel sind. Sie dürfen nicht zu klein sein. Wenn du alle passenden Tips zusammengesucht hast, trage etwas Tipkleber auf die Klebefläche deiner Tips auf und setze sie möglichst gerade auf den Nagel.

Achte darauf, dass beim Kleben keine Luftbläschen unter deinem Tip bleiben.

Wenn dein Tip gerade und fest sitzt, kannst du ihn mit dem Tipcutter auf die gewünschte Länge kürzen. Falls nötig, feilst du nun deinen Tip noch mal in Form. In Kapitel 7 findest du genaue Anleitungen dafür.

Deinen Tip musst du jetzt ebenfalls komplett anrauen. Hier gilt das gleiche Prinzip: Nur auf einer angerauten Fläche wird dein Material halten. Feile mit deiner Handfeile den Übergang von Tip zum Naturnagel, damit nichts von deinem Tip durch das Aufbaugel durchscheint.

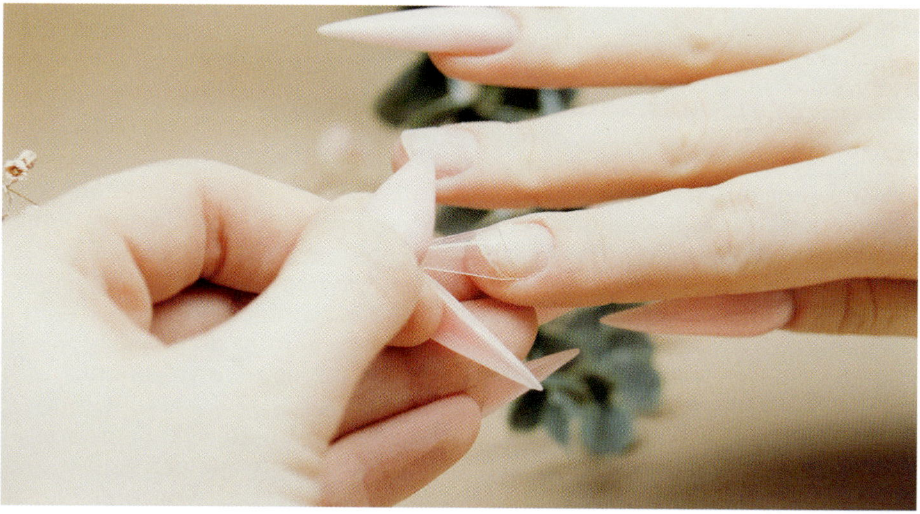

10

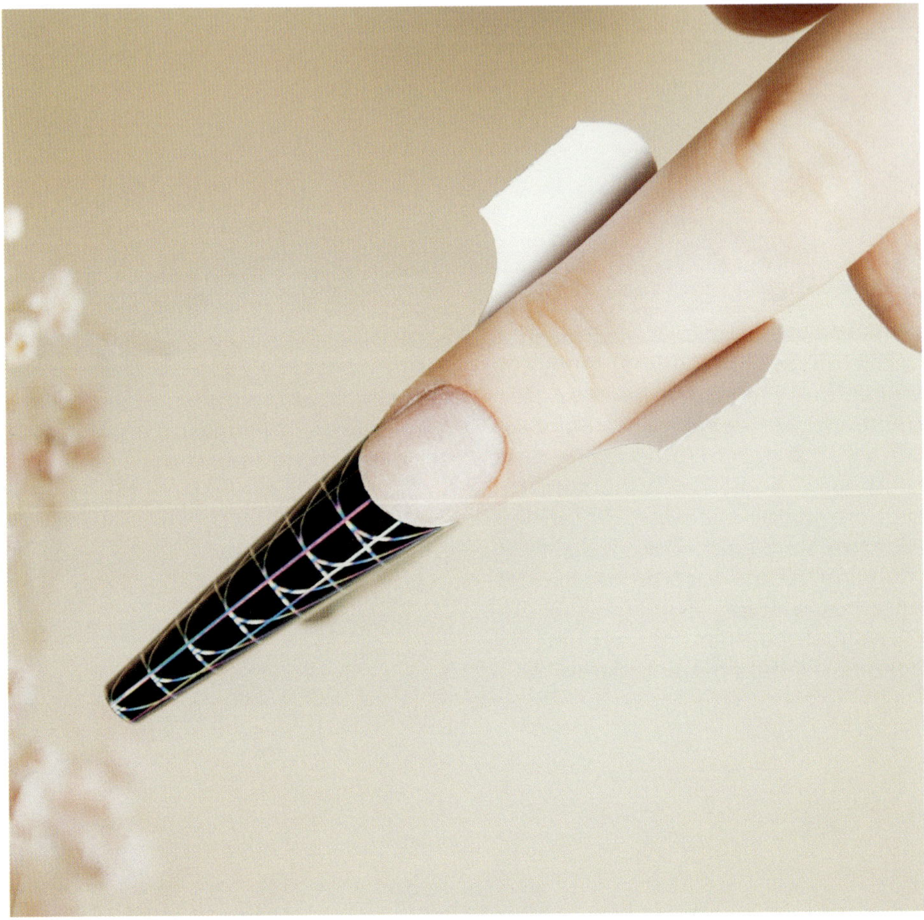

Verlängerung mit Schablone

Wenn du mit einer Schablone verlängerst, nimm dir erst einmal eine der Schablonen und ziehe sie von dem Papier, auf dem sie klebt. Den Kreis in der Mitte klappst du einmal nach hinten weg, klebst ihn dir also für mehr Stabilität von unten an den Nagel. Nun öffnest du einmal hinten die Flügel, dort ist meist eine gestrichelte Linie, an der du die Schablone hinten auseinanderreißen kannst. Setze die Schablone nun an deine Naturnagel und schau, ob du sie noch anpassen musst. Sitzt die Schablone nicht bündig und gerade unter deinem Naturnagel, schneide die störenden Überschüsse der Schablone mit einer Nagelschere weg. Setze sie nun wieder unter deinen Naturnagel und klebe die vorderen Flügel zusammen. Falls sie noch weitere Flügel hat, klebe auch diese zusammen und schau, dass deine Schablone sowohl von der Seite als auch von oben betrachtet gerade sitzt. Schau vorne in die Schablone hinein, um dich zu vergewissern, dass du keinen Hohlraum zwischen der Schablone und deinem Naturnagel hast.

Jetzt kannst du einen passenden Primer für deinen Naturnagel auftragen. Achte darauf, dass dieser dir weder in die Ränder läuft noch deine Haut berührt. Besonders bei Ultra Bond solltest du aufpassen, dass du damit nur den Naturnagel bedeckst, sonst entsteht in den Rändern eine Kontaktschicht, und dein Gel läuft dir bei deiner späteren Arbeit leichter hinein. Den Primer brauchst du nur auf den Naturnagel auftragen, nicht auf deine Verlängerung.

Lass den Primer kurz einziehen und trage anschließend eine dünne Schicht deines Grundiergels auf. Bei der Schablonenverlängerung streichst du das Material noch ein paar Millimeter über die Schablone, damit du noch etwas mehr Halt zwischen Schablone und Naturnagel hast. Das Grundiergel kannst du auch etwas mit dem Pinsel in deinen Naturnagel einmassieren, das hilft dem Material noch besser, in den Naturnagel zu greifen. Du kannst das Grundiergel auch einen kurzen Moment einziehen lassen, bevor du die Hände in die Lampe legst. Das Grundiergel trägst du auch über deinen Tip auf.

Lasse deine Nägel nun in der UV-Lampe aushärten. Achte dabei auf die Angaben des Herstellers, wie lange du in der Lampe dein Material aushärten musst. Lege deine Hände ganz entspannt in die Lampe und lasse den Daumen am besten einzeln aushärten, da er ansonsten vielleicht schief und nicht gerade in der Lampe liegt.

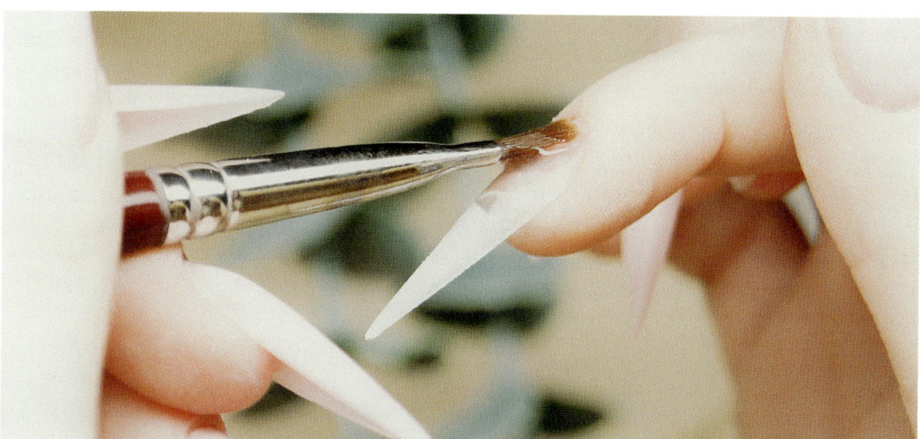

5. Modellage

Nun kannst du damit starten, deine Nägel zu modellieren. Wähle dafür ein passendes Modellagegel und starte mit einer dünnen Schicht, die du über deinen Naturnagel sowie deine Verlängerung aufträgst.

Bei der Verlängerung mit der Schablone beginnst du jetzt damit, deine Form zu modellieren. Diese dünne Gelschicht dient dir als Kontaktschicht und erleichtert dir später das Modellieren deines Aufbaus. Du kannst deinen Aufbau selbstverständlich in mehreren Schichten modellieren. Falls du dich noch nicht sicher fühlst oder das Gefühl hast, dass dein Material dir überall hinläuft, nur nicht dahin, wo du es gerne hättest, kannst du deine Nägel auch kurz in der Lampe zwischenhärten und dann weiterarbeiten.

Ich starte beim Modellieren immer hinten am Nagelrand und arbeite mich von links nach rechts in kreisenden Bewegungen bis nach vorn zur Spitze. Dieses Vorgehen empfehle ich dir auch. Achte dabei darauf, dass dir das Material nicht in die Ränder läuft. Falls dir das doch passiert, schnappe dir einen sauberen Pinsel und wische das Material sofort wieder weg. Solltest du dieses Material nicht ordentlich entfernt bekommen und deine Modellage härtet so in der Lampe aus, entstehen womöglich Liftings.

Wenn du nun eine gute Schicht Material auf deinem Nagel verteilt hast, schaue ihn dir von der Seite an und ziehe, falls nötig, dein Gel noch etwas glatt. Achte dabei darauf, dass du dir einen vernünftigen Apex ausgebaut hast. In Kapitel 9 erkläre ich dir mehr zum Apex und seiner Funktion. Während du das Gel modellierst, solltest du deinen Pinsel nicht absetzen und dein Material in schwebenden Bewegungen hin und her verteilen. Deine Modellage muss nicht sofort perfekt aussehen. Das Gel wird gleich noch schön in Form gefeilt. Wichtig ist nur, dass du überall genug Material aufgetragen und du nichts in den Rändern hast. Solltest du beim Befeilen doch merken, dass dir irgendwo etwas Material fehlt oder dein Apex zu flach geraten ist, kannst du immer neues Material aufnehmen und es wieder auf den Nagel modellieren. Lasse das Gel mindestens 120 Sekunden in der Lampe aushärten.

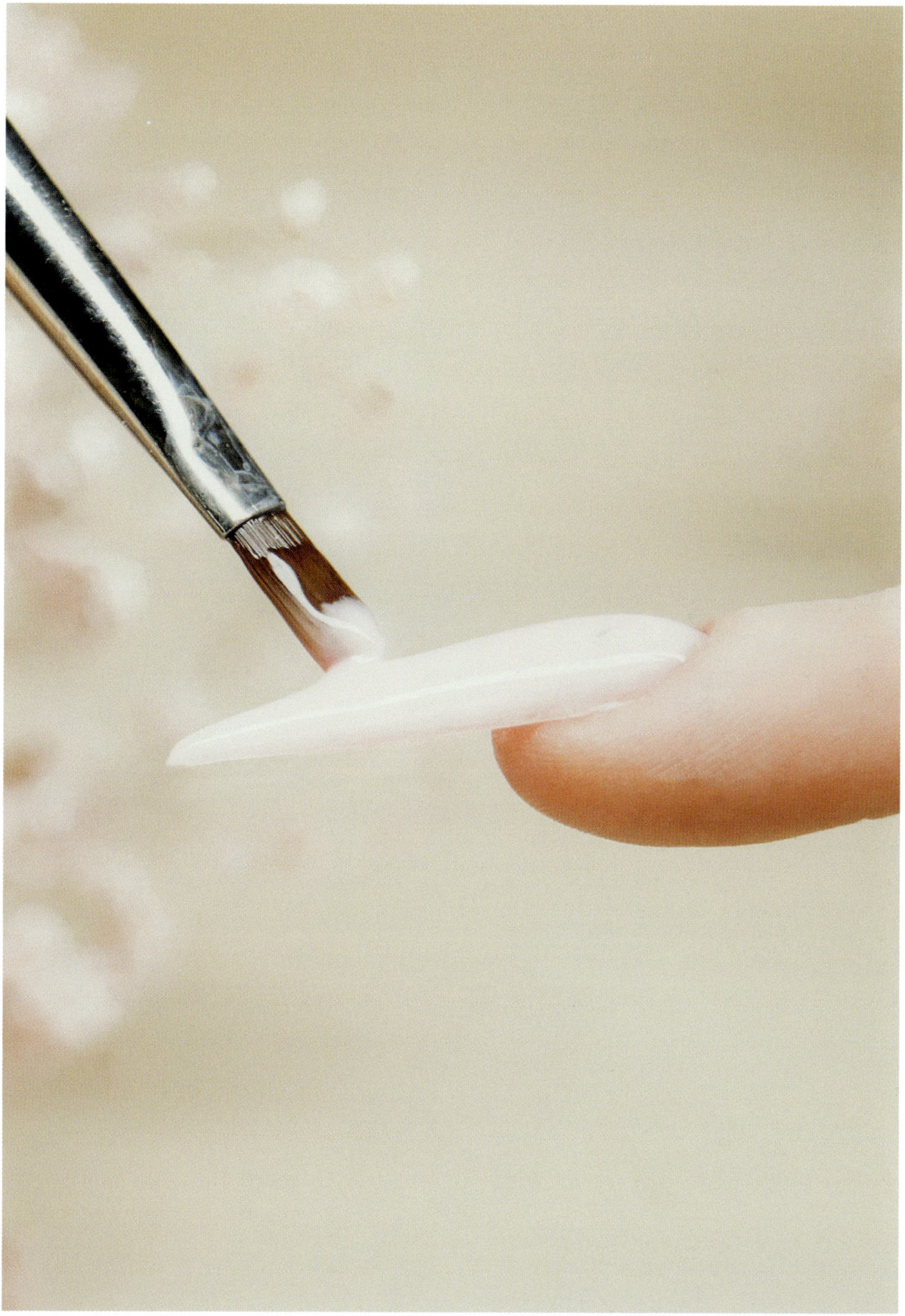

Wenn du mit einer Schablone arbeitest, startest du damit, deine Form mit einem Aufbaugel zu modellieren. Nutze dafür das Raster auf deiner Schablone als Hilfe.

Ich starte immer an der Einwuchsstelle und modelliere das Gel dort, wo die Basislinie (siehe Kapitel 9) sitzen soll. Kontrolliere unbedingt, ob diese gerade sitzt. Das wiederhole ich auf der anderen Seite. Jetzt kannst du deine Form modellieren. Achte bei diesem Schritt nicht so sehr auf die Dicke der Modellage, sondern konzentriere dich eher auf die Verlängerung.

Schaue, dass deine Verlängerung auch mit deiner Nagelplatte verbunden ist, damit du beim Herunternehmen der Schablone auch wirklich nur die Schablone in der Hand hast und nicht auch noch deine Verlängerung.

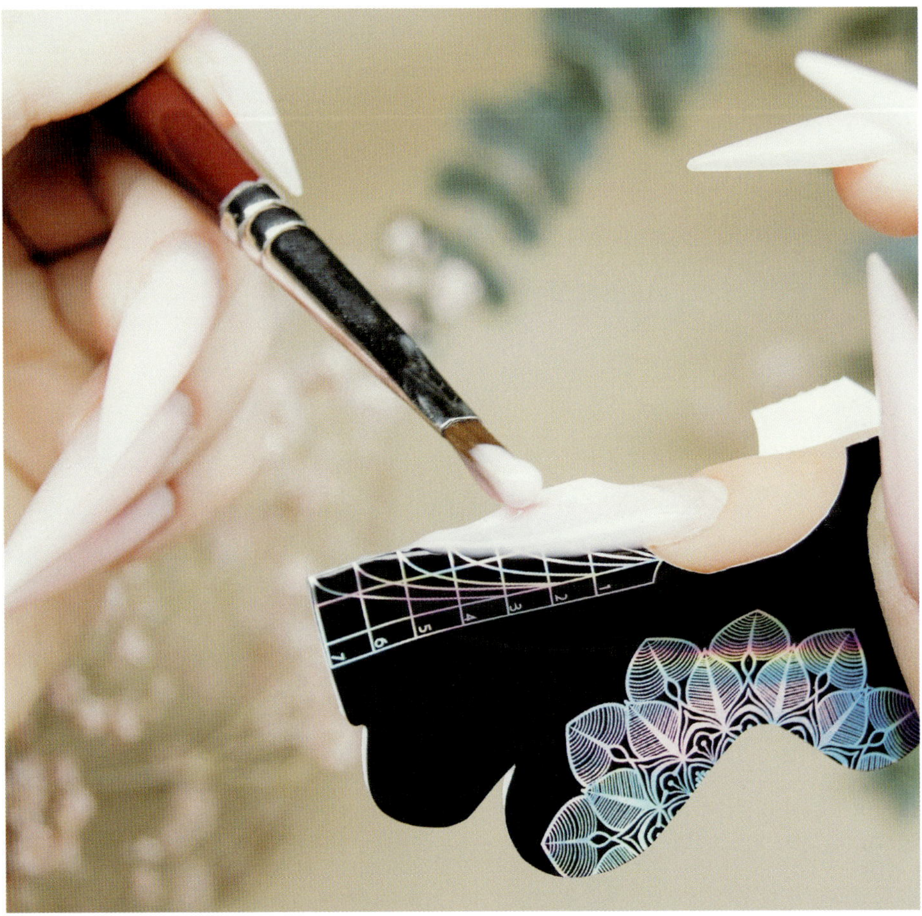

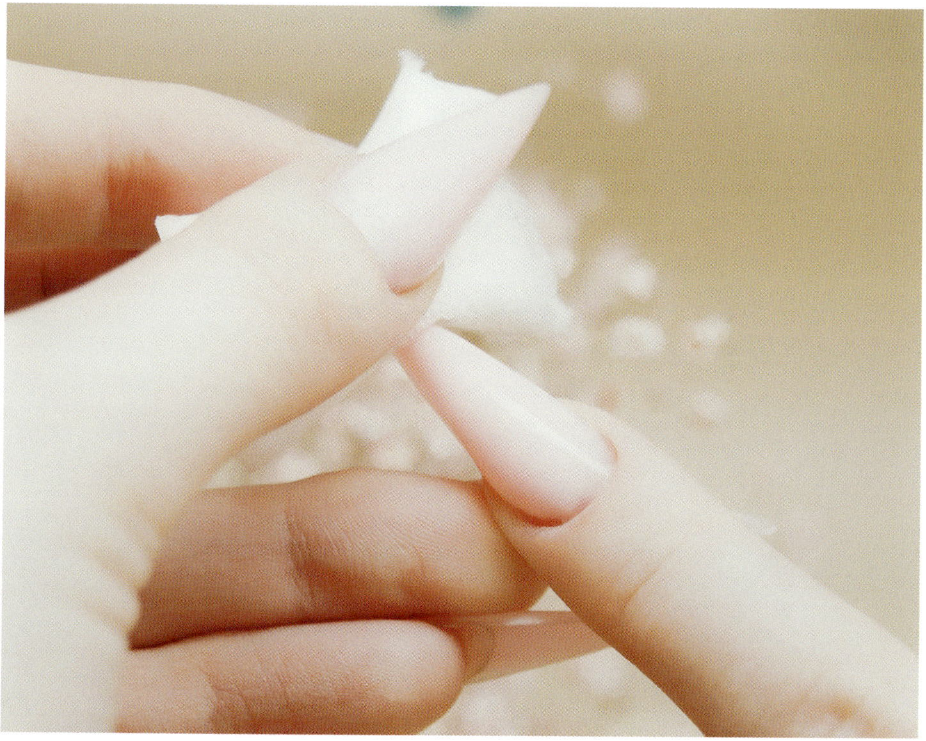

Cherrys Tipp

Wenn du merkst, dass dein Gel verläuft, dann drehe deine Nägel einmal um und lasse dein Gel mithilfe der Schwerkraft wieder in die Mitte laufen. Das kann auch dabei helfen, den Apex richtig zu setzen. Modelliere immer nur einen Finger nach dem anderen und lasse sie jeweils 30 Sekunden in der Lampe, damit alles gut aushärtet. Dann kannst du in Ruhe am nächsten Finger weiterarbeiten.

Wenn du deine Hände aus der Lampe nimmst, sind deine Nägel klebrig. Auf dem Aufbaugel ist nun eine Inhibitionsschicht, also eine Schwitzschicht. Mit einer in Cleaner getränkten Zellette kannst du diese Schwitzschicht nun entfernen.

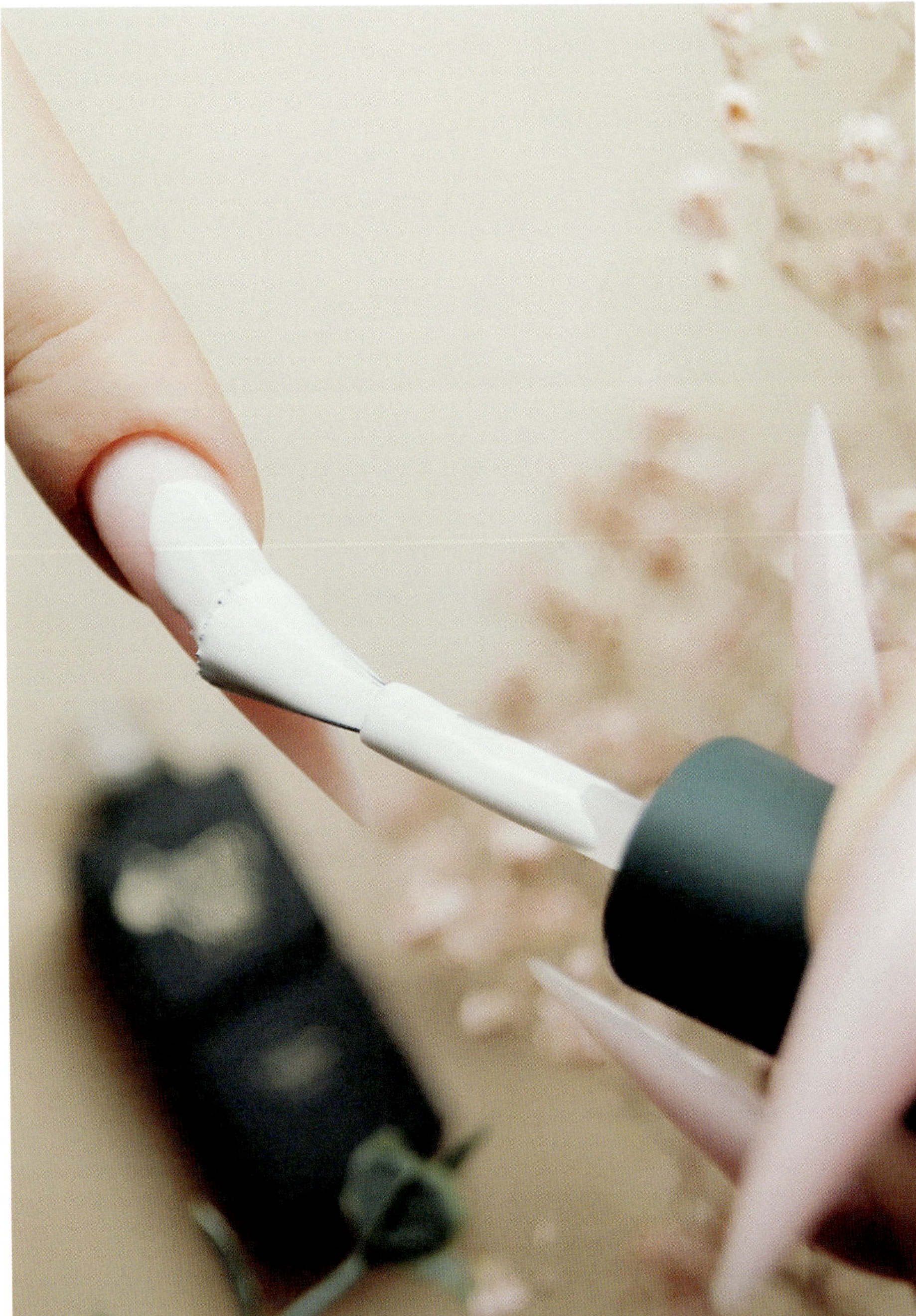

6. Befeilen der Modellage

Dem Befeilen deiner Modellage habe ich ein ganzes Kapitel gewidmet. Schau gerne ab Seite 68 vorbei, um eine genaue Anleitung zum Befeilen deiner Modellage zu finden.

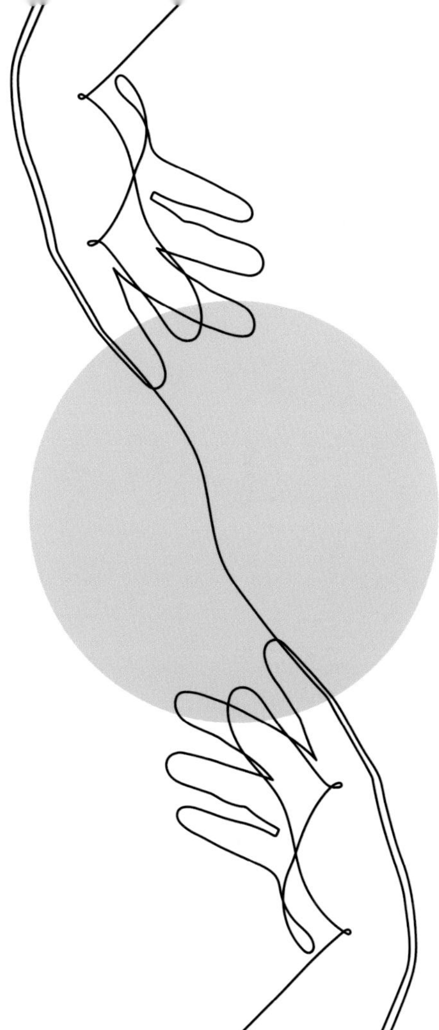

7. Das Design

Wenn deine Modellage nun schön glatt und in Form gefeilt ist, kannst du dein gewünschtes Design auftragen. In Kapitel 14–16 findest du einige Anregungen und Techniken zu Nailart.

Cherrys Tipp

Damit deine Farbe nicht so stark in die Ränder läuft, kannst du vorher einen Ultra Bond auftragen. Durch seine klebrige Oberfläche haftet das Farbgel perfekt am Untergrund und verläuft weniger.

8. Versiegelung und Pflege

Zum Schluss trägst du einen Versiegler auf. Lasse diesen volle 120 Sekunden aushärten, um eine möglichst glänzende oder matte Oberfläche zu erhalten. Je nach Top Coat nimmst du jetzt die Schwitzschicht mit einer Zellette und Cleaner ab und trägst zum Schluss nur noch ein Nagelöl auf, um deine Haut etwas zu pflegen. Es ist auch ratsam, weiterhin regelmäßig Nagelöl auf deine Modellage aufzutragen. So bleibt deine Haut schön geschmeidig, und deine Naturnägel trocknen nicht aus. Und das ist wichtig: Auf zu trockenen Nägeln hält deine Modellage nicht und könnte sich von den Naturnägeln lösen, weil sich Naturnägel beim Rauswachsen etwas kräuseln könnten.

Cherrys Tipp

Mit der dominanten Hand zu arbeiten ist noch ganz okay zu Anfang, aber wenn es mit der nicht-dominanten Hand weitergeht, dann kann es wirklich schwierig werden. Bewege statt deiner schwächeren Hand einfach die, mit der du sonst arbeitest. Beim Feilen kannst du statt deiner Feile einfach deinen Nagel auf der Feile hin- und herbewegen; wenn du etwas malst, stütze deine Hand immer irgendwo ab, ob auf der Tischplatte oder woanders – es bringt dir sehr viel mehr Stabilität.

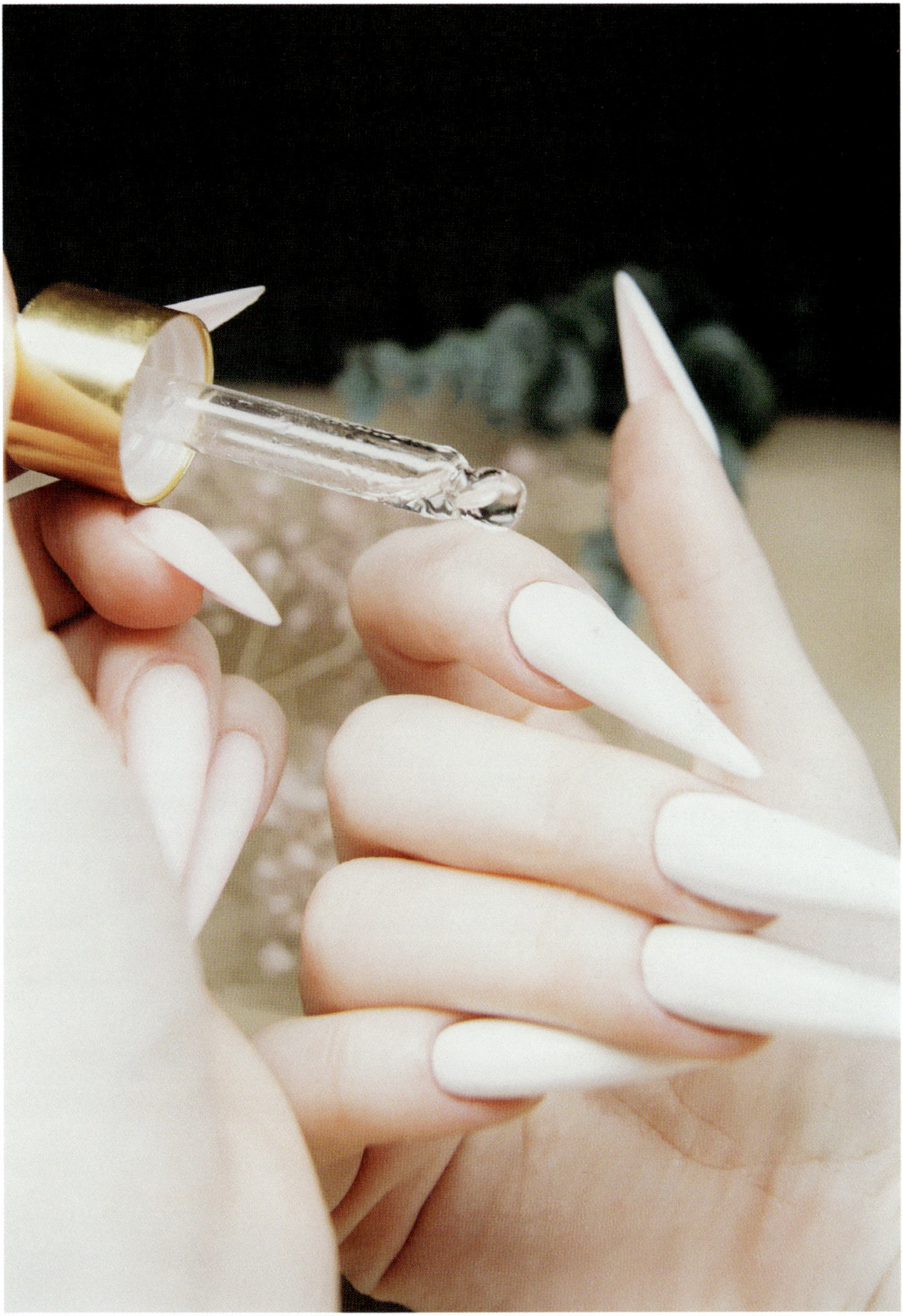

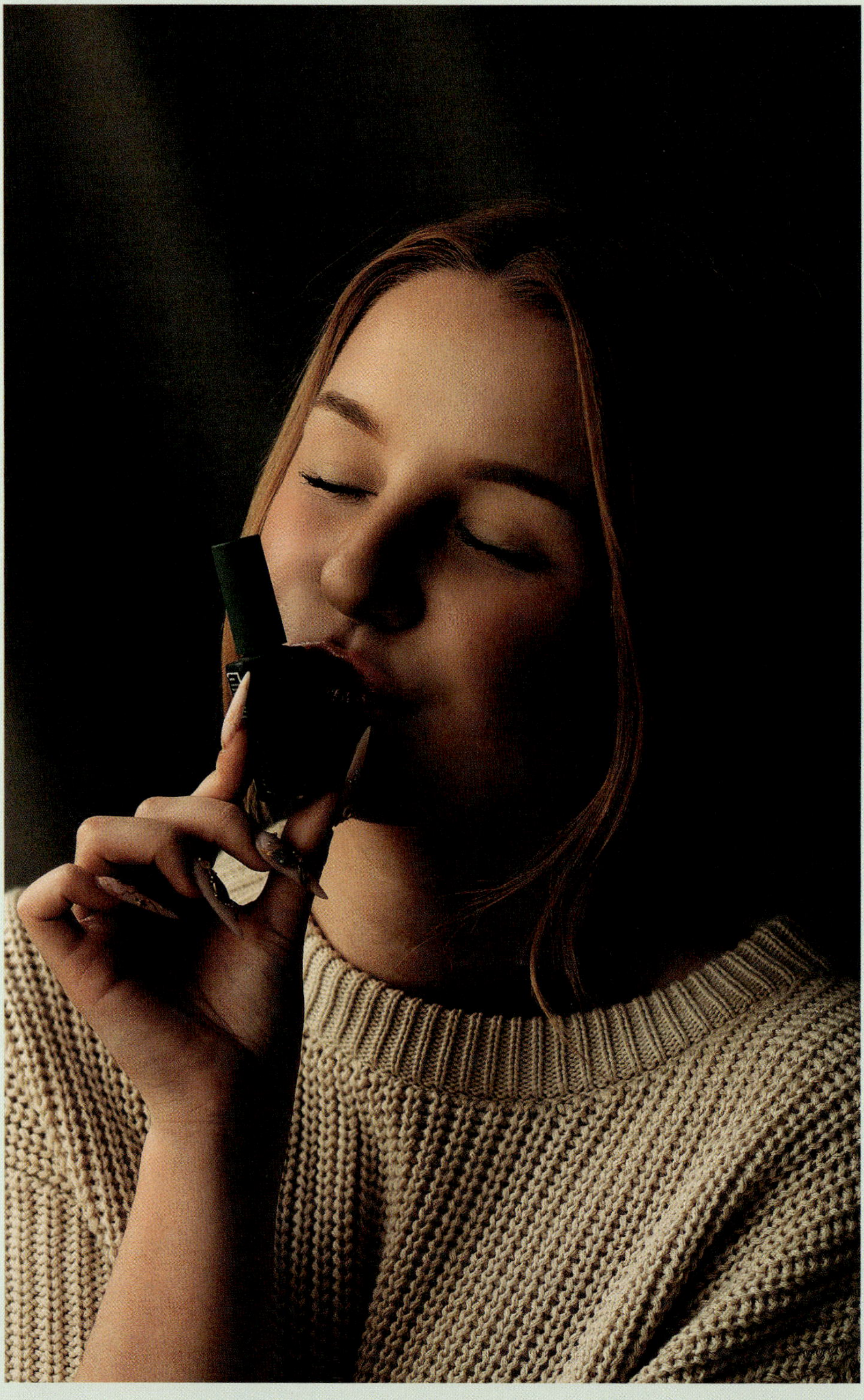

11

Einfache Alternativen

Falls du dich noch nicht an Gelnägel mit Verlängerung und Aufbau traust, kannst du dich mit deinen Materialien auch etwas langsamer bekannt machen und deine Nägel erst einmal mit der sehr beliebten Shellac-Methode verstärken. Hier findest du eine Schritt-für-Schritt-Anleitung sowie einige Mythen und Geheimtipps von mir.

Falls du dich noch unsicher fühlst mit all den Schritten für die Gel-Modellage und nach einer anfängerfreundlichen Alternative suchst, um dir selbst die Nägel zu machen, dann empfehle ich, zunächst mit UV-Lacken zu starten. In Kapitel 8 ab Seite 82 habe ich geklärt, was das genau ist und wo die Unterschiede zu anderen Lacken liegen. Ich nutze in diesem Kapitel den Oberbegriff UV-Lack, darunter zählen aber auch Shellac, Striplack und so weiter.

Wichtig ist, dass du mit einer UV-Lack-Beschichtung nicht verlängern, sondern nur deine eigenen Nägel etwas verstärken kannst. Diese Methode ist für feuchte oder dünne Nägel nicht unbedingt geeignet.

Was brauchst du?

→ Buffer
→ Feile mit 180 Grid
→ Pro-Pusher
→ Fräser
→ Maniküre-Bit deiner Wahl
→ Modellage-Bit deiner Wahl
→ Nagelhautzange oder Nagelhautschere
→ Primer
→ Base Coat
→ UV-Lampe
→ Tischlampe
→ Farbe in Form eines UV-Lacks
→ Top Coat

Wie startest du?

Vorab: Deine Nägel sollten trocken und frei von Fett sein. Bitte creme dir die Hände an dem Tag, an dem du deine Nägel machen möchtest, nicht ein. Auch bei dieser Methode ist es wichtig, alle Hygiene- und Sicherheitsmaßnahmen einzuhalten. Lies dazu gerne mehr in Kapitel 3.

❶ Feile deine Nägel mit deiner Feile in die gewünschte Form. Ab Seite 68 findest du eine Anleitung dazu.

❷ Bearbeite die Oberfläche deines Nagels mit dem Buffer, bis sie vollständig matt ist und du keine glatte Oberfläche mehr siehst.

❸ Falls nötig, schiebe die Nagelhaut mit dem Pro-Pusher zurück.

❹ Entferne mit dem Maniküre-Bit und deinem Fräser die unsichtbare Nagelhaut. Arbeite dabei ohne Druck auf der Nagelplatte.

❺ Falls nötig, schneide vorsichtig die überstehende Nagelhaut weg.

❻ Trage einen passenden Primer auf deinen Naturnagel auf. Weshalb du ihn für Naturnägel brauchst, erfährst du auf Seite 96.

❼ Trage eine dünne Schicht Base Coat auf und ummantele deine freie Nagelwand damit. Das hilft, damit dein Material nicht absplittert.

❽ Lasse deinen Base Coat in der Lampe aushärten.

❾ Trage nun deine Farbe auf oder dein gewünschtes Design. Lasse diese Schicht auch wieder in der Lampe aushärten.

10 Jetzt kannst du einen Top Coat deiner Wahl auftragen, den du anschließend wieder unter der Lampe aushärten lässt. Auch mit diesem solltest du deine Nagelspitze ummanteln.

11 Zum Schluss kannst du noch ein Nagelöl für deine Nagelhaut verwenden.

Cherrys Tipp

Trage deine Gelprodukte einzeln auf jeden Nagel auf und lasse jedes Produkt einzeln in der Lampe aushärten. Das mag länger dauern, aber so läufst du nicht Gefahr, dass dein Gel dir in die Ränder läuft. Besonders bei Farbe ist das hilfreich.

Wie entfernst du deine Nägel wieder?

Der Unterschied eines UV-Lacks zu einem normalen Nagellack ist, dass du ihn nicht einfach mit Nagellackentferner wieder entfernen kannst. Es gibt drei Möglichkeiten für das Entfernen: Du kannst entweder vorsichtig mit dem Fräser arbeiten, mit der Handfeile die dünnen Beschichtungen herunternehmen oder mit der Soak-off-Methode arbeiten.

Für die Soak-off-Methode kannst du entweder deine Hände in eine Soak-off-Schale gefüllt mit Aceton für mindestens zehn Minuten einweichen lassen oder Remover Pads benutzen. Vergiss nicht, vorher die Gelbeschichtungen mit deiner Feile gut anzurauen. Remover Pads tränkst du auch in Aceton, wickelst sie um deine Finger und lässt sie für mindestens zehn Minuten einwirken. Danach kannst du das Material vorsichtig von deiner Nagelplatte schieben, falls noch etwas übriggeblieben ist

Ich persönlich rate von der Soak-off-Methode prinzipiell ab, weil du deine Hände sehr lange in Aceton tauchst, was nicht nur deine Haut sehr reizt und austrocknet, sondern auch eine Allergie begünstigt. Zudem ist nicht jeder Lack dafür geeignet, mit Aceton abgelöst zu werden. Das hängt immer von der Zusammensetzung des Lackes ab und ob er lösliche Inhaltsstoffe hat oder eben nicht.

Cherrys Tipp

Wenn du dir deinen UV-Lack herunterfeilen möchtest, würde ich für den Anfang immer zur Handfeile greifen. Das dauert zwar länger, aber es ist um einiges sicherer als mit dem Fräser, und du bekommst sehr viel Übung dabei, mit der Handfeile zu arbeiten.

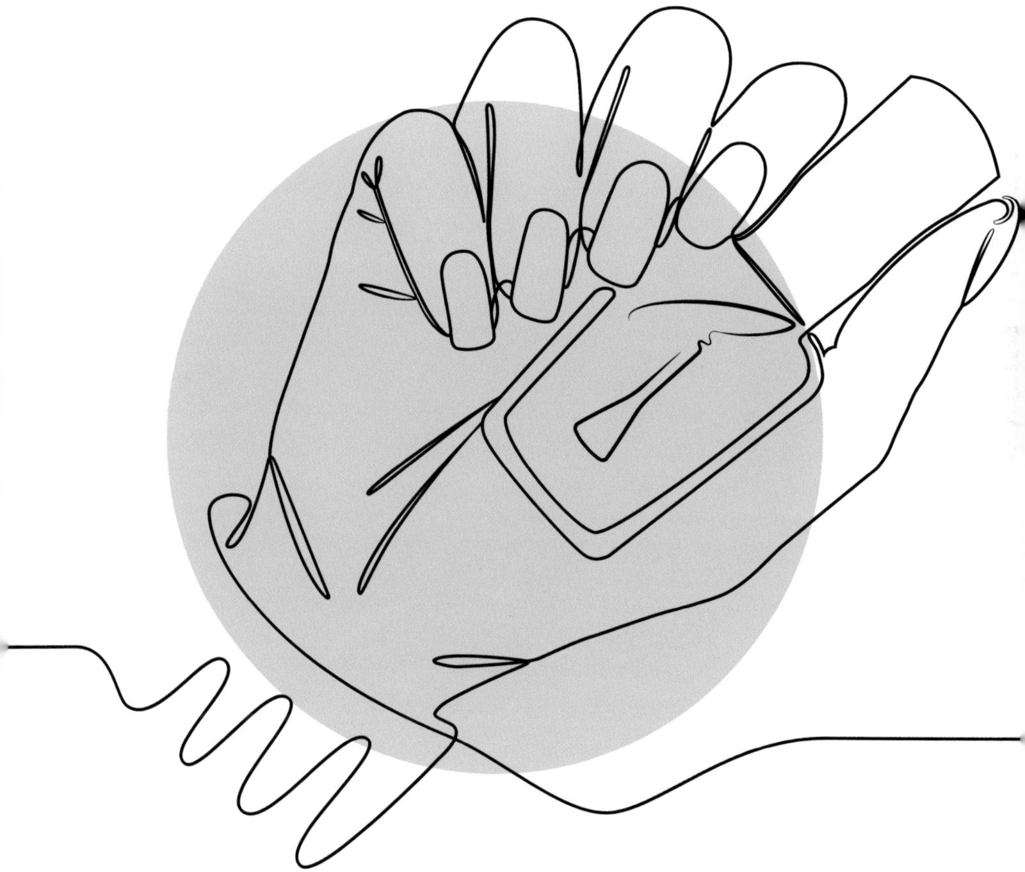

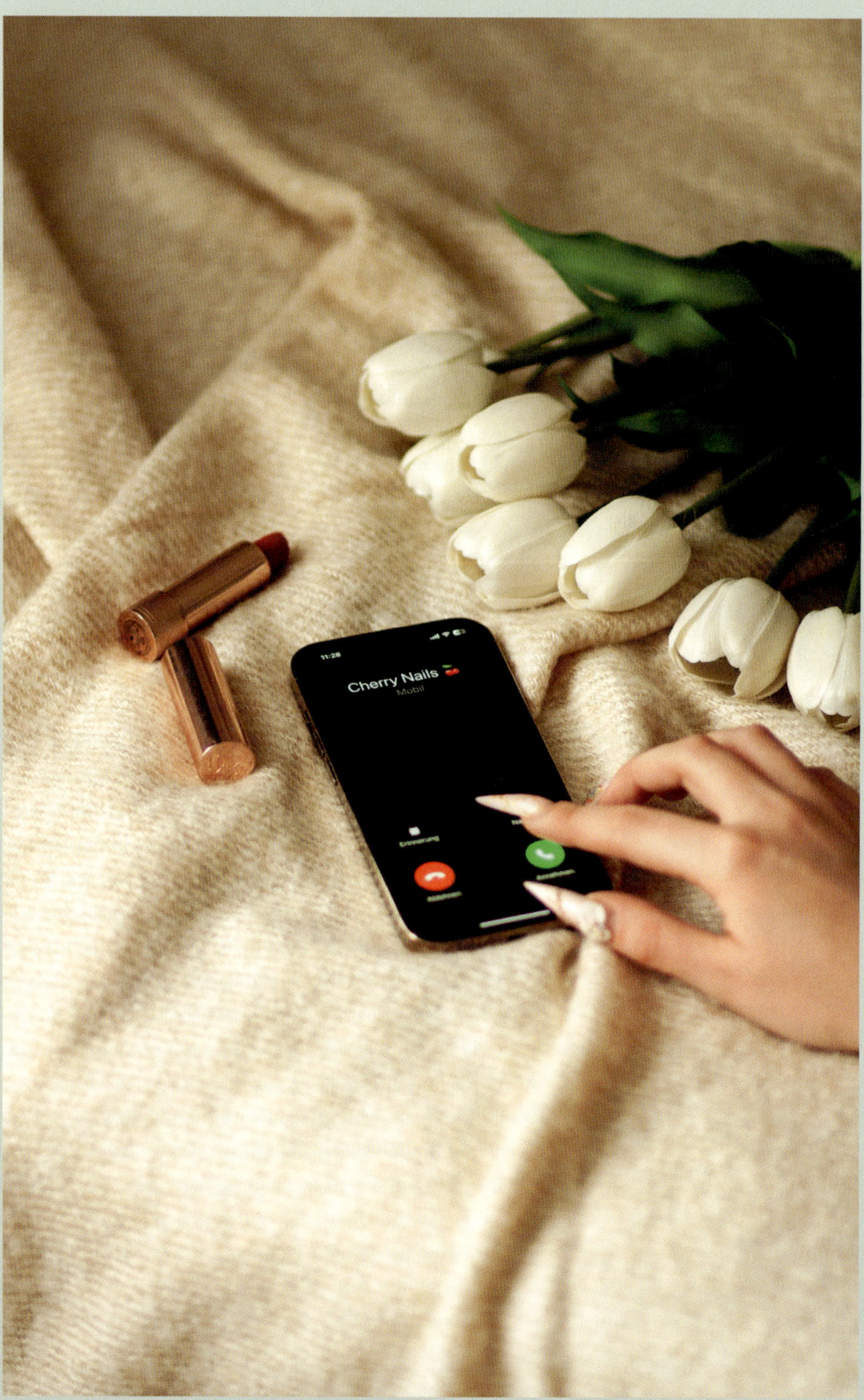
Cherry Nails
Mobil

12

Haltbarkeit

Was machst du eigentlich, wenn deine Nägel nicht halten wollen? Dann solltest du am besten dieses Kapitel lesen, denn genau hier bekommst du die Antworten auf alle Fragen, um die Haltbarkeit deiner Modellage zu verlängern. So hast du noch lange etwas von deiner Arbeit!

14 Gründe

Deine Nägel wollen einfach nicht halten? Dieses Problem hatte ich selbst ganz zu Anfang auch sehr lange. Es kann 100 Gründe geben, warum das so ist. Hier sind die 14 häufigsten Ursachen und wie du sie beheben kannst.

❶ Der Nagel wurde nicht gut genug angeraut.
Dein Material muss in deinen Naturnagel hineingreifen können, deswegen rauen wir den Naturnagel vorher auch vollständig an. Sollte der Nagel doch glatt geblieben sein, wird sich deine Modellage genau an dieser Stelle lösen.

❷ Du machst keine Maniküre/die Maniküre ist nicht ausreichend.
Auf deiner Nagelplatte wächst eine unsichtbare Nagelhaut, die du teilweise mit bloßem Auge nicht sofort erkennen kannst. Das ist eine hauchdünne Hautschicht, die du bei der Maniküre mit deinem Fräser und einem Maniküre-Bit restlos entfernen solltest.

Überall dort, wo du die Haut nicht sauber entfernt hast, wird sich dein Material lösen. Wenn du merkst, dass deine Modellage schnell Liftings bekommst, besonders hinten am Nagelrand, oder sich deine Modellage sogar ganz von hinten abheben lässt, dann lag es sehr wahrscheinlich an der nicht ausreichenden Maniküre.

❸ Dein Produkt ist dir in die Ränder gelaufen.
Das passiert gerade am Anfang sehr schnell, besonders bei etwas flüssigem Gel. Sobald dein Produkt in die Ränder läuft und du es in der Lampe aushärten lässt, haftet dein Gel nicht mehr ausschließlich auf der Nagelplatte, sondern auch auf deiner Haut, von der sich das Material lösen wird und entsprechend auch Liftings entstehen. Sobald du siehst, dass dir das Gel in die Ränder läuft, drehe deine Hand und lasse das Gel wieder in die Mitte laufen. Falls das Problem öfter auftritt, versuche es mal mit etwas standfesten Gelen. Diese verlaufen kaum bis gar nicht, machen aber auch etwas mehr Feilarbeit beim Abtragen der Modellage. Wenn dir das Gel schon in den Rand gelaufen ist, kannst du es mit einem sauberen Pinsel wegwischen. Jetzt musst du aber etwas schneller arbeiten, denn du hast dort, wo das Gel hingelaufen ist, eine Kontaktschicht hergestellt, und dein Gel wird dort jetzt immer wieder hineinlaufen. Falls das Gel schon ausgehärtet ist oder du es nicht bemerkt hast, kannst du mit einem dünnen Fräser-Bit oder deiner Handfeile das Material wegfeilen.

❹ Deine Nägel halten krankheitsbedingt nicht.
Es gibt gesundheitliche Umstände, die die Haltbarkeit deiner Nägel stark beeinflussen. Menschen mit einer Stoffwechselerkrankung haben häufig Schwierigkeiten mit Nägeln, die einfach im Ganzen abfallen, da bei einigen Fällen der Körper zu hohe Mengen körpereigenes Aceton ausstößt, das die Modellage extrem angreift. Auch Menschen, die zum Beispiel schwanger sind oder gerade Hormone zu sich nehmen, können Schwierigkeiten bei der Haltbarkeit der Nägel haben. Ich habe schon bei einigen Kundinnen eine Schwangerschaft an den Nägeln ablesen können. Selbst wenn du mal Antibiotika genommen hast, kann das vieles durcheinanderbringen, sogar die Haltbarkeit deiner Nägel.

12

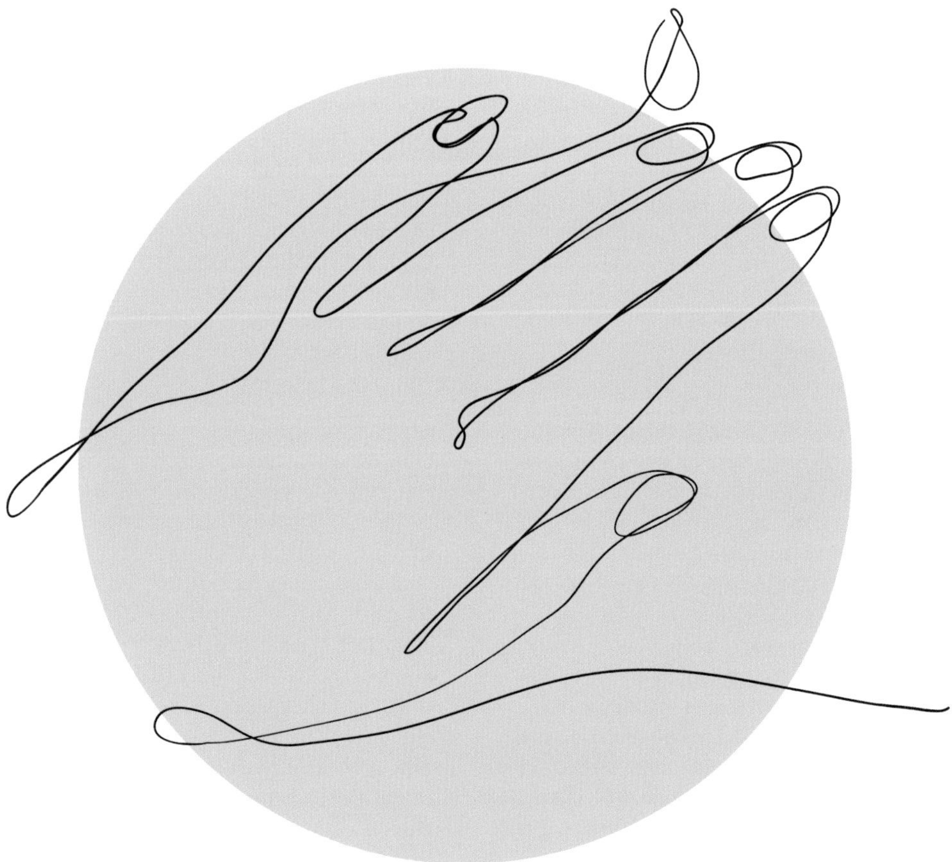

Aus Erfahrung kann ich sagen, dass sich solche Zustände bei den meisten Menschen sehr schnell wieder einpendeln. Solltest du aber eine Diabetes-Erkrankung haben, dann kann es helfen, den Nagel besonders gut vorzubereiten. Ich nutze da gern zuerst einen Säureprimer und darauf noch einen Ultra Bond. So halten die Nägel ganz gut einige Wochen ohne große Beschwerden. Gerade solche Nägel sollten häufiger als alle vier Wochen aufgefüllt werden, um mögliche große Liftings schneller zu entdecken, bevor sich das Risiko für eine Nagelkrankheit erhöht.

❺ Du hast kein oder nicht das richtige Nail Prep benutzt.
In Kapitel 8 findest du eine ausführliche Beschreibung der verschiedenen Primer und welcher am besten für dich geeignet ist. Bevor du einfach alle Primer benutzt, solltest du herausfinden, welcher Nageltyp du bist (dazu mehr ab Seite 40). Nur so kannst du auch das richtige Material für dich finden. Wenn du das falsche Nail Prep nutzt, könntest du genau das Gegenteil von dem bewirken, was du erreichen willst, und deine Modellage hält noch schlechter.

❻ Es befindet sich Fett auf der Nagelplatte.
Deine Gele halten nur auf einer fettfreien Nagelplatte. Genau deswegen entfetten wir mit bestimmten Produkten auch. Du solltest dir niemals die Hände vor dem Nägelmachen eincremen oder mit Öl behandeln. Sobald du deine Nagelplatte angeraut hast, solltest du dir auch nicht mehr ins Gesicht oder etwas anderes anfassen, auch nicht mit den anderen Fingern deine Nägel berühren, denn das kleinste bisschen Fett auf der Nagelplatte kann zu Liftings führen.

❼ Deine Nägel sind zu lang.
Nun müssen wir wirklich in die saure Kirsche beißen. Nicht jeder Mensch kann lange Nägel tragen. Die mögliche Länge hängt sehr damit zusammen, wie du mit deinen Nägeln umgehst und welchen alltäglichen Belastungen sie ausgesetzt sind. Auch spielt es eine Rolle, wie lang deine Nagelbetten sind. Je länger die Verlängerung, desto stärker ist die Hebelwirkung. Das bedeutet, ein langes Nagelbett kann eine lange Verlängerung viel besser stützen als ein kurzes Nagelbett. Jeder Nagel hat so etwas wie eine individuelle

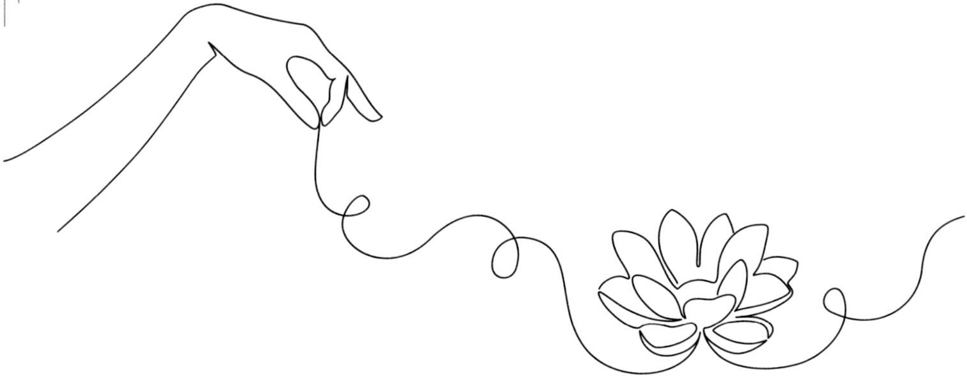

Ideallänge (mehr dazu auf Seite 111), die nicht überschritten werden sollte. Aber keine Panik, du kannst deine Nägel trotzdem lang tragen. Fülle sie dann am besten auch schon nach drei Wochen wieder auf, damit die Statik deiner Nägel immer richtig sitzt. Deine Nägel halten nicht, wenn die Statik nicht stimmt. In Kapitel 9 findest du alles, was du dazu beachten musst.

8 Du hast Klebereste oder Lackreste auf den Nägeln.
Falls du vorher auf deinen Nägeln zum Beispiel Press-on-Nails (Nägel, die man sich selbst zu Hause mit speziellem Kleber aufklebt und die nur ein paar Tage halten) oder Nagellack hattest und die Klebe- oder Lackreste nicht ordentlich entfernt hast, kann es passieren, dass sich an diesen Stellen deine Nägel lösen. Die beste Lösung für dieses Problem ist es, sowohl Nagellack als auch Press-on-Nails vor deiner Gel-Modellage vollständig zu entfernen.

9 Du hast das falsche Material für deine Nägel gewählt.
Nicht jedes Aufbaugel ist für jeden Nageltyp geeignet. Besonders bei weichen und dünnen Nägeln hält sehr hartes Material teilweise nicht gut. Schau gerne in Kapitel 4 vorbei, um herauszufinden, welche Materialien für dich die passenden sind.

10 Du hast deine Krallennägel nicht begradigt.
Auch das hat viel mit der Statik deiner Nägel zu tun, denn wenn deine Nägel nach unten wachsen, dann ist die Druckverteilung auf deine Nägel ganz anders, und sie brechen schneller ab oder lösen sich ganz. Wie du das ausgleichen kannst, findest du ab Seite 44.

11 Du arbeitest viel mit Wasser.
Wenn deine Nägel ständig im Wasser sind, sind sie sehr häufig nass. Das kann bei mehreren Stunden am Tag dazu führen, dass deine Modellage nicht gut hält.

Happy girls
have pretty nails!

12

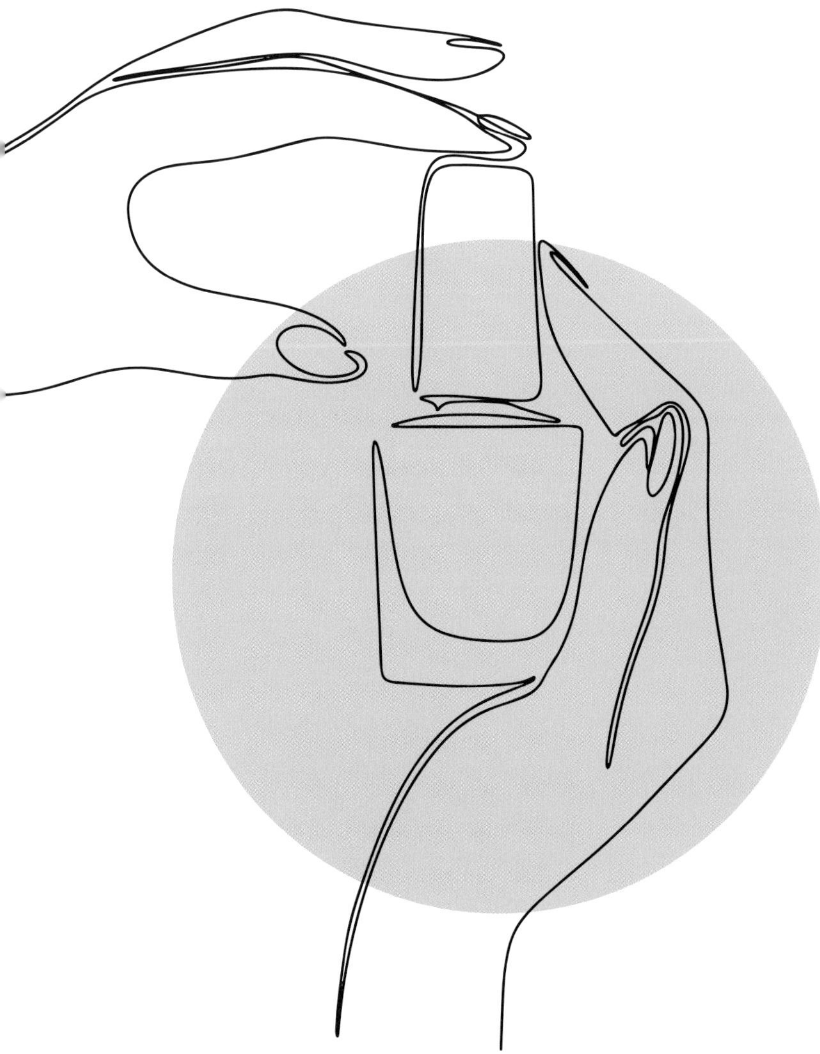

⓬ Du fummelst an deinen Nägeln herum.
Das ist eins meiner größten Probleme, denn ich war lange Nagelbeißerin. Durch das Nägelmachen habe ich zwar damit aufgehört, doch jetzt fummele ich ständig an meinen Nägeln herum. Besonders für die Menschen, die oft unter dem Naturnagel etwas wegschneiden oder ihn von der Modellage lösen – HÖRT AUF! Das kann echt schwerfallen, aber so entstehen auch sehr schnell Liftings, und deine Nägel lösen sich viel schneller, denn wenn ein Lifting erst einmal entstanden ist, dann wird es wachsen und nur größer werden.

⓭ Du hast dir die Nägel zu dünn heruntergefeilt.
Das passiert schnell, besonders wenn du öfter Liftings hast und die Stelle immer wieder neu anrauen musst oder unvorsichtig mit dem Fräser gearbeitet hast. Dabei entfernst du dir die oberen und härtesten Nagelschichten, und auf den dünnen Naturnägeln hält dein Gel nicht mehr. Lass den Nagel wieder rauswachsen und trage keine neue Modellage auf, bis sich dein Nagel wieder erholt hat – sonst machst du es nur schlimmer.

⓮ Du hast beim Auffüllen deiner Nägel das Stück, das rausgewachsen ist, nicht ordentlich oder gar nicht angeraut.
Es müsste dir nun langsam auf die Kirsche gehen, aber auch hier erneut: Auf einem glatten Nagel hält dein Material nicht! Dies gilt natürlich auch für die frisch nachgewachsenen Nägel. Schnapp dir deinen Buffer und raue auch das rausgewachsene Stück Nagel an, nachdem du die alten Beschichtungen so weit wie nötig abgetragen hast. Mache das aber, bevor du irgendwelche Produkte auf deine Nägel aufträgst.

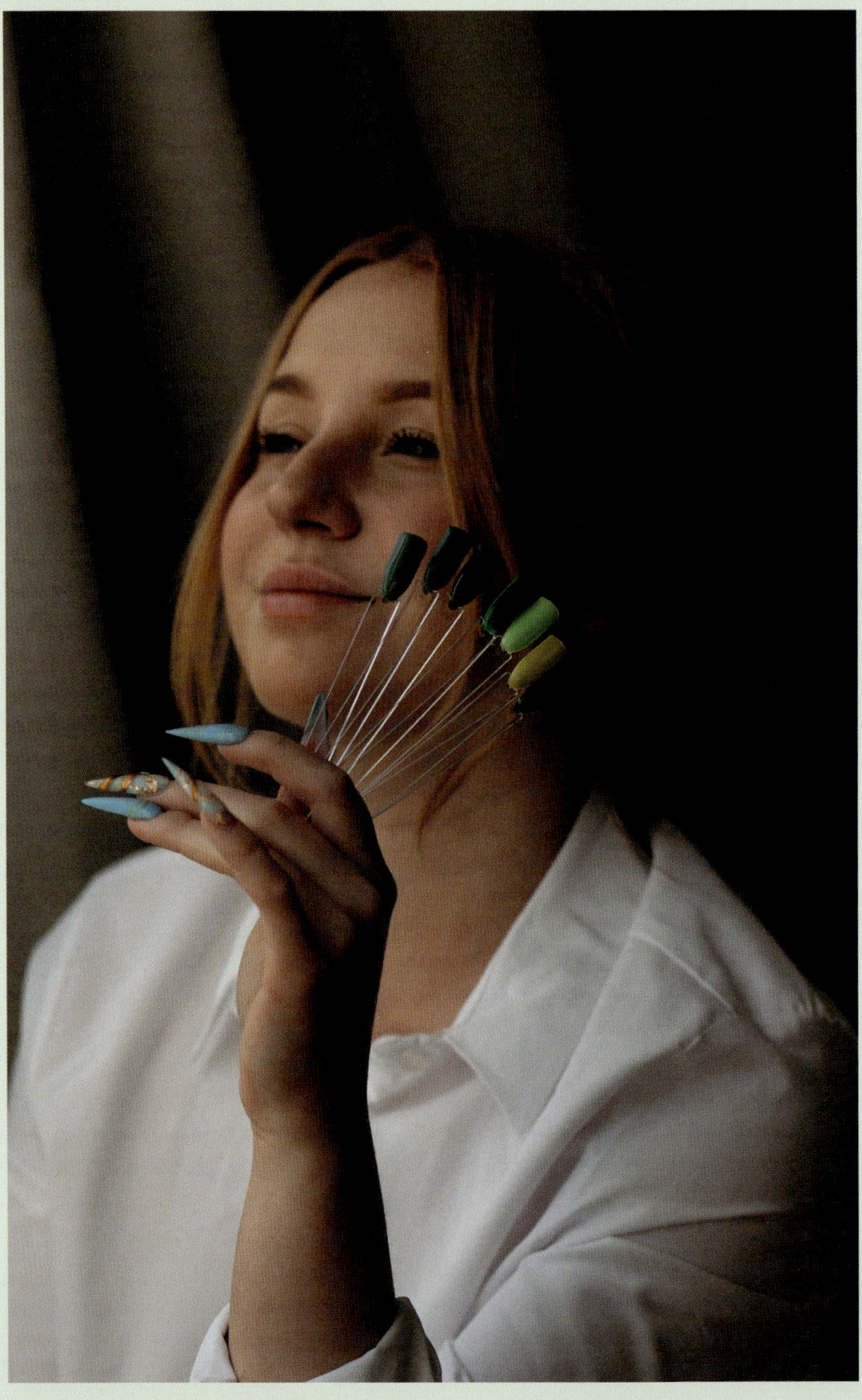

13

Farblehre

Farbe ist vom Nageltisch gar nicht wegzudenken. Genau damit beschäftigt sich dieses Kapitel. Was gibt es für Farben? Welche Farben stehen dir, und wie kannst du am Nageltisch am besten mit dem Farbrad arbeiten?

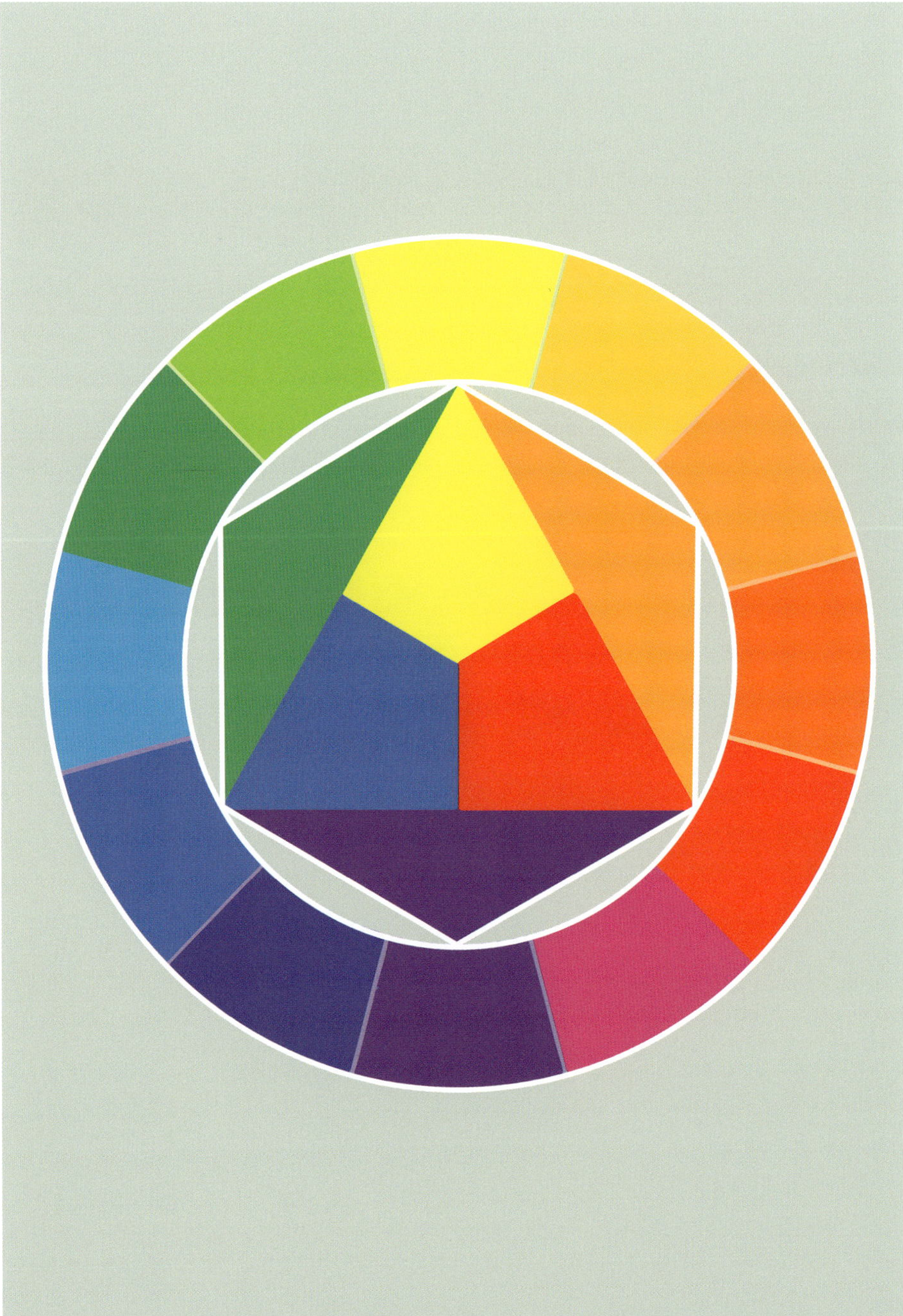

Lass uns zusammen die Geheimnisse und Techniken der Farblehre erkunden, die deine Nägel zum ultimativen Hingucker machen. Farben sind mehr als nur Schattierungen – sie sind eine Sprache, die Gefühle, Stimmungen und Persönlichkeit ausdrückt.

In diesem Kapitel möchte ich dich dazu inspirieren, mit Farben zu experimentieren und einzigartige Designs zu kreieren. Denk immer daran: In der Welt der Nagelkunst gibt es keine Grenzen, nur unendliche Möglichkeiten.

Das magische Farbrad

Das Farbrad ist ein unverzichtbares Werkzeug für alle, die sich für Nageldesign interessieren. Stell dir das Farbrad als deinen Kompass in der Welt der Farben vor. Es zeigt dir, wie Farben miteinander harmonieren oder sich ergänzen. Mit dem Farbrad an deiner Seite kannst du harmonische Farbkombinationen für deine Nägel kreieren, die deine Persönlichkeit unterstreichen.

Komplementärfarben

Komplementärfarben liegen sich auf dem Farbrad direkt gegenüber. Ihre Kombination ist kühn und lebhaft, perfekt für Tage, an denen du dich selbstbewusst fühlst und auffallen möchtest.

Analoge Farben

Analoge Farben liegen nebeneinander auf dem Farbrad. Sie schaffen sanfte, harmonische Looks, ideal für den Alltag oder besondere Anlässe, bei denen Eleganz im Vordergrund steht.

Triadische Farbkombinationen

Triadische Farbkombinationen bilden ein gleichseitiges Dreieck auf dem Farbrad. Diese gewagten Kombinationen sind für die Mutigen unter uns, die experimentieren möchten.

13

Warme vs. kalte Farben

Das Farbrad teilt sich auch in warme und kalte Farben. Sie erschaffen unterschiedliche Stimmungen oder sind in unterschiedlichen Saisons unterschiedlich gefragt.

Warme Farben wie zum Beispiel Rot, Orange und Gelb gleichen einem sonnigen Tag. Sie strahlen Energie, Leidenschaft und Freude aus. Verwende sie, um Wärme und Licht in dein Design zu bringen. Kalte Farben wie Blau, Grün und Violett erinnern dagegen an die Stille einer klaren Nacht. Sie sind perfekt, um eine ruhige Atmosphäre zu schaffen.

Saisonale Farbpaletten: Sommer und Winter

In jeder Jahreszeit sind andere Farben besonders angesagt. Sommerfarben sind lebhaft und hell. Denke an Himmelblau, Sonnengelb oder das sanfte Rosa blühender Kirschblüten. Diese Farben bringen den Sommer auf deine Nägel. Winterfarben sind tief und intensiv, sie wirken teilweise sogar mysteriös. Dunkles Violett, sattes Grün oder Weiß wie frischer Schnee. Sie verleihen deinen Nägeln eine edle Ausstrahlung, ich finde sie sind perfekt für die kühle Jahreszeit.

Experimentiere unbedingt mit Farbverläufen. Sie erzeugen einen dynamischen Look, der Tiefe und Dimension verleiht. Setze gezielt Akzente mit einer Kontrastfarbe auf einem oder zwei Nägeln. Diese kleinen Details können einen großen Unterschied machen und deinem Design das gewisse Etwas verleihen.

Du kannst die Farben, die du auf deinen Nägeln trägst, auch super deiner Hautfarbe anpassen. Hier ist natürlich nichts in Stein gemeißelt, und das sind nur ein paar Tipps, wie du deinen Typen unterstreichen kannst. Mit meinen rötlichen Haaren trage ich zum Beispiel sehr häufig etwas Grünes, weil es Komplementärfarben sind und beides dann sehr gut hervorsticht. Nach diesem Prinzip kannst du auch die Farbe deiner Nägel ideal zu deinem Typen wählen.

Hauttypen

Helle Hauttypen

mit warmen Untertönen können helle und warme Farben tragen. Durch die sehr zarte, helle Haut kommen Farben wie Altrosa, Orange bis Blutorange und Waldgrün äußerst gut zur Geltung. Bei Metallicverzierungen mit beispielsweise Mikroperlen oder Glitzer greifst du am besten zu Gold. Farben, die deinen Typen etwas auswaschen, wären sehr dunkle und kühle Farben wie etwa Bordeaux.

Rosige Hauttypen

mit kühlem Unterton können sehr gut kühle, helle und gedeckte Farben wie Babyblau, Lilac oder kühles Rosa tragen. Bei Nagelschmuck passt hier am besten Silber. Farben, die du meiden solltest, sind sehr grelle Farben wie Neongrün oder leuchtendes Orange.

Gebräunte Hauttypen

mit warmen Untertönen tragen am besten warme, gedeckte Herbstfarben wie Khaki, Beige oder Rostrot. Bei Nagelschmuck kannst du super zu Gold greifen. Farben, die deinem Hauttyp nicht schmeicheln, sind kalte, grelle Farben wie Marineblau oder Zitronengelb.

Dunkle Hauttypen

mit kühlen Untertönen tragen am besten intensive Farben wie Royal Blau oder kräftiges Lila. Bei Nagelschmuck passt am besten ein Silber. Farben, die deinem Hauttyp nicht schmeicheln, sind gedeckte Farben wie Senfgelb, Beige.

Hier habe ich einmal die vier Jahreszeitentypen, also Sommer-, Herbst-, Winter- und Frühlingstypen beschrieben, es gibt aber auch Mischtypen und Unterkategorien.

Wenn du es dir etwas einfacher machen möchtest, dann schaue einfach, ob du ein warmer oder kühler Hauttyp bist. Kühle Typen tragen kühle Farben. Warme Typen tragen warme Farben.

Ich persönlich finde, nichts steht dir besser als eine Farbe, auf die du gerade Lust hast. Die meisten Menschen wählen ihre Farbpalette sowieso nach ihren Lieblingsfarben, und das sind oft ganz intuitiv auch die Farben, die ihnen schmeicheln. Also trage, worauf du Lust hast, hier gibt es kein Richtig oder Falsch.

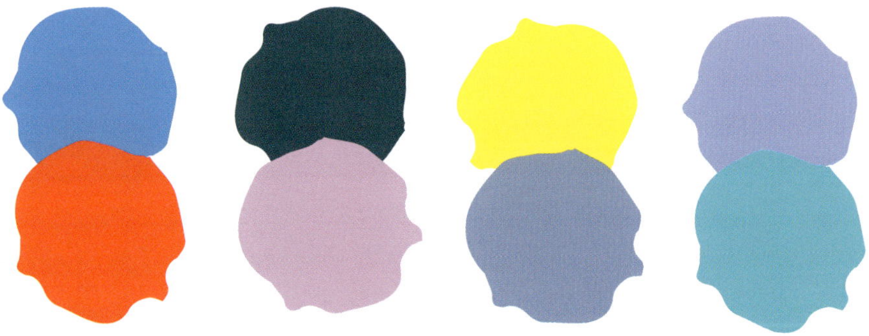

Ein paar meiner liebsten Farbkombinationen

Blau und Orange

ergeben zusammen die beste Sommerkombination. Du kannst sowohl ein schönes Babyblau zusammen mit einem Neonorange tragen als auch ein Royalblau mit einem Pastel Peach.

Smaragdgrün und Pastellrosa

ergänzen sich wirklich großartig und sehen sehr edel aus.

Grau und Gelb

sind zwei Farben, die auf den Nägeln viel zu häufig ignoriert werden. Das Gelb sticht neben dem Grau richtig heraus, und beides sieht nebeneinander megacool aus.

Pastelliges Lila und Türkis

ergänzen sich wirklich perfekt im Frühling.

Unvorteilhafte Farbkombinationen

Dunkelgrün und Rot

sind zwar Komplementärfarben, aber man assoziiert sie dennoch extrem mit Weihnachten. Diese Kombination ist also zu Weihnachten ein Must-do, aber sonst solltest du dich eher fernhalten davon.

Rot und Lila

vertragen sich einfach überhaupt nicht. Rot allgemein ist eine sehr schwer zu kombinierende Farbe.

Rot und Grau

Das kühle Grau und das warme Rot sind zu gegensätzlich und sehen zusammen unvorteilhaft aus.

Braun und Gelb

Die Kombination erinnert zwar sofort an Sonnenblumen, und in einem Design wäre das auch total passend, aber abseits von Sonnenblumen ist Braun einfach zu gedeckt und Gelb zu grell.

Beige und Grau

Beide sind einfach zu unterschiedlich, Beige besitzt meist zu warme Untertöne und grau ist im Vergleich dazu zu kühl.

Türkis und Beerentöne

Beide Farben beißen sich extrem. Durch die eher kühlen, rotstichigen und gedeckten Beerentöne wirkt das grelle, auffällige und sehr bunte Türkis total fehl am Platz.

Cherrys Tipps

Nutze Farben, um zu kommunizieren. Rot steht für Leidenschaft, Blau für Vertrauen. Deine Nägel können deine Stimmung oder Absicht auf einen Blick widerspiegeln, ohne dass du ein einziges Wort verlieren musst. So trage ich nach einem Breakup lange spitze Nägel, für ein Date gerne Rot oder im Sommerurlaub Blau oder Neon, um meine gute Laune zu unterstreichen.

13

Farbtyp-Identifikationstest

Damit du herausfinden kannst, welcher Farbtyp du bist, habe ich einen Farbtyp-Identifikationstest für Lack- und Gelfarben für dich erstellt! Dieser interaktive Test kann dir dabei helfen, deinen persönlichen Farbtyp herauszufinden und die besten Farben für dich zu finden.

Welche Hautfarbe hast du?

- ○ A. Sehr helle Haut
- ○ B. Heller bis mittlerer Teint
- ○ C. Mittlerer bis dunkler Teint
- ○ D. Sehr dunkle Haut

Welche Augenfarbe hast du?

- ○ A. Blau oder Hellgrün
- ○ B. Grün oder Haselnussbraun
- ○ C. Braun oder Dunkelbraun
- ○ D. Dunkelbraun oder Schwarz

Welche Haarfarbe hast du?

- ○ A. Blond oder Hellbraun
- ○ B. Dunkelblond bis Mittelbraun
- ○ C. Dunkelbraun bis Schwarz
- ○ D. Rötlich oder Grau

Welche Farben stehen dir gut?

- ○ A. Pastellfarben
- ○ B. Erdtöne
- ○ C. Kräftige Farben
- ○ D. Kühle Farben

Welcher Schmuck steht dir gut?

- A. Silber
- B. Gold
- C. Roségold
- D. Platin

Welchen Nagellackton trägst du am liebsten?

- A. Pastelltöne
- B. Natürliche Nude-Töne
- C. Kräftige Farben
- D. Klassische Rottöne

Welche Farben dominieren in deinem Zuhause?

- A. Frische und helle Farben
- B. Erdige und warme Farbtöne
- C. Lebendige und kontrastreiche Farben
- D. Kühle und entspannende Farben

Hauptsächlich Antwort A:

Du bist ein kühler Farbtyp! Zu deinem Teint passen am besten Pastellfarben wie Babyblau, zartes Rosa und Mintgrün.

Hauptsächlich Antwort B:

Dein Farbtyp ist warm! Erdige Töne wie Terrakotta, Beige und Gold werden deinem Teint schmeicheln.

Hauptsächlich Antwort C:

Du bist ein dunkler Farbtyp! Kräftige und intensive Farben wie Rubinrot und Smaragdgrün werden deine Ausstrahlung unterstreichen.

Hauptsächlich Antwort D:

Du bist ein tiefdunkler Farbtyp! Dunkle und kühle Töne wie Schwarz, Tiefblau und Silber werden deinen Look ergänzen und betonen.

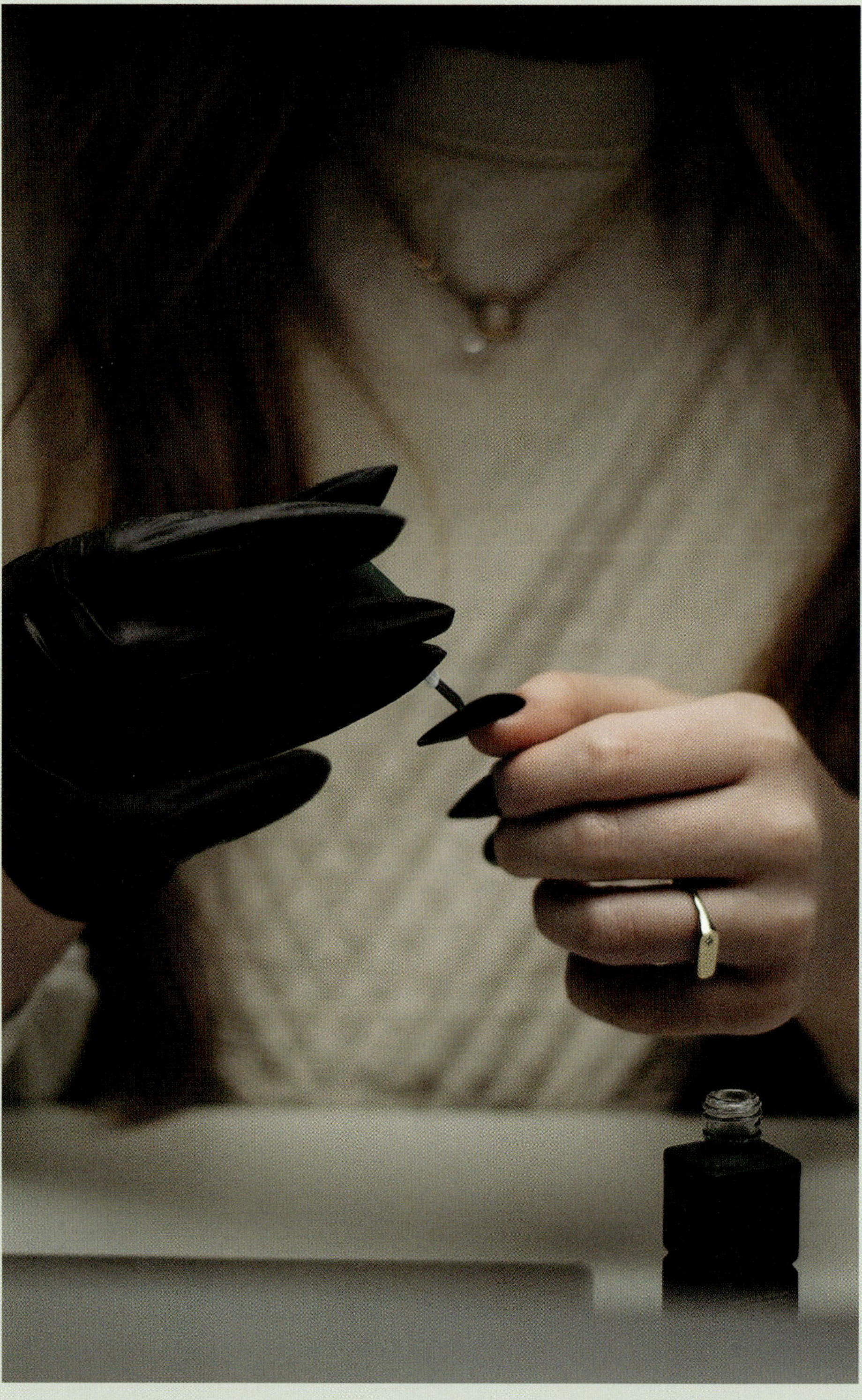

14

Nailart Basics

Genug Theorie. Jetzt kommt der spaßige Part! In diesem Kapitel beschäftigen wir uns damit, unsere Nägel zu schmücken. Hier gehe ich intensiv auf die Themen Babyboomer und French ein und erkläre dir Schritt für Schritt, wie du diese Klassiker am besten arbeiten kannst.

Wenn du dir schöne Nägel modelliert hast, kommen wir zum spaßigen Teil: Nailart. Reisen wir erst einmal kurz in die Vergangenheit, zu den Anfängen des Nailart:

1950

Schon in den 1950er-Jahren wurden die ersten Acrylnägel getragen. Erfunden wurden sie tatsächlich von Zahnärzten. Bis heute findest du noch Stoffe, die sowohl in der Zahnmedizin als auch beim Nägelmachen verwendet werden.

1960

In den 1960er-Jahren lagen dann Metallicnägel im Trend, und Cher startete den Hype um Square-Nägel.

1970

In den 1970er-Jahren kam erstmals die French Nails Manicure auf den Markt. Bis heute sind French Nails in allen möglichen Formen, Farben und Varianten nicht mehr wegzudenken.

14

French Maniküre

Es gibt den klassischen, weißen French, der auf die Modellage aufgemalt ist. Früher hat man diesen auf einen durchsichtigen Aufbau gemalt, und er war tendenziell etwas dicker und breiter. Später kam noch der angedockte French dazu. Dieser wird in die Modellage mit Gel oder Acryl eingearbeitet.

Schauen wir uns an, wie du dir ein French am einfachsten selbst malen kannst. Nimm dir dafür eine hochpigmentierte Farbe mit einer nicht zu festen und nicht zu dünnen Konsistenz und einen dünnen Nailart-Pinsel mit etwas längeren Pinselhaaren. Ich nehme da gerne Größe 6.

Starte damit, deinen Nagel an der Spitze in der Mitte mit einem Punkt zu markieren.

Falls du eine eckige Form hast, markiere dir nun links und rechts erneut zwei Punkte in der Mitte zwischen deinem ersten Punkt und deinem Nagelrand.

Setze deinen Pinsel möglichst flach an deine Einwuchsstelle und zieh eine gerade Linie zu deinen äußeren Markierungen. Wenn du einen Stiletto gearbeitet hast oder eine Form, die sehr spitz zuläuft, dann ziehst du deine Linie zum mittleren Punkt.

Wiederhole diesen Schritt auf der anderen Seite und prüfe, dass du auf beiden Seiten bei der Einwuchsstelle auf der gleichen Höhe begonnen hast.

Nun ziehst du eine vertikale Linie da, wo dein French hinsoll. Damit bestimmst du die Dicke deines French. Weiter oben gesetzt wird dein French etwas dicker, weiter unten gesetzt hast du einen sehr schmalen French. Jetzt malst du dir deine Smile Line, das ist die runde Linie, die deinen French in Form bringt. Starte in der Mitte von deiner vertikalen Markierung aus und ziehe in einer gebogenen Linie bis oben hin zu dem Punkt an deiner Einwuchsstelle. Das Gleiche wiederholst du auf der anderen Seite. Falls es dir einfacher fällt, kannst du auf der anderen Seite auch bei der Einwuchsstelle starten und dann zur Mitte hin deine Smile Line ziehen. Nun musst du nur noch die Spitze komplett ausmalen, und fertig ist dein French.

Ich sage immer, French Nails sind ein bisschen wie Eyeliner ziehen, das braucht Übung, und nur so bekommst du Routine. Also schnapp dir

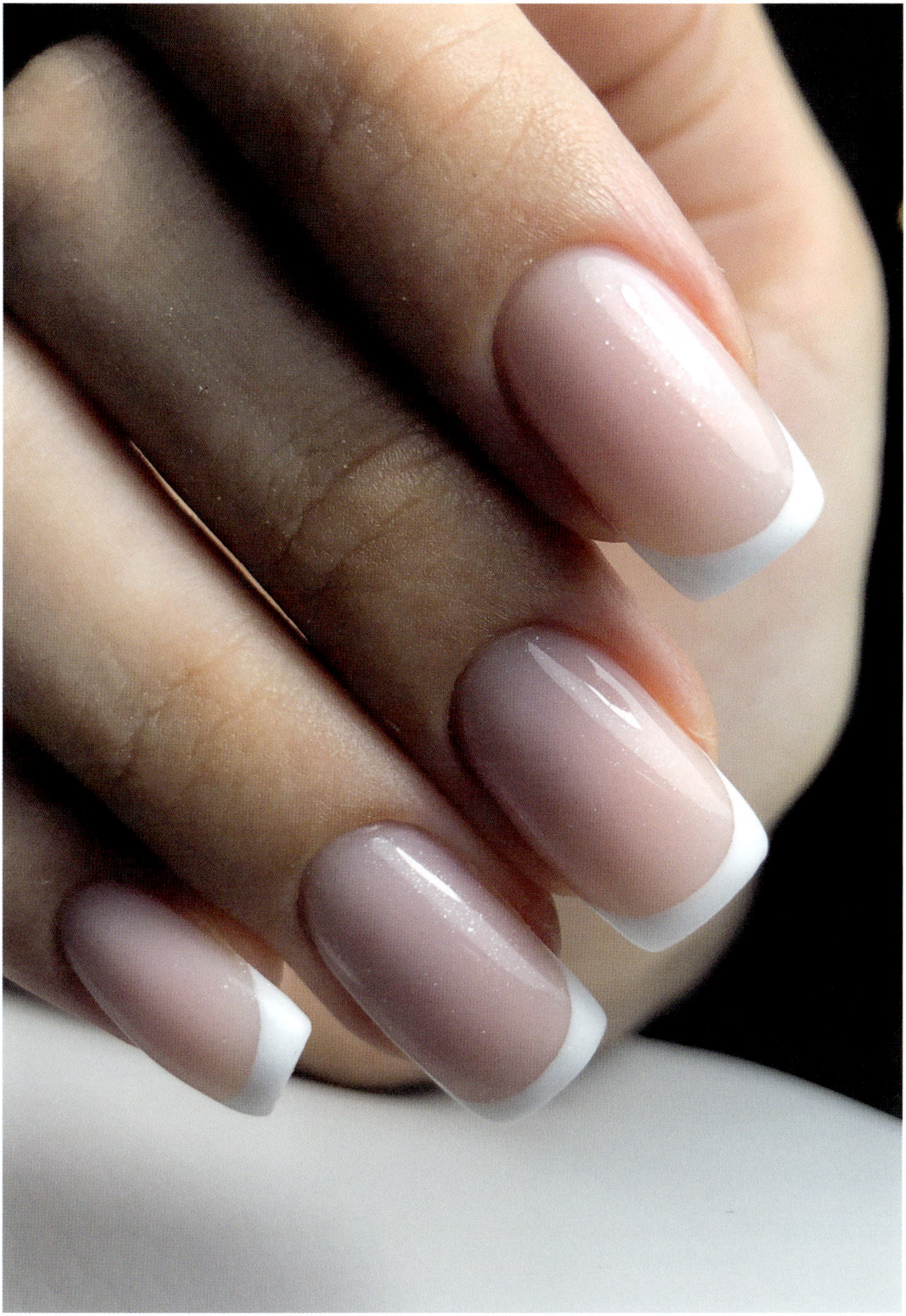

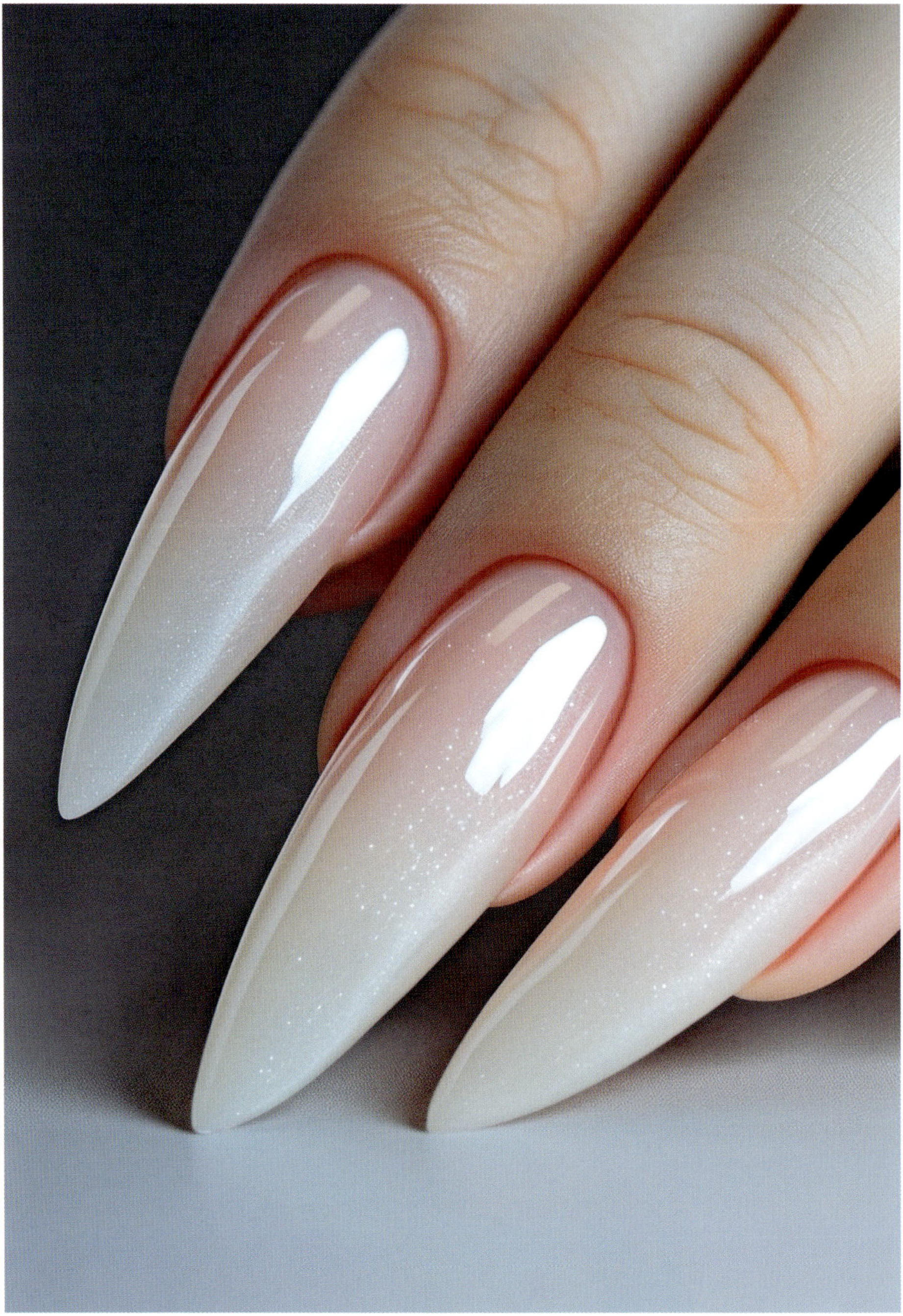

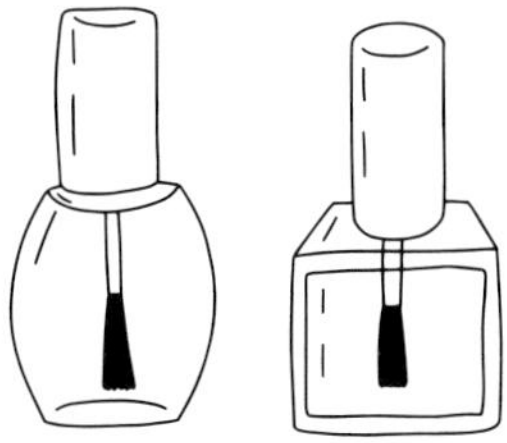

ein paar Tips und male immer wieder von vorne einen French, bis dir das Ergebnis gefällt. Du kennst bestimmt den Babyboomer. Diese Technik ist tatsächlich sehr alt und stammt aus der Nachkriegszeit des Zweiten Weltkriegs. Damals stieg die Geburtenrate stark an, und natürliche Nägel wurden immer mehr zum Trend. Der Babyboomer ist sozusagen das Gegenteil von French Nails, denn es ist ein zart verlaufender Übergang von Rosa-Nude zu einem natürlichen Weiß, ganz im Gegenteil zu der harten French-Spitze. Bis heute ist der Babyboomer aus der Nagelbranche nicht mehr wegzudenken und wird mittlerweile in verschiedenen Farben und Techniken gearbeitet.
Mit diesen zwei Methoden gelingt er dir am besten:

Babyboomer mit Aufbaugel gearbeitet

Du brauchst ein rosa- oder nudefarbenes Aufbaugel, das etwas flüssiger ist, sowie ein milchig-weißes Aufbaugel und ein Milky-Babyboomer-Gel.

Nachdem du deine Nägel verlängert hast und die ganze Nagelvorbereitung erledigt ist, startest du mit deinem milchweißen Gel und modellierst damit die Spitze deiner Verlängerung. Dann verteilst du mit deinem Pinsel das milchig-weiße Gel bis zur Mitte deines Nagels. Das lässt du jetzt in der Lampe aushärten und trägst anschließend das nudefarbene Gel oben von dem Nagelrand bis zur Mitte auf. Schaue dabei, dass du das nudefarbende Gel über das milchig-weiße Gel gut verblendest. Wenn du nun einen schönen Verlauf hast, kommt der Nagel in die Lampe. Zum Schluss kannst du deine Modellage mit einer dünnen Schicht des leicht mehligen Milky-Babyboomer-Gels bedecken. Jetzt kannst du deine Modellage ganz normal befeilen. Achte darauf, dass du nicht zu viel wegnimmst und dir deine Babyboomer wieder wegfeilst. Nun musst du nur noch versiegeln, und das war's schon.

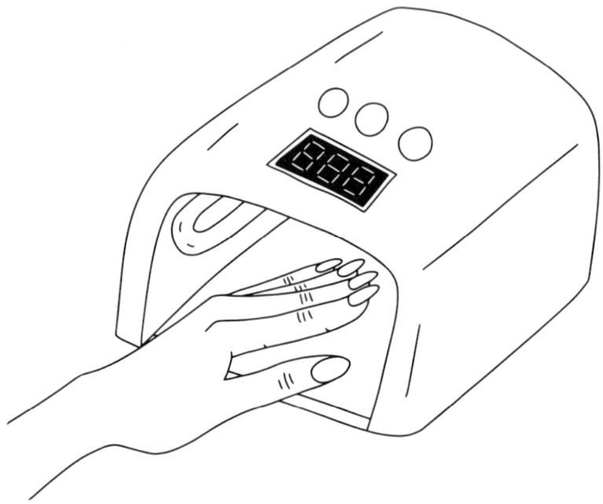

Babyboomer-Schwamm-technik

Die Babyboomer-Schwammtechnik ist meiner Meinung nach etwas einfacher. Allerdings sieht sie auch etwas anders aus. Es ist eher ein weißer Verlauf als ein tatsächlicher Babyboomer, aber man schummelt ja, wo man kann.

Du brauchst für diese Technik einen Schwamm. Ich empfehle dafür Kosmetikschwämme zu nehmen, diese sind etwas feiner. Dann brauchst du doppelseitiges Klebeband, um deinen Schwamm von Staub zu befreien, ein nude- oder rosafarbenes Aufbaugel sowie ein hochdeckendes Weiß.

Im ersten Schritt baust du dir deinen Nagel ganz normal auf. Buffer dir anschließend die Oberfläche deines Nagels schön glatt, damit keine Feilrillen auf der Oberfläche zurückbleiben. Dann tunkst du deinen Schwamm etwas in deine Farbe und klopfst ihn ab, damit nicht zu viel Farbe darauf ist. Jetzt kannst du mit dem Schwamm an der Spitze deines Nagels die Farbe auftupfen. Achte darauf, dass du nach oben hin etwas weniger Farbe am Schwamm hast. Diesen Prozess wiederholst du, falls nötig, nach dem Aushärten der Farbe erneut. Zum Schluss kannst du deinen Babyboomer einfach versiegeln.

Paint nails,
get happy!

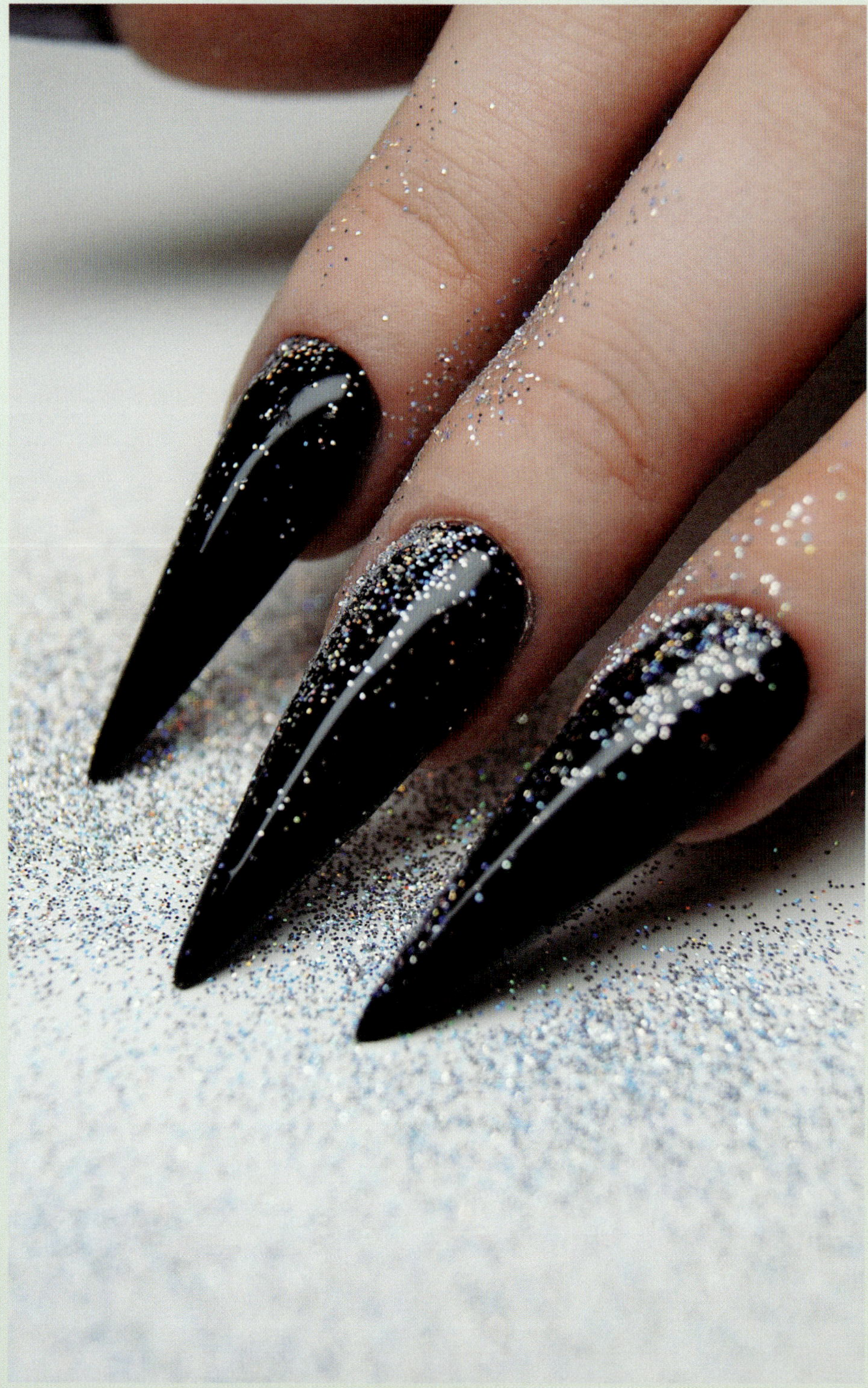

15

Nailart Plus

Nichts macht mehr Spaß am Nageltisch, als sich kreativ auszuleben. In diesem Kapitel findest du einige Anleitungen, wie du mit Glitzer, Chrome oder Stickern am besten arbeitest, um möglichst schöne Kunstwerke zu zaubern.

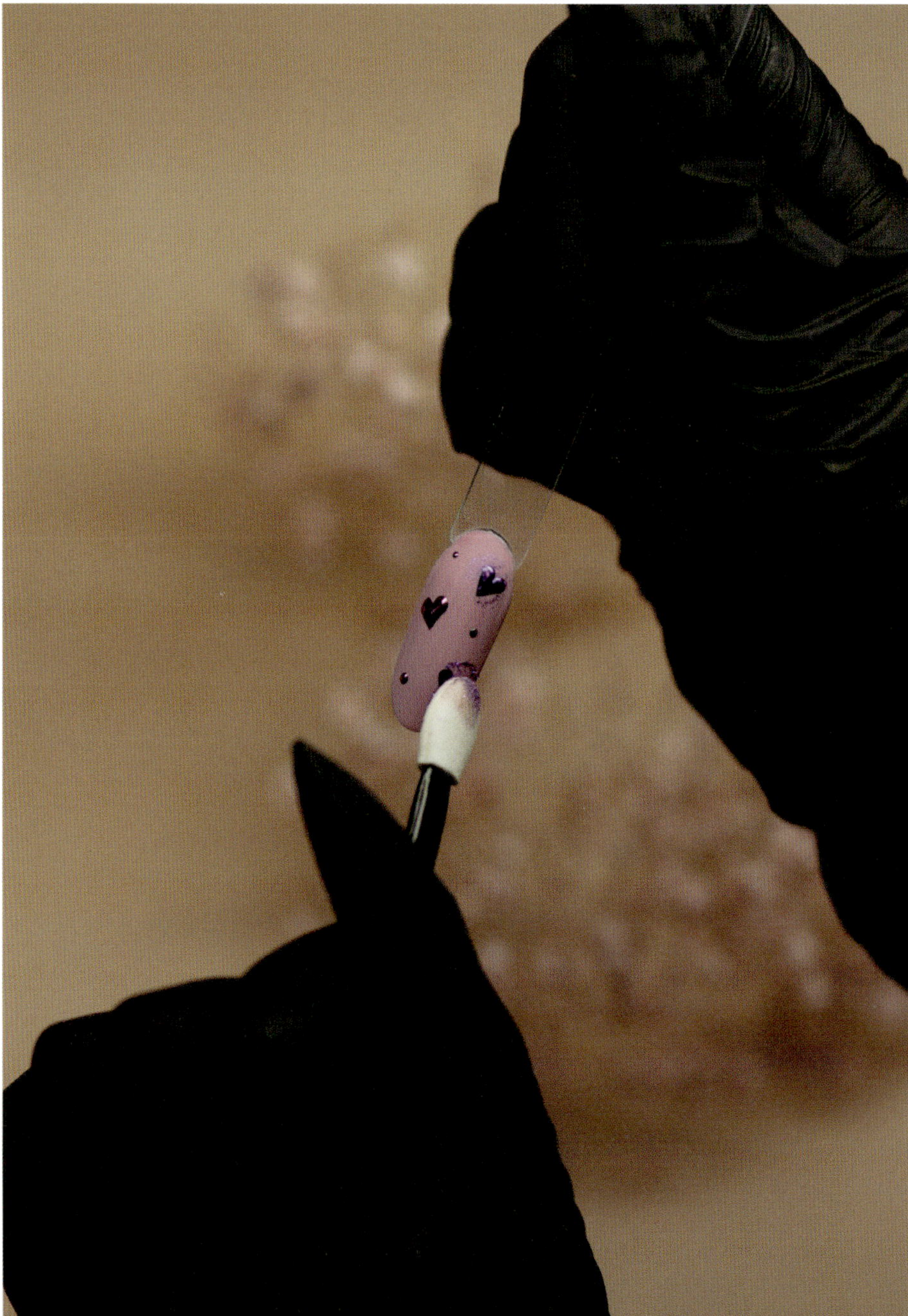

Die Hip-Hop-Szene hat das Nageldesign stark beeinflusst. Lil' Kim trug in den 1990ern Nägel mit integrierten Dollarnoten, Cardi B machte 2018 die extremen Bling Nails mit vielen und großen Steinchen beliebt – sie wurden jahrelang zu einem Megatrend. Mit Air Brush Design, aufwendigen Handmalereien und Nagelpiercings fanden diese extravaganten Designs ihren Weg von der Bühne und den Musikvideos in die Nagelstudios. Bis heute inspiriert uns die Popkultur, und besonders Personen der Öffentlichkeit wie Hailey Bieber für das, was auf unsere Nägel kommt. Zuletzt sprachen wir über den Trend zu Glazed Donut Nails. Im Prinzip ist auch das gar nichts Neues, denn schon seit Jahren gibt es diverse Chrome-Puder für die Nägel auf dem Markt, aber Hailey Bieber machte es erneut zum Trend.

Also schauen wir uns an, wie du diese Techniken und Materialien am besten und einfachsten verarbeiten kannst.

Chrome-Pigmente

Ein Pigmentpulver ist eigentlich nichts anderes als sehr fein gemahlener Glitzer. Es gibt transparente und farbige Chrome-Puder. Die halbtransparenten Chrome-Puder trägst du am besten über einer Farbe auf, um einen Schimmereffekt zu bekommen, die farbigen Chrome-Puder dagegen auf einen möglichst dunklen, am besten schwarzen Hintergrund, damit die Farbe schön durchkommt. Idealerweise solltest du die Pigmente auf eine superglatte Oberfläche auftragen. Das bedeutet, deine Nägel müssen vorab wirklich ordentlich befeilt worden sein. Hast du das sichergestellt, trägst du entweder eine Farbe auf oder sofort einen Top Coat auf deinen Aufbau. Wichtig ist, dass dieser ohne Schwitzschicht trocknet. Deinen Top Coat lässt du vollständig durchhärten, und während er noch warm ist, kannst du dein Chrome-Puder entweder mit einem Finger oder einem Applikator auf deinen Nagel reiben. So bekommst du den perfekten Chrome-Look. Nun versiegelst du deine Nägel erneut mit einem Top Coat. Achte darauf, dass du dabei die Kanten deiner Nägel mit deinem Top Coat verschließt, damit dir nichts abplatzt.

15

Glitzernägel

Glitzer gibt es in allen möglichen verschiedenen Größen, Formen und Farben. Die einfachste Variante, wie du Glitzer auf die Nägel bekommst, ist, einen Glitzer-UV-Lack oder ein Glitzergel zu verwenden. Mit Glitzer kannst du aber auch noch sehr viel mehr machen, zum Beispiel den Sugar Effect. Dafür streust du ganz feinen Glitzer in das noch nasse Gel. Das kann eine Farbe sein oder ein Top Coat. Lass diesen aushärten und bürste mit deinem Pinsel die Überschüsse nur noch weg. Jetzt hat dein Nagel einen etwas rauen, aber besonders schön glitzernden Effekt. Das musst du auch nicht auf dem gesamten Nagel machen, sondern kannst es auch einfach nur in ein Design reinstreuen, zum Beispiel indem du ein paar Linien mit einem Farbgel ziehst und nur dort deinen feinen Glitzer hineinstreust. Das gibt dem Ganzen einen schönen 3-D-Effekt. Dadurch, dass der Glitzer so fein ist, hält er auch wunderbar auf dem Nagel.

Wenn du mit etwas gröberem Glitzer arbeiten möchtest, empfehle ich dir, diesen unter deinem Aufbaugel zu arbeiten, damit du das Ganze mit deinem Aufbau schön verschließen kannst und die großen, groben Glitzerpartikel nicht irgendwo abstehen.

Sticker/Slider

Wer nicht so gerne von Hand malt, greift am besten einfach zu Slidern oder Stickern. Da gibt es eine riesige Auswahl. Der Unterschied zwischen Slidern und Stickern ist, dass sich die Sticker einfach von einem Untergrund abziehen lassen. Sie sind von unten etwas klebrig, und du kannst sie einfach auf den Nagel kleben. Einen Slider schneidet man aus und legt ihn auf eine nasse Zellette. Dann kannst du das Motiv einfach abziehen wie ein Klebetattoo und es auf deinen Nagel bringen.

Ein kleiner Hinweis für Slider: Trage vorher auf deinen Nagel ein Grundiergel oder einen Top Coat auf und platziere darin deinen Slider. So kannst du ihn nämlich wunderbar auf dem Nagel zurechtschieben.

Sowohl über deinen Stickern als auch über deinen Slider trägst du Versiegler auf, damit sie lange halten.

But first
- nails!

15

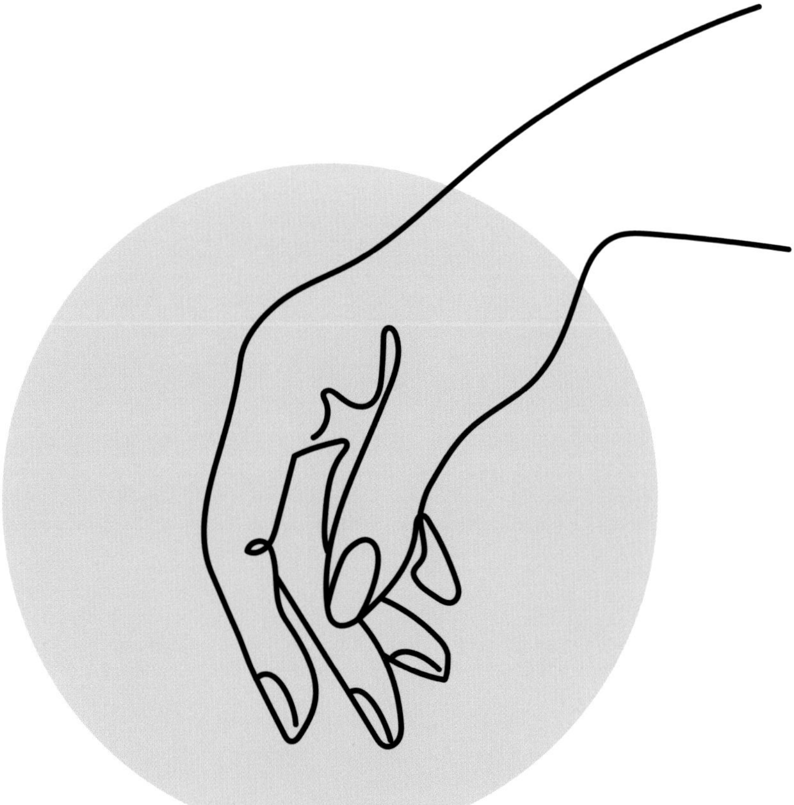

Stamping

Auch Stamping ist eine tolle Möglichkeit, Motive auf den Nagel zu bringen, wenn du nicht gern von Hand malst. Dafür brauchst du eine Stamping-Schablone, einen Stamping-Lack, einen Stamper, Aceton, Zelletten und einen Scraper, um die Farbe von der Stamping-Schablone wegzuwischen.

Viele machen den gleichen Fehler direkt am Anfang. Auf deiner Stamping-Schablone klebt meistens eine Folie – diese musst du abziehen. Manchmal ist sie blau, oft aber auch transparent. Ziehst du diese Folie nicht ab, funktioniert das Stamping gar nicht.

Jetzt bereitest du deinen Stamper vor. Dafür gehst du einmal mit einer Fusselrolle oder mit doppelseitigem Klebeband über den Stamper, um die etwas fettige Schicht zu entfernen. Gehe niemals mit Cleaner über deinen Stamper. Damit machst du ihn kaputt. Ich empfehle, einen durchsichtigen Stamper zu benutzen. Dann kannst du besser sehen, wo du das Motiv auf deinem Nagel platzierst.

Nun schnappst du dir deinen Stamping-Lack und gibst etwas davon auf das Motiv, das du dir ausgesucht hast. Mit deiner Karte wischst du die überschüssige Farbe weg, sodass du das Motiv wieder sehen kannst. Nun musst du schnell arbeiten. Dein Stamping-Lack trocknet extrem schnell. Drücke deinen Stamper auf das Motiv. Falls es etwas größer ist, rolle ihn etwas nach links und rechts. Hebe deinen Stamper wieder an und schau, ob du das Motiv gut abgetragen hast. Falls nicht, reinige deinen Stamper mit der Fusselrolle und deine Stamping-Platte mit Aceton und beginne von vorn. Wenn alles klappt, kannst du nun das Motiv auf deinen Nagel übertragen. Wenn du zufrieden bist, musst du nur noch deine Nägel versiegeln, damit das Design auch lange hält.

15

Steinchen

Eins meiner liebsten Dinge beim Nägelmachen ist es, die Nägel mit Steinchen zu verzieren. Dabei gibt es so viele verschiedene Formen, Farben und Größen.

Die Größen der Steinchen können etwas verwirrend sein. Wenn du Steinchen einzeln kaufen möchtest, weil dir eine bestimmte Größe fehlt, dann achte auf die Kennzeichnung. Alle Steinchen werden damit sortiert. Das SS steht für „Stone Size" also „Steinchengröße" und die Zahl dahinter ist die Größe der Steinchen in Millimeter.

Hier eine Übersicht der verschiedenen Größen:

Größe 3	1,40 mm – 1,50 mm	
Größe 4	1,50 mm – 1,70 mm	
Größe 5	1,70 mm – 1,90 mm	
Größe 6	1,90 mm – 2,10 mm	
Größe 7	2,10 mm – 2,30 mm	
Größe 8	2,30 mm – 2,50 mm	
Größe 9	2,50 mm – 2,70 mm	
Größe 10	2,70 mm – 2,90 mm	
Größe 12	3,00 mm – 3,20 mm	
Größe 16	3,80 mm – 4,00 mm	
Größe 20	4,60 mm – 4,80 mm	

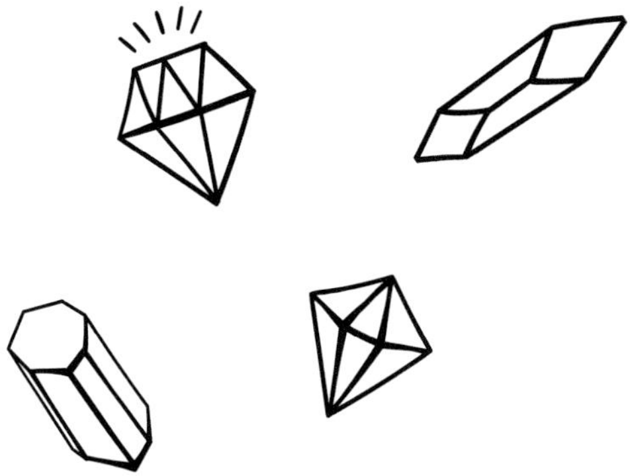

Bevor ich meine Steinchen auf den Nagel bringe, lege ich sie mir gerne in dem Muster zurecht, in dem sie später auf dem Nagel liegen sollen. So kann ich vorher prüfen, ob meine Idee auch gut aussieht. Um die Steinchen jetzt auf den Nagel zu platzieren, brauchst du einen Wachsstift, mit dem du die Steinchen anheben und auf deinem Nagel platzieren kannst. Außerdem benötigst du eine Rubber Base. Durch die gummiartigen Eigenschaften dieses Gels halten deine Steinchen bombenfest bis zu vier Wochen.

Bevor du deine Steinchen auf den Nagel klebst, sollte dein Nagel versiegelt sein. Wir versiegeln niemals über Steinchen. Du würdest den Schliff der Steine glätten, und sie würden nicht mehr so schön glänzen. Trage die Rubber Base punktuell dort auf, wo du gerne Steinchen setzen möchtest. Wenn du deine Steinchen nun auf das Gel legst, achte darauf, dass es mit dem Gel wie ein kleiner Donut umrandet ist. So hält alles, bis du deine Nägel wieder auffüllst.

Cherrys Tipp

Wenn du mit Mikroperlen arbeitest, lege diese vorher ein bisschen in Rubber Base und platziere sie dann auf deinen Nägeln. So sind die kleinen Perlen ummantelt und halten sehr lange.

Bei den Steinchen gibt es große Unterschiede in der Qualität. Einige sind aus Plastik. Diese kann ich nicht empfehlen, denn sie zerkratzen sehr viel schneller und glänzen nicht so schön. Verwende stattdessen Steinchen aus Glas. Diese sehen nicht nur schöner aus, sondern sind auch langlebiger.

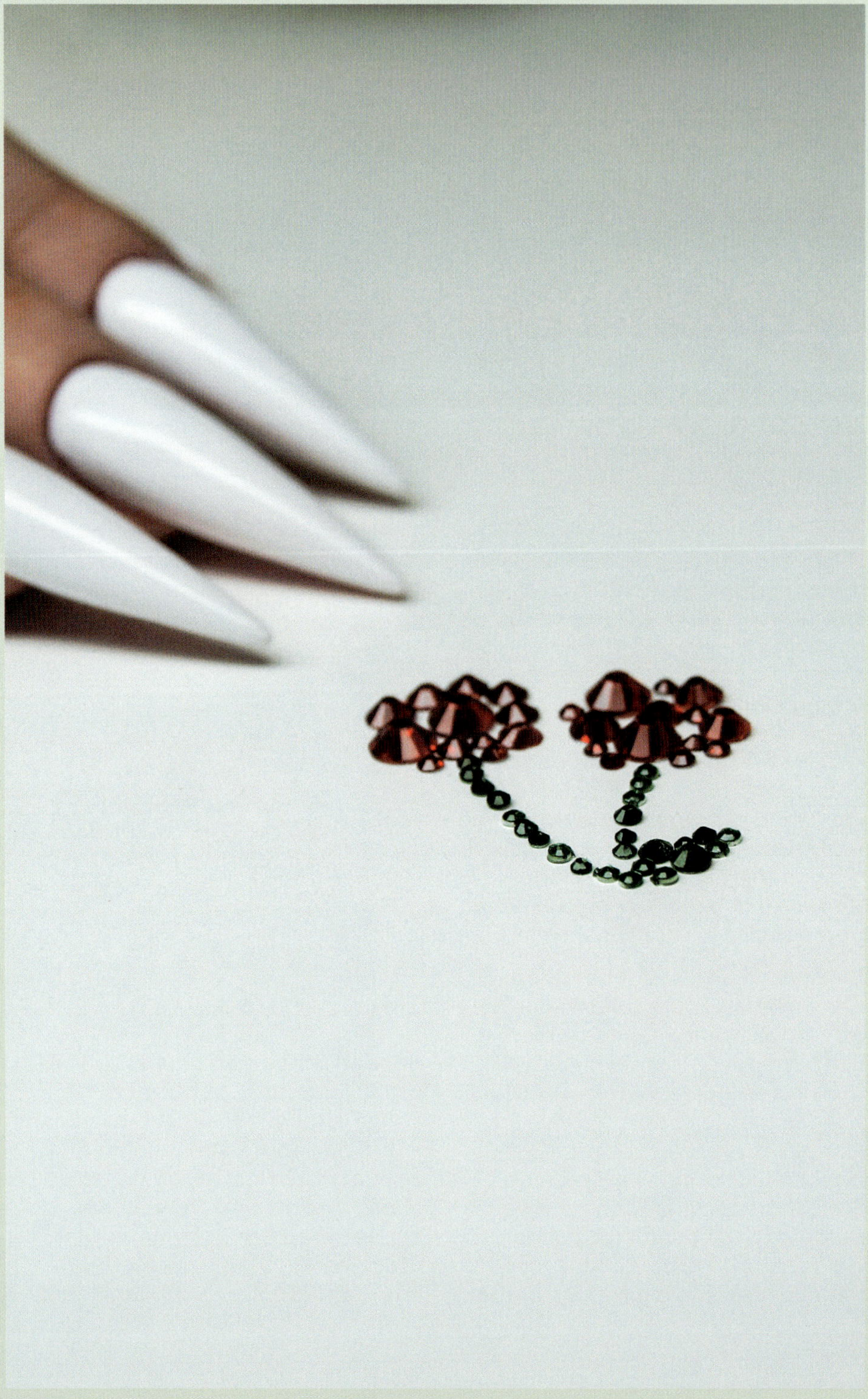

16

Nailart-Trends

Viele Menschen gestalten ihre Nägel passend zur aktuellen Jahreszeit oder einem speziellen Feiertag. Deshalb präsentiere ich dir acht meiner absoluten Lieblingsnageldesigns, inklusive Schritt-für-Schritt-Anleitungen. Lass dich gerne davon inspirieren oder entdecke ganz neue Designideen.

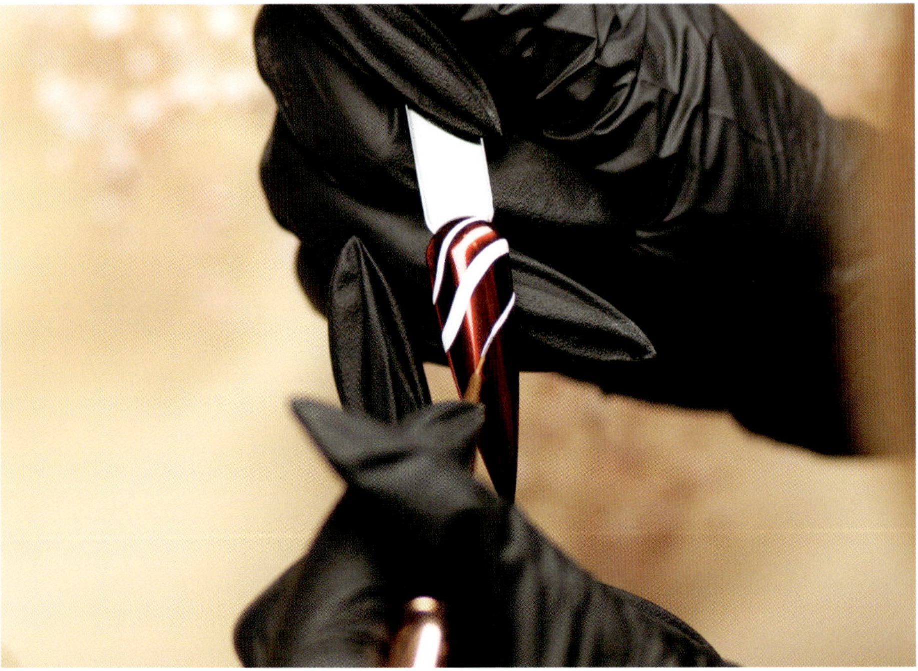

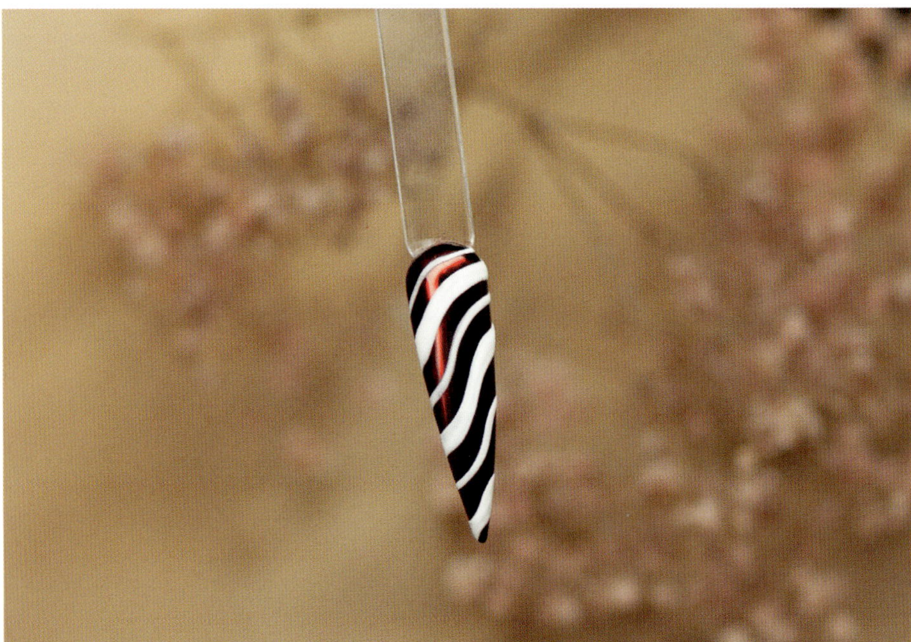

Mit diesem Kapitel möchte ich dich inspirieren, Nailart-Trends auszuprobieren, die mir immer wieder begegnen. Mit Schritt-für-Schritt-Anleitungen gehen wir einige tolle Beispiele durch. Die Kunst am Nageldesign ist es, nicht nur schöne Nägel zu arbeiten, sondern anhand eines Bildes zu verstehen, wie das Design gemacht wurde und wie du es am einfachsten für dich umsetzen kannst.

Winterdesigns

Candy Cane Nails

Keine Sorge, von diesen Süßigkeiten bekommst du definitiv kein Karies. Stattdessen bringen wir die Zuckerstangen direkt auf deine Nägel. Ich zeige dir, wie du dieses zuckersüße Design Schritt für Schritt umsetzt.

Für dieses Design brauchst du:

→ **farbiges Pigment**

→ **weiße Farbe**

→ **Nailart-Pinsel**

→ **durchsichtiges Acrylpulver**

→ **dunkle Farbe**

→ **Versiegler ohne Schwitzschicht**

Du startest damit, dass du deine Nägel mit einer möglichst dunklen Farbe bedeckst. Anschließend trägst du einen Versiegler ohne Schwitzschicht auf. Nachdem du den Nagel aus der Lampe genommen hast, reibst du dein farbiges (besonders weihnachtlich ist hier Rot) Pigment in den noch warmen Versiegler ein. Anschließend versiegelst du deinen Nagel erneut. Mit deinem Nailart-Pinsel malst du geschwungene Linien über den Nagel, immer abwechselnd eine dickere und eine dünnere. Runde die Linien an ihrem Ende etwas ab, damit dein Design mehr nach einer Zuckerstange aussieht.

In das noch nasse weiße Gel streust du jetzt dein Acrylpulver für den matten 3-D-Effekt. Abschließend härtest du alles unter der Lampe aus.

16

Schneeflocken-Design

Frostige Zeiten rufen nach funkelndem Schmuck – und ich rede hier nicht von Diamanten. Lass uns gemeinsam die Eleganz von Schneeflocken auf deine Nägel bringen. Hier erkläre ich dir, wie du dieses zauberhafte Design selbst kreieren kannst.

Für dieses Design brauchst du:

- → **weiße Farbe**
- → **Untergrundfarbe deiner Wahl**
- → **Aurora Flakes oder groben Glitzer**
- → **Nailart-Pinsel**

Du startest damit, deine Untergrundfarbe auf den gesamten Nagel aufzutragen und in der Lampe aushärten zu lassen. Nun legst du dir deine Aurora Flakes in die Schwitzschicht deiner Farbe und drückst sie mit einem Pinsel etwas flach. Mit deinem Top Coat versiegelst du deinen Nagel.

Nun beginnst du mit der Schneeflocke, indem du in der Mitte des Nagels ein Kreuz auf den Aurora Flakes platzierst. Du kannst zwischendurch dein Design immer wieder kurz in der Lampe aushärten lassen, um es nicht zu verwischen. Dein Kreuz erweiterst du jetzt noch mit zwei diagonalen Linien. Nun kannst du kreativ werden und die Schneeflocke mit Punkten und Strichen verzieren.

Achte darauf, dass du das Design deiner Schneeflocke sowohl oberhalb als auch unterhalb der Mittellinie immer spiegelbildlich gestaltest.

Cherrys Tipp

Wenn du mit einem dünnen Pinsel arbeitest, verwende für sehr dünne Linien weniger Farbe auf deinem Pinsel und halte ihn möglichst flach. Je länger die Pinselhaare sind, desto besser kannst du damit gerade Linien ziehen.

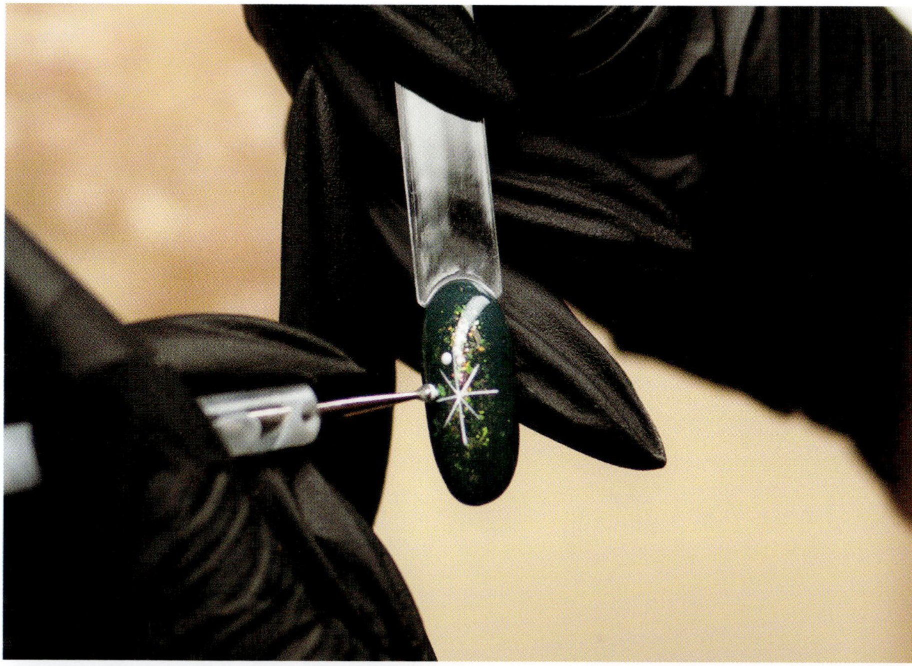

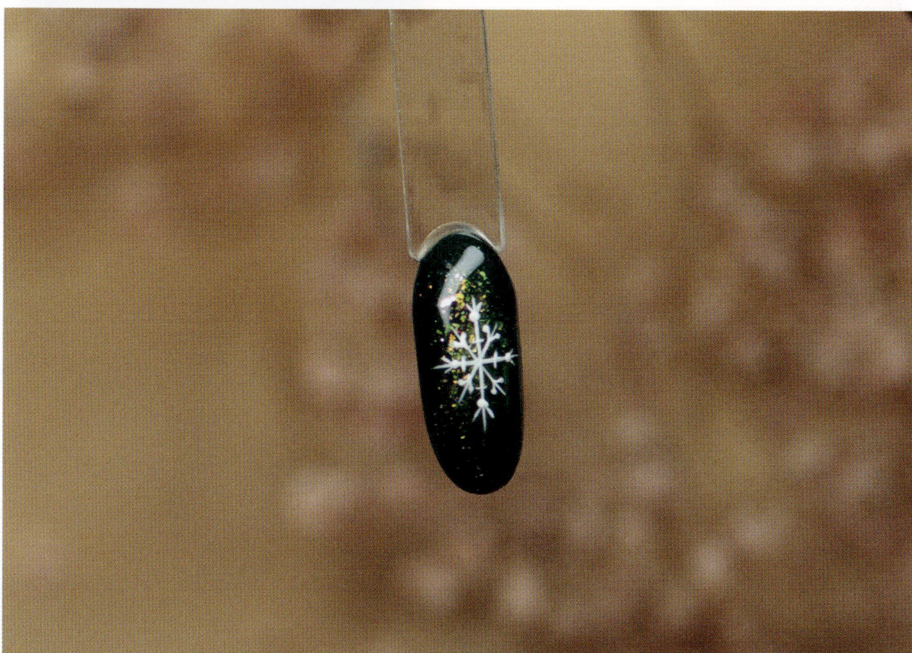

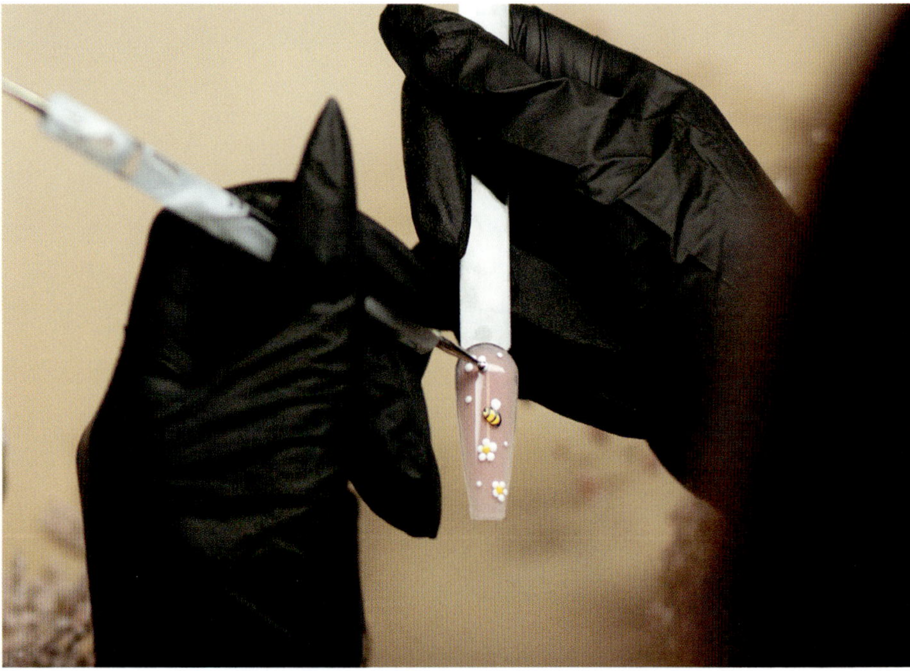

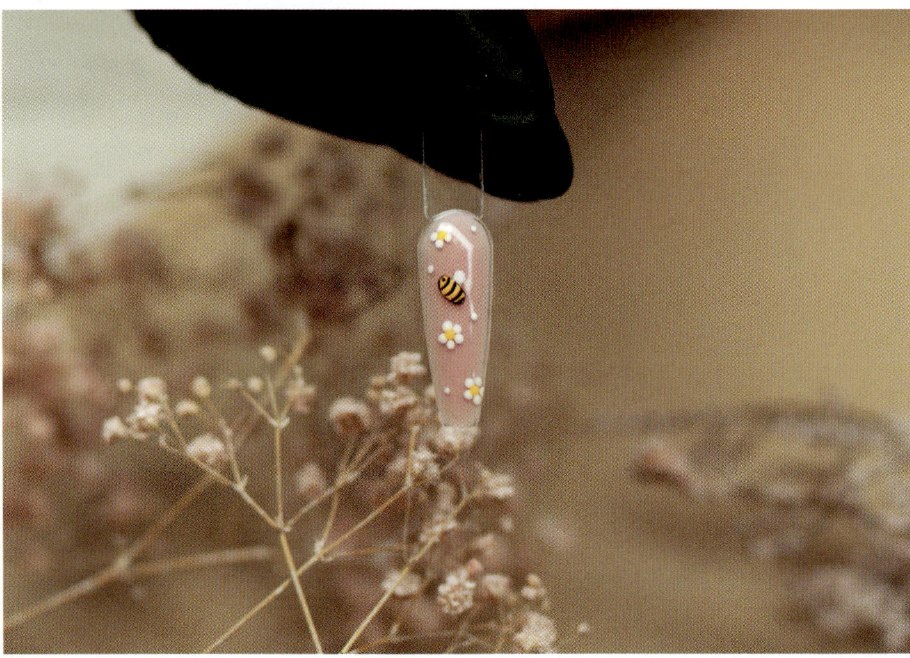

Frühlingsdesigns

Bienchen und Blümchen

Nein, das hat jetzt nichts mit Aufklärung zu tun – jedenfalls nicht mit der, an die du denkst. Wie du dir dieses süße Design selbst auf die Nägel zauberst, erkläre ich dir hier.

Für dieses Design brauchst du:

- → **schwarze, weiße und gelbe Farbe**
- → **Dotting Tool**
- → **Nailart-Pinsel**
- → **Untergrundfarbe deiner Wahl**

Als Untergrundfarbe kannst du verwenden, was du möchtest. Ich mag am liebsten natürliche Farben wie Rosa oder Nude. Mit deinem Dotting Tool malst du dir mit der gelben Farbe zunächst eine ovale Form auf den Nagel. Diese stellt die Biene dar. Nun schnappst du dir den Nailart-Pinsel und malst die typischen schwarzen Striche auf den Bienenkörper. Lass nach jedem Schritt dein Design in der Lampe aushärten, damit deine Farben nicht ineinanderlaufen.

Achte darauf, am Kopf der Biene genug Platz für das Auge zu lassen. Dieses kannst du mit dem Dotting Tool einfach in deiner schwarzen Farbe setzen. Nun fehlen deiner Biene nur noch die Flügel. Die malst du mit deiner weißen Farbe und deinem Pinsel.

Um die Biene herum setzt du dir nun mit dem Dotting Tool und der weißen Farbe fünf gleich große Punkte im Kreis. Das werden deine Blumen. Nach dem Aushärten setzt du jeweils einen gelben Punkt in die Mitte der weißen Flächen, und fertig ist dein Design.

16

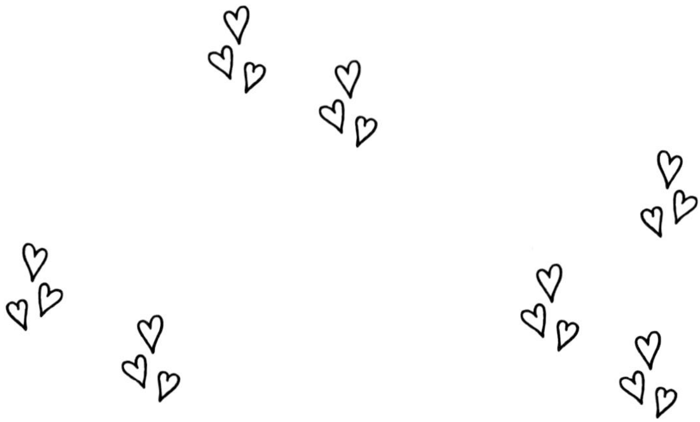

Chrome-Herz

Was passt besser zum Valentinstag als Herzchen? Sie gehen schnell, einfach, und man kann sie überall integrieren.

Für dieses Design brauchst du:

- → **Dotting Tool**
- → **Nailart-Pinsel**
- → **Farbe ohne Schwitzschicht**
- → **Chrome-Puder**
- → **Untergrundfarbe deiner Wahl**

Auch bei diesem Design kannst du die Farbe für den Untergrund selbst wählen. Wichtig ist, dass du deinen Untergrund – egal ob Farbe oder Aufbaugel – einmal gut mit deinem Buffer abmattierst, sodass dein Pigment gleich nicht in der glatten Oberfläche deiner Farbe oder deines Aufbaus haften bleibt, sondern nur in deinem Design.

Mit deinem Dotting Tool und der Farbe ohne Schwitzschicht setzt du dir nun zwei Punkte, die sehr nah beieinander liegen.

Mit deinem Nailart-Pinsel verbindest du jetzt beide Punkte an den Seiten in der Mitte, als würdest du ein Dreieck einsetzen. Jetzt füllst du das Ganze nur noch aus, und schon hast du dein Herz.

Dein Design lässt du nun aushärten und reibst anschließend dein Chrome-Puder in das Herz-Design. Zum Schluss wird alles nur noch versiegelt, und du bist fertig.

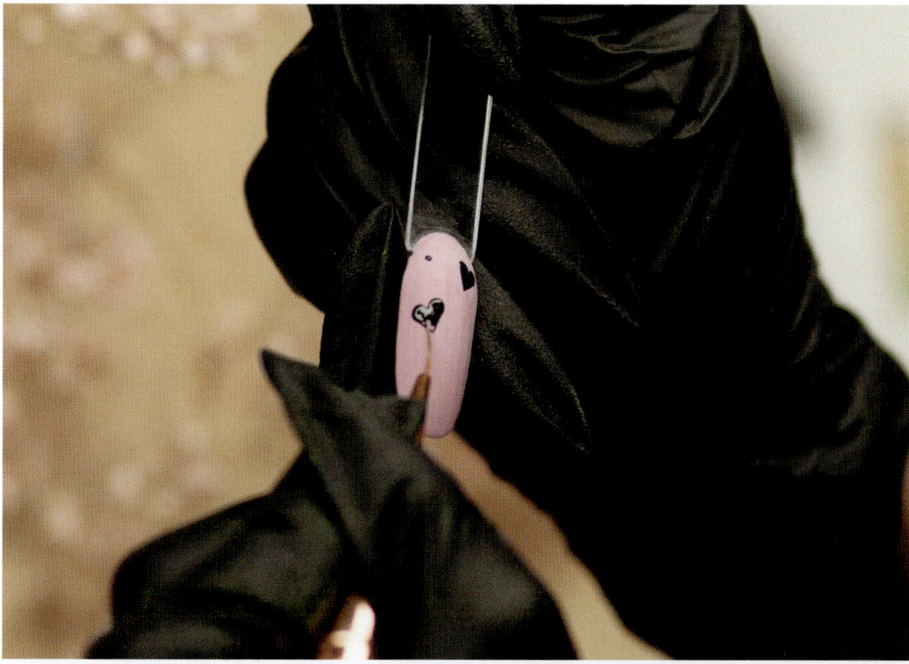

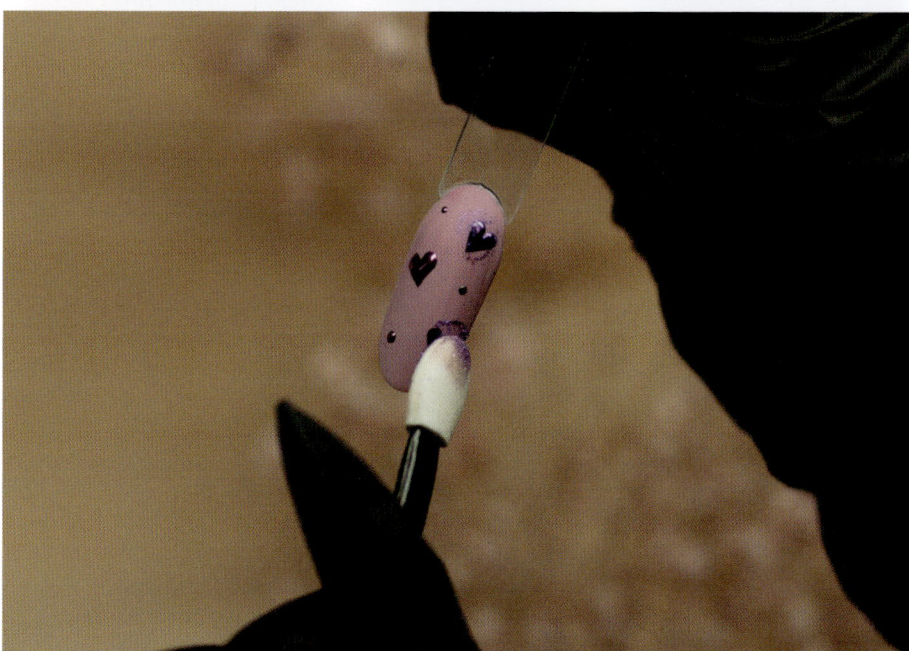

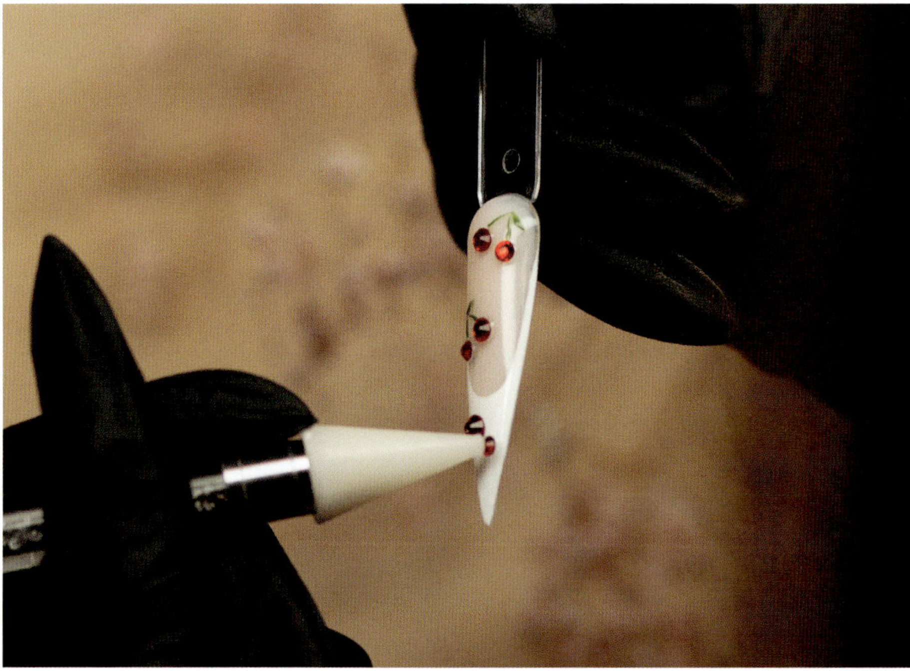

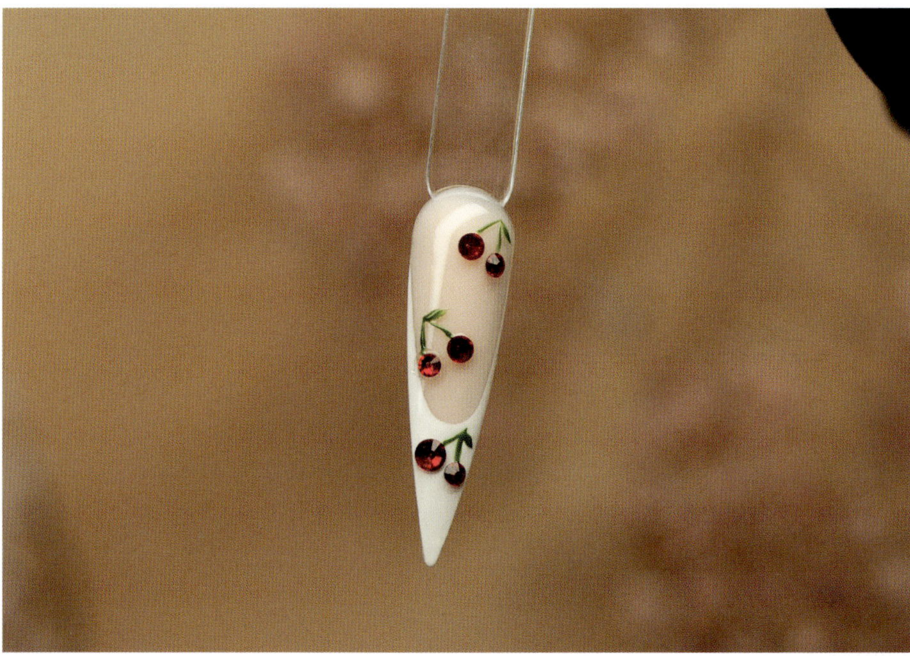

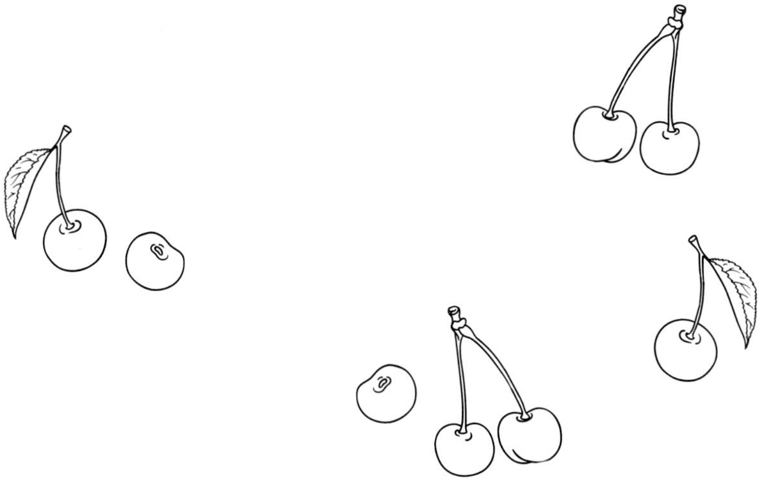

Sommerdesigns

Cherry Nails Design

Sehr uneigennützig würde ich das hier mein liebstes Design nennen. Es besteht aus einem French und süßen Kirschen, perfekt für den Sommer!

Für dieses Design brauchst du:

→ rote Steinchen

→ grüne und weiße Farbe

→ Nailart-Pinsel

→ Rubber Base

Dieses Design arbeitest du dir am besten auf einem Cover-Gel, also einem Gel, das eingefärbt ist. Wie du dir einen French malst, findest du auf Seite 162.

Auf deinen French trägst du Versiegler auf und lässt diesen in der Lampe aushärten. Jetzt schnappst du dir deine Rubber Base und setzt dir zwei Punkte nebeneinander. In diese zwei Punkte kommen zwei Steinchen. Am besten nimmst du Steinchen, die nicht gleich groß sind. Anschließend härtest du deine Nägel unter der Lampe. Zum Schluss fehlt nur noch der Stiel und oben ein kleines Blatt an deiner Kirsche – und schon hast du ein perfektes Design für den Sommer.

16

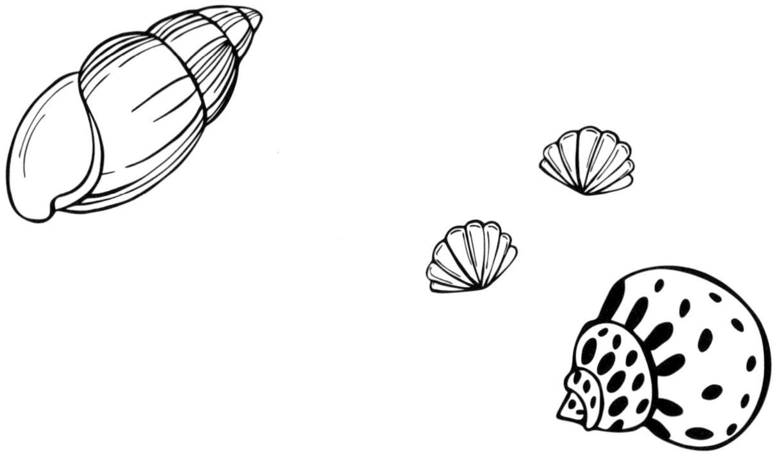

Ocean Nails

Dieses Design ist perfekt für deinen Strandurlaub. Besonders toll ist, dass du nicht ordentlich arbeiten und auch überhaupt nicht malen können musst.

Für dieses Design brauchst du:

- → **drei verschiedene Blautöne**
- → **weiße Farbe**
- → **Ombre-Pinsel**
- → **Base Coat**
- → **Mischpalette**
- → **Versiegler**

Du startest mit einer dünnen Schicht Base Coat auf dem ganzen Nagel. Auf einer Mischpalette trägst du nun alle Farben und das Weiß nebeneinander in dünne Linien auf. Mit einem Dotting Tool oder einem Pinsel verwischst du die Farben ineinander, um ein schönes Muster zu erzeugen. Mit dem Ombre-Pinsel streichst du etwas von dem Muster in den Pinsel und überträgst es in wenigen Bewegungen in deinen noch nassen Base Coat. Mit einem dünnen Nailart-Pinsel kannst du hier und da noch nachhelfen. Wenn du zufrieden mit dem Design bist, kannst du es in der Lampe aushärten lassen und anschließend versiegeln.

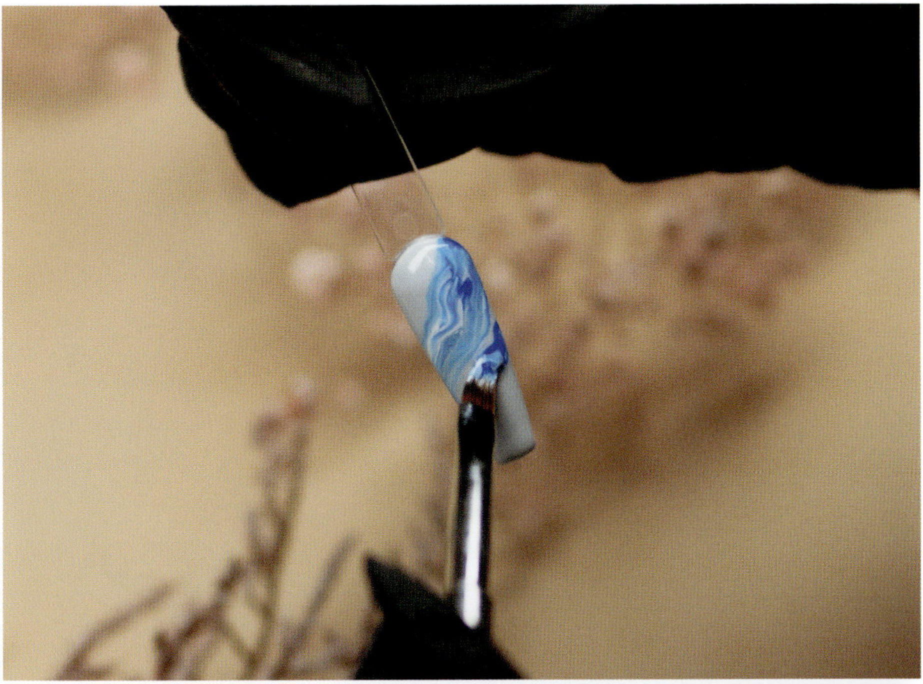

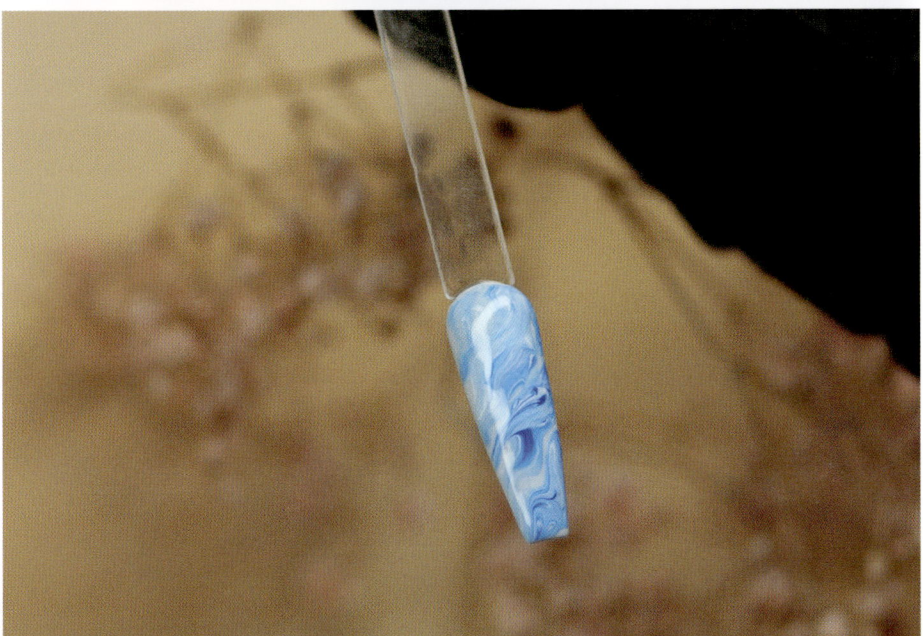

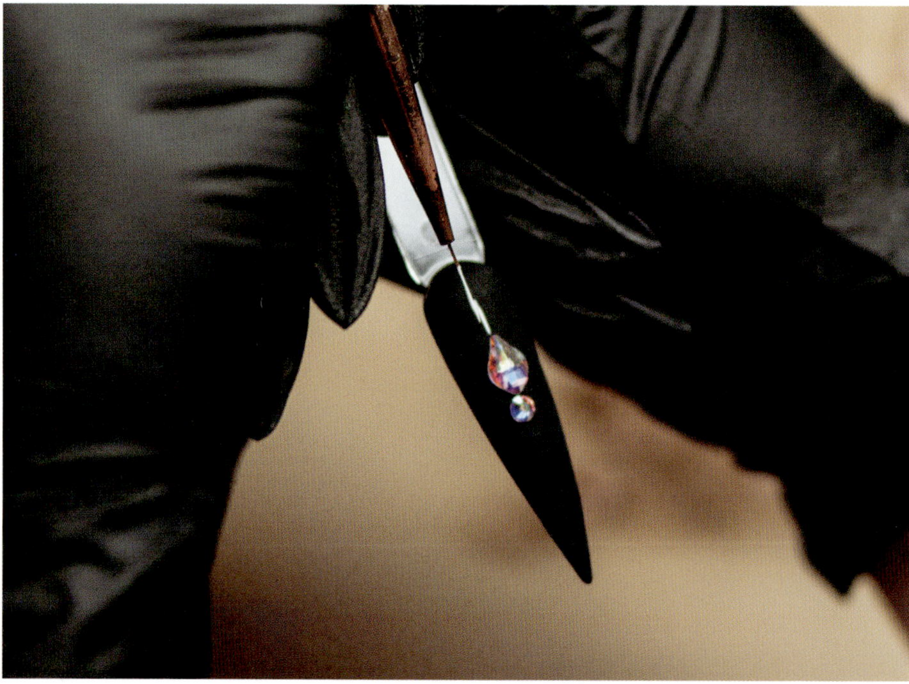

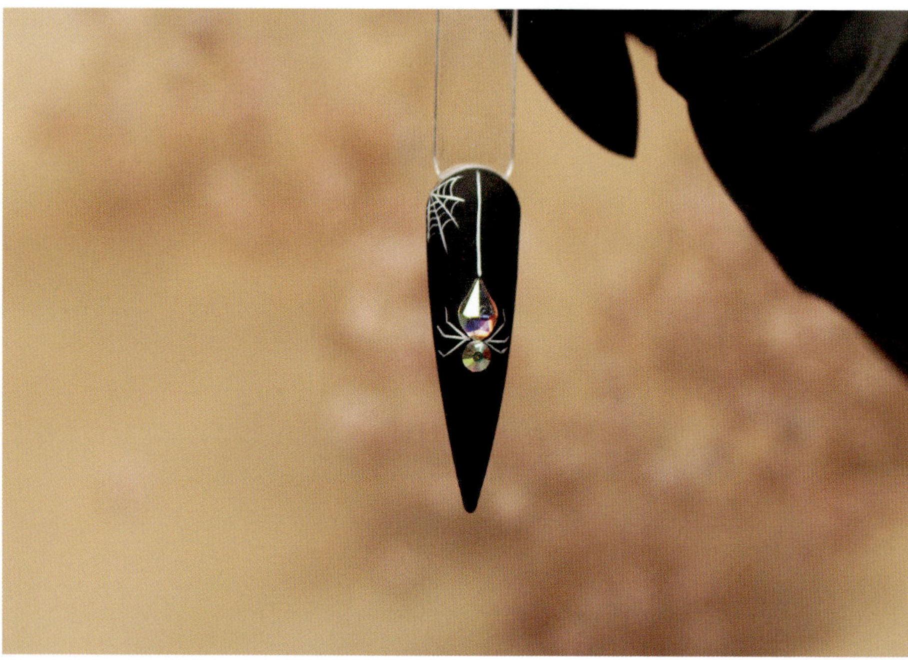

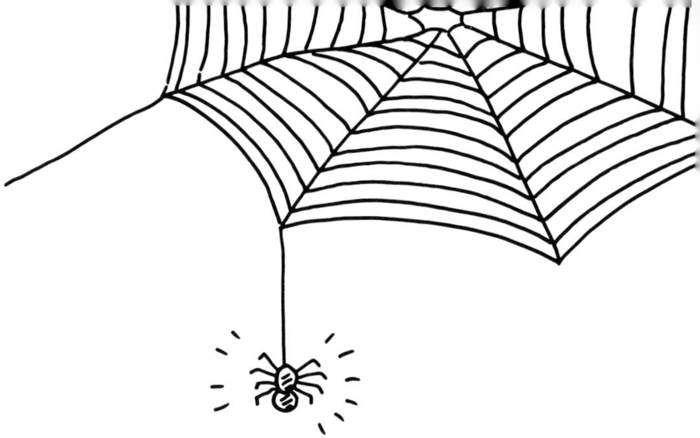

Herbstdesigns

Spinnen

Meine allerliebste Zeit für Nail Designs ist die Halloween-Saison, denn da wird es richtig kreativ und es muss nicht immer perfekt ordentlich sein. Hier eine kleine Inspiration für ein Spinnendesign, bei dem du kaum malen musst.

Für dieses Design brauchst du:

→ **schwarze und weiße Farbe**

→ **Nailart-Pinsel**

→ **pro Nagel einen runden und einen tropfenförmigen Stein**

→ **Rubber Base**

Du startest damit, deine Nägel schwarz zu lackieren. Ich versiegele den Untergrund bei diesem Design gerne in matt, damit die Spinnen besser zur Geltung kommen. Nun malst du mit deinem Nailart-Pinsel und der weißen Farbe von der oberen linken Ecke ein paar verschieden lange Striche. Starte dabei immer am gleichen Punkt in der Ecke. Male nun zwischen deinen Strichen ein paar gebogene Linien. Das Schöne an Spinnweben ist, dass sie nicht superordentlich werden müssen.

Anschließend klebst du mittig auf deinen Nagel zuerst den runden Stein mit deiner Rubber Base fest und anschließend den tropfenförmigen Stein darüber, um die Spinne zu formen. Lasse alles in der Lampe aushärten und male danach mit dem Weiß einen Faden, an dem deine Spinne hängt. Füge deiner Spinne links und rechts jeweils vier Beine hinzu, und das Design ist fertig.

16

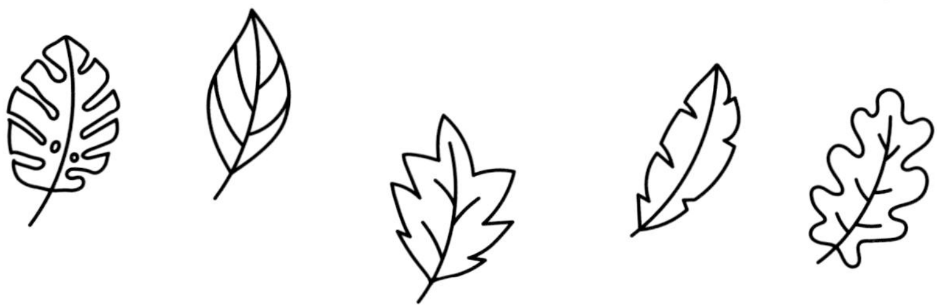

Marmor mit Goldflocken

Der Herbst ist für mich die goldene Jahreszeit, und nichts ist schöner und eleganter als ein Marmor-Design mit goldenem Effekt.

Für dieses Design brauchst du:

- → **Nailart-Pinsel**
- → **Farbe deiner Wahl**
- → **Cleaner**
- → **Goldflocken**
- → **Gelpinsel**
- → **Versiegler**

Dieses Design mache ich am liebsten auf einem neutralen Hintergrund. Du kannst es natürlich auch auf eine Farbe arbeiten, zum Beispiel Weiß. Achte nur darauf, dass sich dein Marmor und dein Hintergrundton nicht zu ähnlich sind, damit das Design auch wirklich gut zu erkennen ist.

Ich wähle passend zum Herbst gern eine braune Farbe. Mit dem Nailart-Pinsel malst du zuerst ein paar Linien, die ruhig etwas verwackelt sein dürfen. Lass noch etwas Platz für die Goldflocken. Nun tunkst du deinen Gelpinsel in etwas Cleaner und verwischst damit deine Linien. Achte beim Verwischen der Linien darauf, dass du die obere Kante scharf lässt und deine Linie nach unten hin etwas verwischst. So sieht dein Marmoreffekt etwas natürlicher aus. Danach lässt du deine Nägel in der Lampe aushärten. Falls du dein Design zu stark verwischt hast, kannst du noch ein paar Linien hinzufügen.

Nun trägst du einen Versiegler auf und legst dort deine Goldflocken hinein. Ich nutze dafür gerne einen Gelpinsel, weil die Flocken daran besonders gut halten.

Lass die Versiegelung kurz in der Lampe aushärten. Jetzt kannst du noch eine finale Schicht Top Coat auftragen, und fertig ist dein Design.

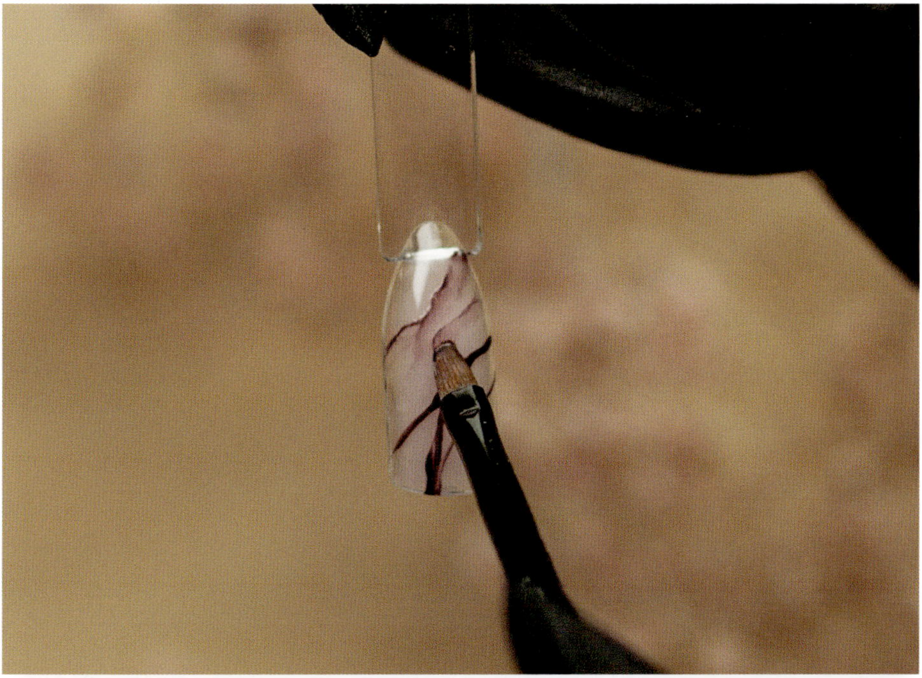

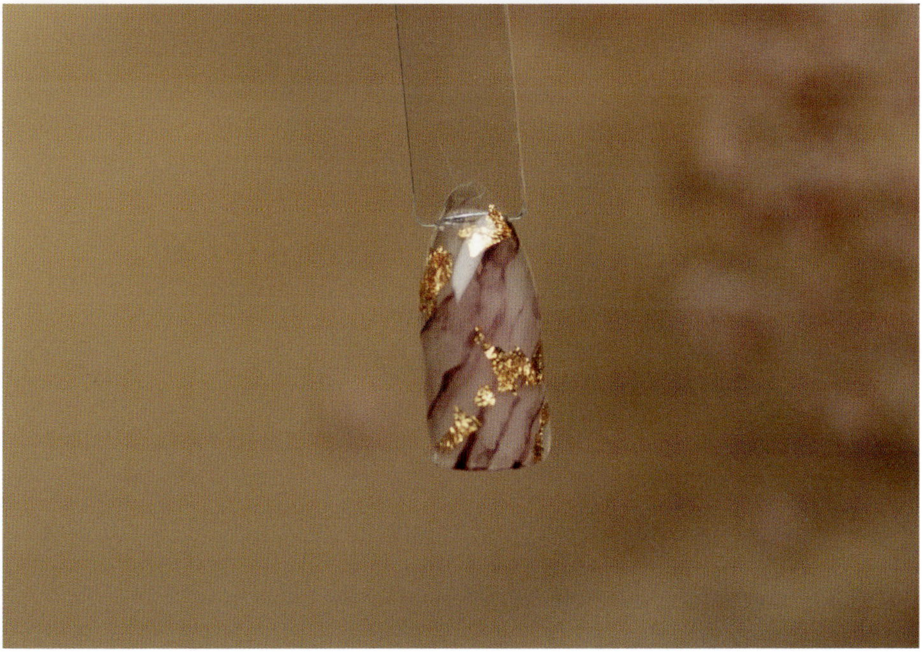

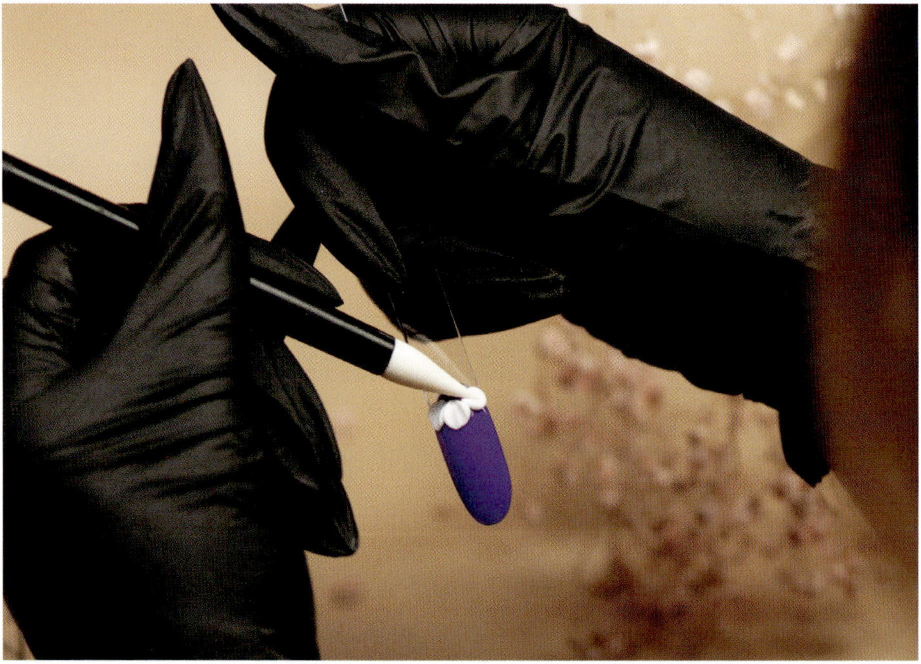

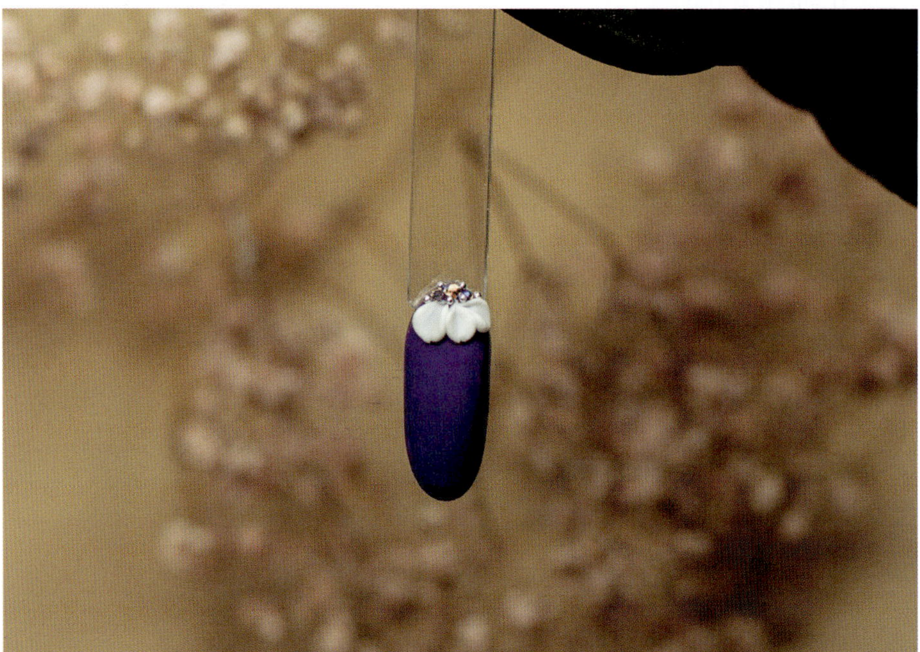

Weitere Designs

3-D-Blumen

Dieses Design passt wirklich in jeder Jahreszeit zu jedem Anlass. Es ist ein perfekter Hingucker und lässt sich zu allem kombinieren.

Für dieses Design brauchst du:

- → **Untergrundfarbe**
- → **Silikon-Tool**
- → **Plastilin-Gel**
- → **Mikroperlen**
- → **Rubber Base**
- → **Steinchen**
- → **Top Coat**

Du startest mit deiner Untergrundfarbe und versiegelst diese mit deinem gewünschten Top Coat. Nun nimmst du dir etwas von deinem Plastilin-Gel und rollst dir drei gleich große Kugeln daraus. Trage dabei immer Handschuhe, damit das Gel nicht an deinen Fingern kleben bleibt, und achte darauf, dass deine Handschuhe sauber sind, damit du keinen Staub oder Verschmutzung in deine Kugeln bekommst.

Nun kannst du eine der drei Kugeln in die Mitte deines Nagelrands setzen und mit deinem Silikon-Tool die Kugel in der Mitte flach drücken, bis du eine Blütenform erhältst.

Das gleiche wiederholst du links und rechts.

Lasse die Kugeln immer wieder aushärten, damit sie fest sitzen und du sie beim Modellieren der anderen nicht mehr kaputtmachen kannst. An den Nagelrand kannst du anschließend deine Steine und Mikroperlen mit der Rubber Base befestigen – und schon ist dein 3-D-Blumendesign fertig.

16

Festival Neon Nails

Mit diesen Nägeln bist du definitiv ein paar Tage high ohne Kater. Meine Nägel sind sehr häufig ein Ice Breaker, denn gerade auf Veranstaltungen werde ich häufig darauf angesprochen. Dieses Design ist sehr einfach und kann in allen möglichen Varianten gezaubert werden.

Für dieses Design brauchst du:

- **schwarze Farbe**
- **fluffigen, kleinen Pinsel**
- **Neon-Pigment**
- **weißes Spider-Line-Gel**
- **Cleaner**
- **Zellette**
- **Staubpinsel**
- **Top Coat**

Du startest damit, deine Nägel mit Schwarz zu lackieren. Auf einem schwarzen Hintergrund kommt das Design am besten zur Geltung, du kannst aber natürlich auch jede andere Farbe wählen. Wichtig: Nach dem Aushärten deiner Farbe solltest du unbedingt die Schwitzschicht gründlich vom Nagel entfernen.

Nun kannst du dein Spider-Line-Gel über deinem Nagel verteilen. Du kannst dafür deine behandschuhten Finger nehmen oder auch ein Dotting Tool. Das muss nicht ordentlich werden, ziehe dir einfach ganz wild die Gelfäden über den Nagel, bis du zufrieden mit dem Muster bist.

Nach dem Aushärten des Spider-Line-Gels kannst du nun dein Neon-Pigment mit dem fluffigen Pinsel in die Schwitzschicht einreiben. Die Überschüsse wischst du mit dem Staubpinsel (nicht mit einer Bürste) weg und versiegelst dein Design.

Fertig ist dein Festival-Hingucker.

Nailart ermöglicht uns, mit Trends zu spielen oder einfach unserer Fantasie freien Lauf zu lassen. Ich möchte dich ermutigen, diese Techniken als Ausgangspunkt zu nehmen und sie zu deinem eigenen zu machen. Experimentiere mit Farben, Texturen und Formen.

Vergiss nicht, dass Übung den Meister macht. Nicht jedes Design wird sofort perfekt sein, aber jeder Pinselstrich, jede Perle und jeder Glitzerpartikel bringt dich einen Schritt weiter. Ich freue mich auf die wunderbaren Designs, die du kreierst, und die Geschichten, die sie erzählen.

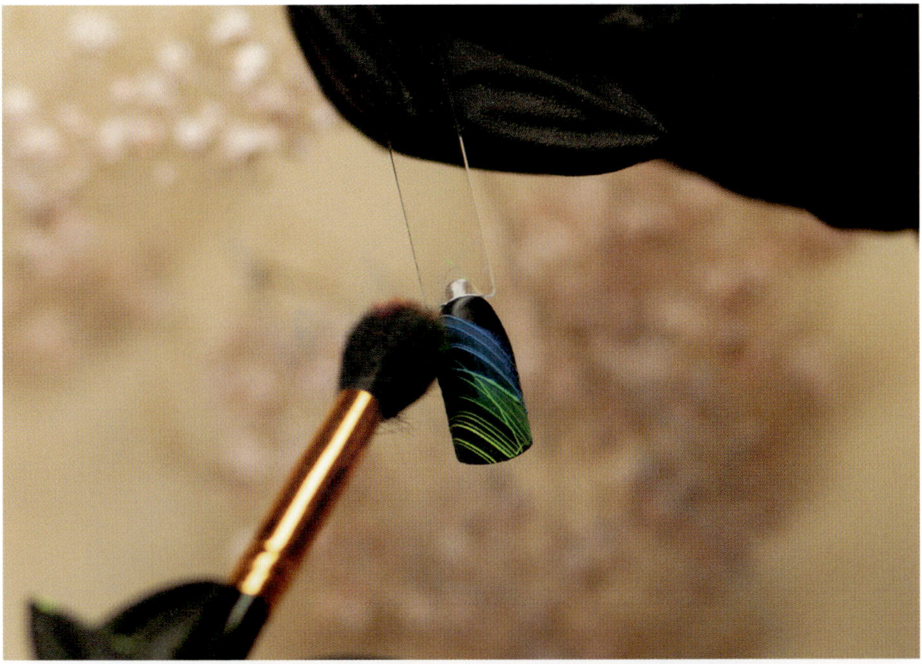

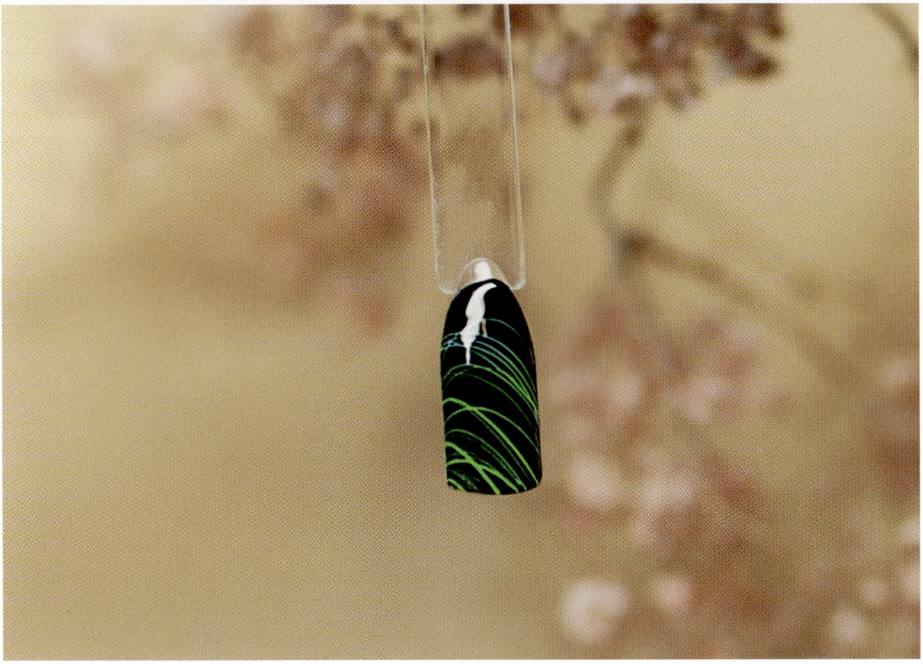

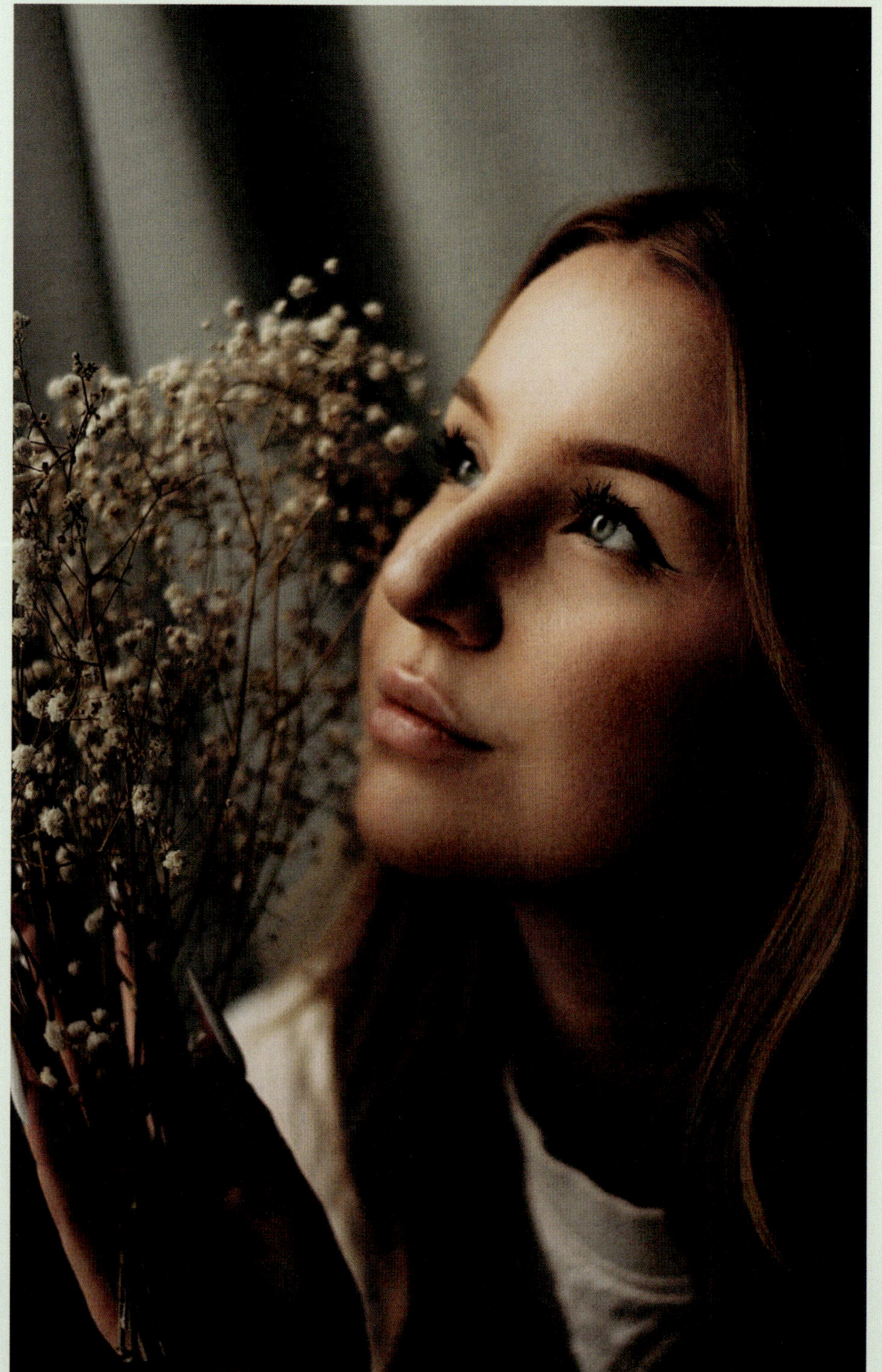

17

Nachhaltigkeit

Nachhaltigkeit sollte uns alle beschäftigen, und genau dafür habe ich dieses Kapitel geschrieben. Auch am Nageltisch können wir an den Schutz unseres Planeten denken. Ich habe in diesem Kapitel konkrete Vorschläge und Anregungen gesammelt, die dir helfen, weniger verschwenderisch beim Nägelmachen zu sein.

17

Ich weiß, was du jetzt denkst: Was haben Nägel mit Nachhaltigkeit zu tun? Wenn wir mal ehrlich sind, dann müssen wir uns eingestehen, dass die Beautybranche wirklich sehr verschwenderisch mit Ressourcen umgeht. Trotzdem sollten wir alle unser Bestes geben, um unseren Planeten nicht weiter zu belasten. Deshalb möchte ich in diesem Kapitel einige Tipps geben, was du am Nageltisch umsetzen kannst, und dir zeigen, dass es auch beim Thema Nägelmachen wichtig ist, über Nachhaltigkeit nachzudenken.

Refill kaufen

In vielen Shops kannst du dir deine Technikgele in Refillverpackungen kaufen. Das ist besonders gut, da diese Verpackungen weniger Plastik enthalten, und es ist auch besser für dein Portemonnaie, denn diese sind meistens günstiger.

Zweckentfremden

Am Nageltisch kannst du besonders kreativ werden, wenn du Dinge einfach zweckentfremdest. Statt Materialien für die neuesten Trends gleich nachzukaufen, versuche, diesen Trend mit deinen eigenen Materialien nachzumachen.

Glitzereffekt

Anstatt dir einen Glitzerversiegler zu kaufen, kannst du auch ein feines Pigment oder Glitzer in deinen Versiegler streuen und ihn dann auf deine Nägel auftragen. So sparst du dir ein zusätzliches Produkt. Das kannst du übrigens auch beim Aufbau anwenden. Falls du ein schimmerndes Aufbaugel haben möchtest, mische einfach etwas Glitzerpigment in das Aufbaugel.

Jelly

Ein Jelly-Gel ist eine halbtransparente Farbe. Man erzeugt damit quasi einen „Buntfensterglas-Look".

Kauf dir keine Jelly-Gele. Du kannst jedes Farbgel, das du sowieso schon dahast, mit deinem Versiegler vermischen. Achte nur auf das Mischverhältnis: Du solltest Versiegler und Farbgel im Verhältnis 2:1 mischen. Und zack, hast du eine Jelly-Farbe.

Unterlage

Als Unterlage für Farben oder um etwas anzumischen eignet sich das Papier, auf dem deine Schablone klebt, besonders gut, diese ist nämlich beschichtet. Du kannst hier das Papier jeder Einwegschablone benutzen, sie funktionieren alle.

Große Mengen kaufen

Kaufe Flüssigkeiten gleich in großen Verpackungen. Du wirst mehr Cleaner brauchen als die 30 Milliliter, die du dir da besorgt hast. Am besten kaufst du eine Literflasche; so sparst du Müll, Geld und das ständige Nachkaufen.

Farben mischen

Wenn dir die passende Farbe fehlt, zum Beispiel das perfekte Grau für ein kühles Design, mische sie dir einfach selbst zusammen, bevor du dir eine neue Farbe zulegst.

Nailart

Du hast in einer Schublade Bastelglitzer gefunden? Nutze dieses und andere Dinge, die du schon zu Hause hast, um atemberaubende Nailart zu kreieren. Du kannst dir eigentlich alles Mögliche – von Schmuck bis zu kleinen Figuren – auf die Nägel zaubern. Deiner Kreativität sind keine Grenzen gesetzt.

Tiegelverwertung

Nutze deine Verpackungen weiter, um Abfall zu vermeiden. Wenn ich mir selbst ein Gel angemischt habe oder Glitzer aufbewahren möchte, nehme ich gern einen leeren Geltiegel und stelle diesen unter die UV-Lampe. Ist das Gel ausgehärtet, kannst du es mit einem Pro-Pusher ganz einfach aus deinem Tiegel entnehmen und diesen anschließend erneut benutzen.

Auf Qualität setzen

Ich empfehle dir, unbedingt hochwertige Werkzeuge zu benutzen. Besonders bei Nagelhautzangen mache ich niemals Kompromisse bei der Qualität, denn diese müssen lange halten. Ich habe meine Nagelhautzangen bis zu zwei Jahre lang in Gebrauch. Kaufst du die minderwertige Nagelhautzange, kaufst du sie dir doppelt.

Plastikfreie Alternativen

Seitdem Mikroplastik im Glitzer verboten wurde, gibt es zahlreiche plastikfreie Glitzeralternativen auf dem Markt. Diese sehen genauso aus wie die aus Plastik, sind aber biologisch abbaubar.

Ordnungsgemäß entsorgen

Falls du deinen Staubfilter mit dem Staubsauger aussaugst, entsorge den Feinstaub, der im Grunde Mikroplastik ist, bitte nicht einfach irgendwo draußen oder spüle ihn nicht zu Hause über der Toilette oder dem Waschbecken weg. Dieses Mikroplastik gelangt dann sofort in unser Abwasser und von dort ins Grundwasser. Sauge es lieber auf, packe es in eine Plastiktüte und wirf diese in deinen Hausmüll, sodass sich das Mikroplastik nicht in großen Mengen überall verteilen kann. Dies gilt auch für chemische Flüssigkeiten wie Cleaner oder Aceton.

Pflege

Leben deine Instrumente lange, musst du nicht so schnell wieder neue kaufen. Deswegen achte darauf, dass du deine Bits niemals verwendest, um Steinchen herunterzufräsen, sondern immer nur dazu, um Gel zu entfernen oder zu formen. Damit deine Schneideinstrumente nicht so schnell abstumpfen, achte darauf, dass du sie mit der Klinge nach oben aufbewahrst oder noch besser eine Schutzkappe aufsetzt. Lege deine Instrumente richtig in Ultraschallreiniger oder in Heißluftautoklaven – auch hier mit der Schneideseite nach oben.

Stromsparende Lampe

Nutze eine Lampe, die sich selbst abschaltet. Die meisten modernen Lampen gehen von selbst an, sobald du deine Hände hineinlegst und nach der eingestellten Zeit auch wieder aus. Das ist sehr viel sparsamer als eine Lampe, die durchgehend leuchtet.

Zieh den Stecker

Viele deiner Geräte laufen auf Stand-by weiter. Selbst wenn du sie gerade nicht in Gebrauch hast, ziehen sie weiter Strom. Wenn ich am Abend fertig bin mit dem Nägelmachen oder wenn ich für einige Tage verreise, ziehe ich alle Geräte aus der Steckdose. Alternativ kannst du auch eine Steckerleiste mit Kippschalter verwenden, den du ausschaltest, wenn du fertig bist.

Unterstützung lokaler Hersteller

Wenn wir Produkte von lokalen Anbietern kaufen, verringern wir die CO_2-Emissionen, die durch lange Transportwege entstehen. Außerdem stärken wir die lokale Wirtschaft und fördern Arbeitsplätze vor Ort. Das ist nicht nur gut für den

Planeten, sondern unterstützt auch die Menschen in unserer unmittelbaren Umgebung.

Umweltfreundliche Reinigungsmittel

Die Verwendung von umweltfreundlichen Reinigungsmitteln ist ein weiterer einfacher, aber effektiver Weg, um unseren ökologischen Fußabdruck zu reduzieren. Viele herkömmliche Reiniger enthalten aggressive Chemikalien, die nicht nur der Umwelt schaden, sondern auch unserer Gesundheit. Umweltfreundliche Alternativen sind oft genauso effektiv.

Nachhaltigkeit im Alltag

Denke auch im Alltag über kleine Veränderungen nach, die einen Unterschied machen können. Spare zum Beispiel Wasser, indem du den Wasserhahn abstellst, während du deine Hände einseifst. Achte darauf, deinen Müll richtig zu trennen und kaufe so wenig Plastikverpackungen wie möglich ein.

> **”**
>
> **Mit diesen Tipps kannst du leicht einen Beitrag zum Umweltschutz leisten. Es geht nicht darum, alles auf einmal zu ändern, sondern kleine Schritte zu machen, die zusammen einen Unterschied bewirken.**
>
> **“**

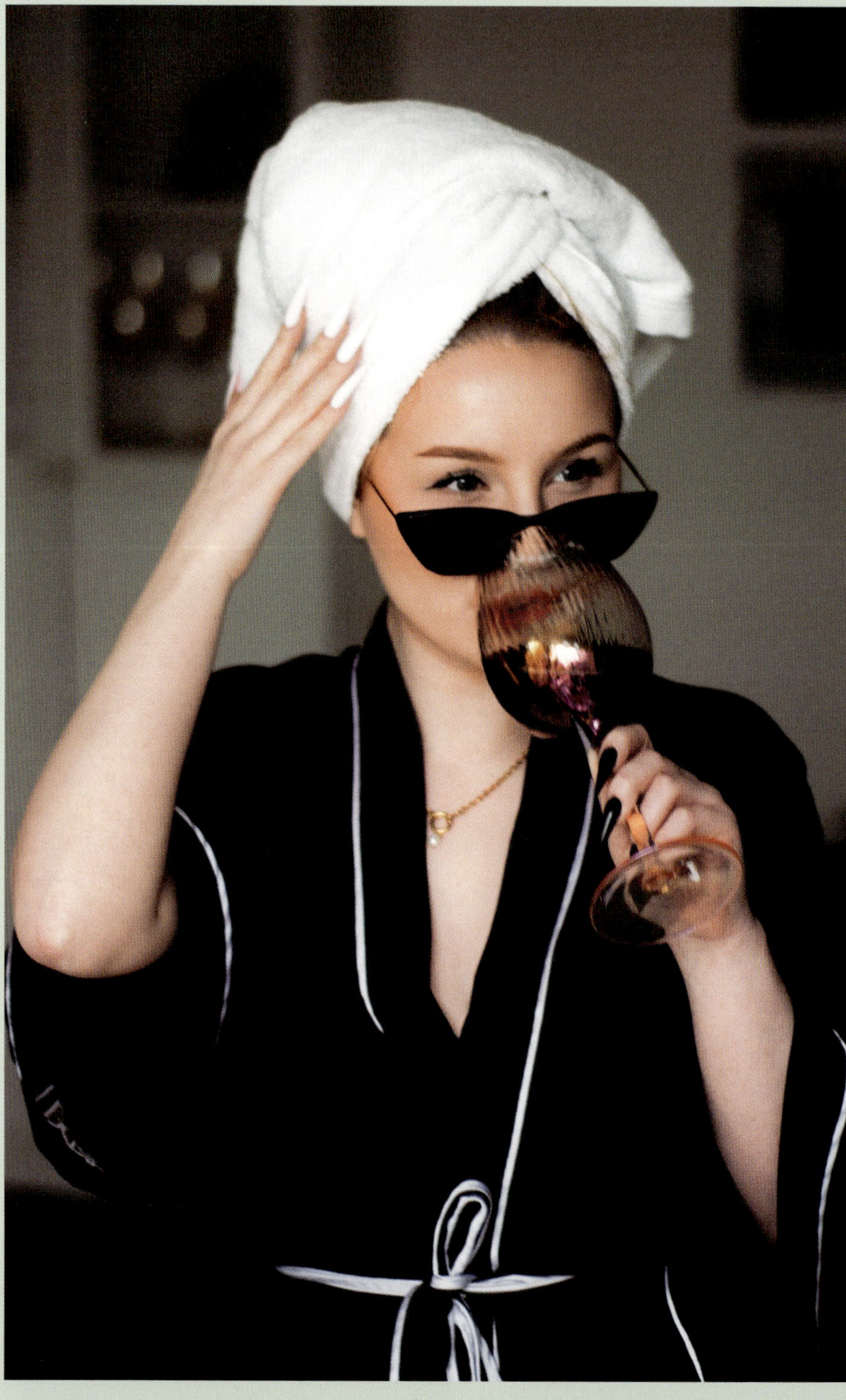

18

Selfcare

In diesem Kapitel möchte ich dir etwas Gutes tun. Du findest hier nicht nur ein paar Dehnübungen für deinen verspannten Rücken und deine schmerzenden Hände nach dem Nägelmachen, sondern auch einige persönliche Worte von mir, die dich hoffentlich auffangen und motivieren können, wenn du mal zweifelst.

18

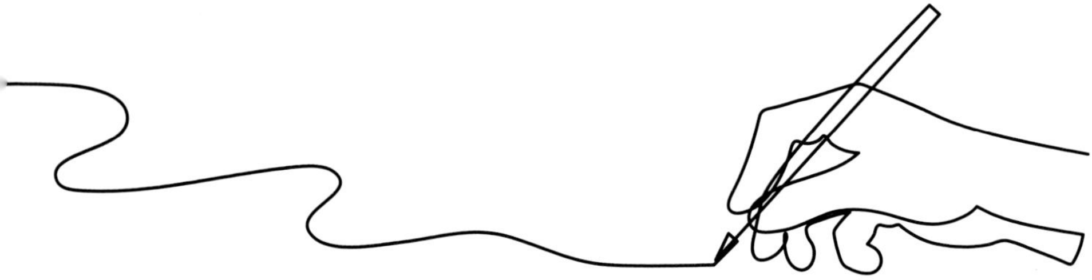

Das Wichtigste und Schönste beim Nägelmachen ist, dass wir es für uns selbst tun. Dieses Kapitel gehört also ganz dir. Wir machen viel zu selten Dinge nur für uns. Nägelmachen war schon damals eine gute Stressbewältigung und eine Auszeit vom Alltag für mich. Einfach mal hinsetzen und etwas Schönes und Kreatives machen, das ich dann auch noch wochenlang bei mir tragen kann. Selbst wenn du von deinen ersten Versuchen entmutigt sein solltest, mach trotzdem immer Beweisfotos, denn in wenigen Monaten schaust du zurück auf diese Bilder und siehst schon riesige Fortschritte. Ich bin so froh, dass ich damals so viele Bilder von den Nägeln geschossen habe, die ich anfangs gemacht habe. Heute schaue ich sie mir gerne an und zeige sie auch auf Social Media, um mich selbst und andere daran zu erinnern, dass wir alle irgendwo anfangen. Und ehrlich gesagt hätte ich für diese Anfänge eine Abmahnung bekommen müssen, denn die waren gruselig. Aber ich liebe sie.

Immer wenn wir etwas Neues anfangen, ist das nur Tag eins, aus dem so viele tolle Dinge entstehen können.

Aber jetzt geht es um dich. Vergiss nicht, nach dem langen Sitzen und den vielen verrückten Handverrenkungen beim Feilen deinem Körper auch etwas Gutes zu tun.

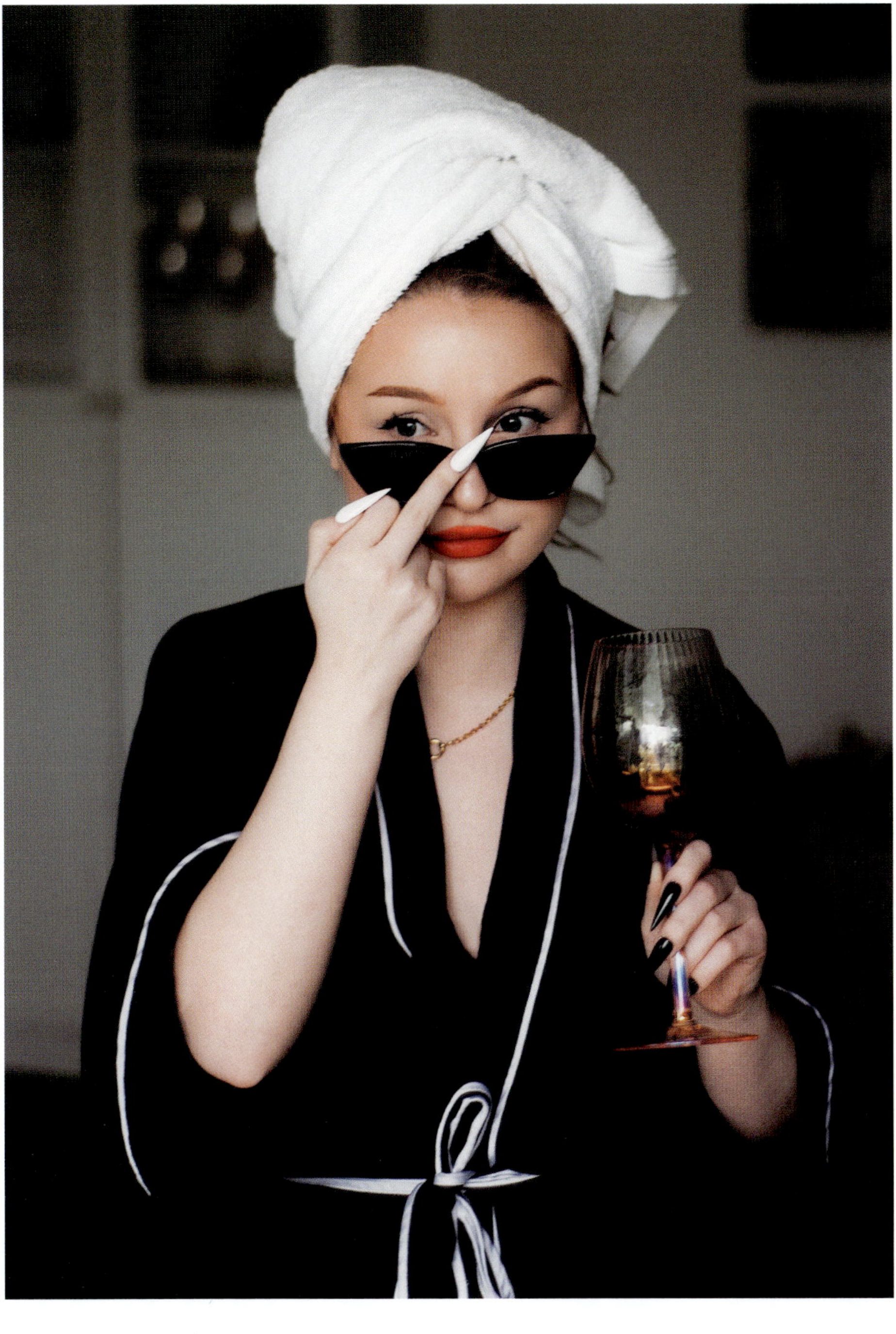

18

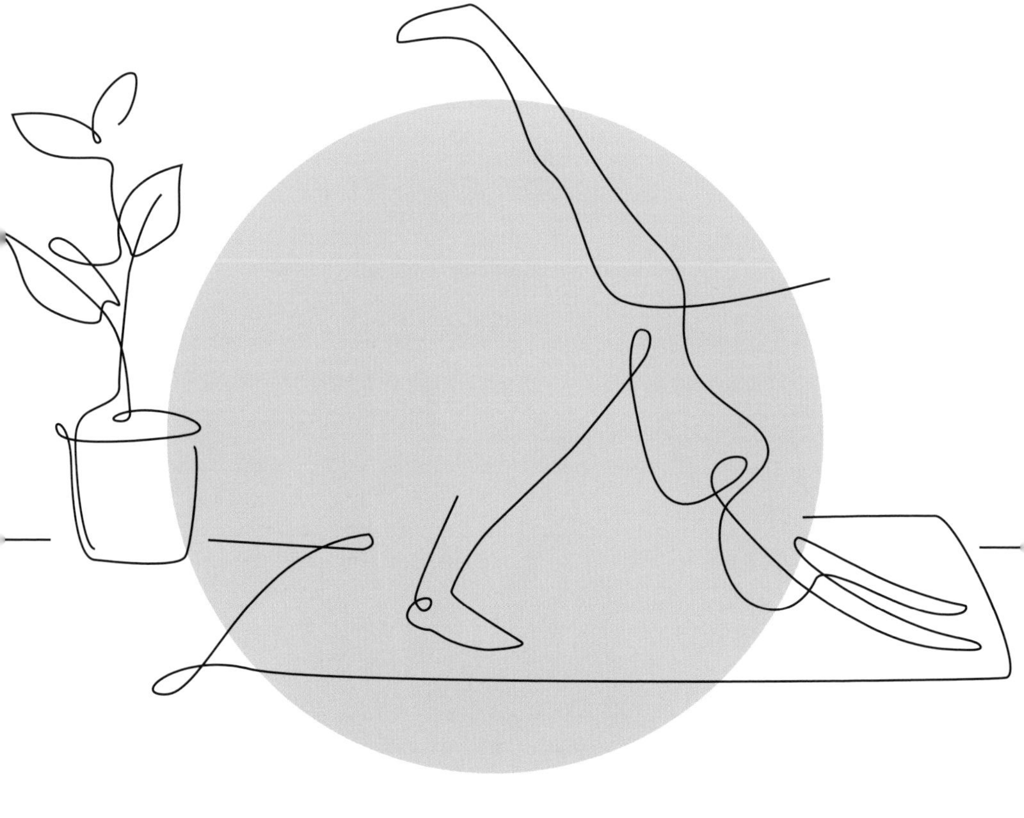

Dehnübungen für die Hände

Ich möchte dir einige inspirierende Dehnübungen für die Hände verraten. Diese Handdehnübungen sind meine persönlichen Favoriten, die ich gerne zwischendurch an langen Arbeitstagen mache.

Übung 1

Beginne damit, deinen Arm vor dir auszustrecken, die Handfläche von dir weg gerichtet, so als würdest du bereit sein, ein High Five zu geben. Dann greifst du mit der anderen Hand einen Finger nach dem anderen und ziehst jeden sanft, aber fest nach hinten in Richtung deines Handgelenks. Achte darauf, dass du diese Bewegung einzeln bei jedem Finger durchführst, um die maximale Dehnung zu erzielen. Halte diese Position für jeden Finger für etwa 10 Sekunden, anschließend wiederholst du es mit der anderen Hand. Diese Methode verbessert nicht nur die Beweglichkeit deiner Finger, sondern hilft auch, die Muskeln und Gelenke in deinen Händen zu entspannen und zu stärken.

Übung 2

Forme mit einer Hand eine Kralle, indem du die Fingerspitzen nahe an deine Handinnenfläche heranziehst. Benutze dann die andere Hand, um sanft die gekrümmten Finger zurückzudrücken, während du gleichzeitig mit der Krallenhand einen leichten Widerstand leistest. Dies fördert eine sanfte Dehnung und Stärkung der Finger. Wiederhole die Übung mit der anderen Hand.

Übung 3

Schüttel es weg! Schüttel deine Hände einfach mal superwild aus, in alle möglichen Richtungen. Das regt die Durchblutung deiner Hände an und löst mögliche Krämpfe in deiner Hand.

18

Dehnübungen für den Rücken

Ich habe auch ein paar Dehnübungen für den Rücken, die ich dir gerne vorstellen möchte:

Übung 1

Setze dich aufrecht auf einen Stuhl, kreise die Schultern nach hinten, deine Füße stehen nebeneinander auf dem Boden. Drehe nun deinen Oberkörper langsam zur rechten Seite, anschließend langsam zur linken Seite. Dabei nimmst du deinen Kopf mit.

Übung 2

Besonders der Nacken ist beim Nägelmachen sehr beansprucht. Um ihn nach einer langen Nail Session etwas zu entspannen, lässt du deinen Kopf einfach nach vorne kippen, lässt ihn ganz locker baumeln. Nun drehst du ihn so weit, dass du über deine rechte Schulter schaust, dann langsam wieder nach unten, und anschließend hebst du ihn, und der Blick wandert diesmal über deine linke Schulter.

Übung 3

Lege deine Handfläche auf deinen Rücken, sodass sie im Nacken oder zwischen deinen Schulterblättern liegt. Greife dann mit deinem anderen Arm über deinen Kopf und fasse den Ellbogen des Arms, der auf deinem Rücken liegt. Ziehe diesen Ellbogen sanft zu dir heran, um die Dehnung zu intensivieren. Neige deinen Oberkörper leicht in die Richtung des Arms, der den Ellbogen hält, um die Dehnung zu vertiefen. Halte diese Stellung für einige Sekunden, atme ruhig weiter und spüre, wie du tiefer in die Dehnung kommst. Anschließend wechsle die Seite, um beide Arme und Schulterbereiche gleichmäßig zu dehnen.

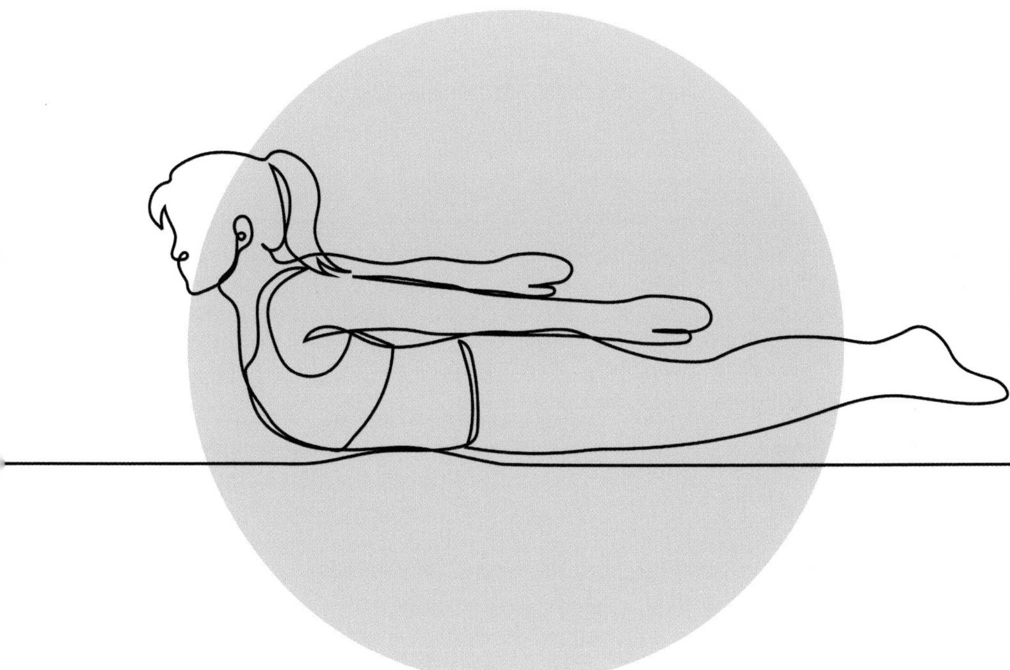

18

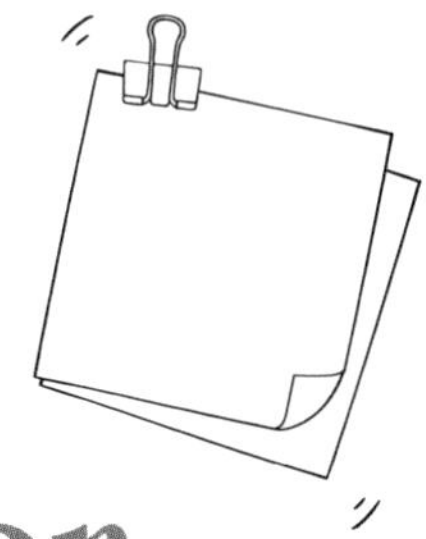

Für deinen Wohlfühlfaktor

Das Nägelmachen sollte ein schönes Ritual für dich sein. Ich zum Beispiel mache mir ganz häufig eine Kerze an oder höre währenddessen ein paar Hörbücher. Und ich spreche von ein paar, denn das Ganze kann sich einige Stunden hinziehen, wenn ich mich erst mal an den Nageltisch setze. Mach dir eine schöne Serie an, schnapp dir einen leckeren Snack und arbeite drauflos.

Inspiration sammeln

Nägelmachen soll eine schöne Zeit für uns selbst sein. Doch manchmal ist der Alltag stressig und blockiert unseren kreativen Fluss. Wenn ich so eine Blockade habe, dann habe ich das eine oder andere Ass im Ärmel, um mich wieder etwas inspirieren zu lassen.

Meine liebste Plattform für Nagelinspiration ist definitiv Pinterest. Ich habe da schon einige Extra-Ordner angelegt für Nageldesigns, die ich gerne mal nachmachen möchte. Auch dir kann ich das nur empfehlen: Erstelle dir solch einen Ordner, ob auf Instagram, auf TikTok oder Pinterest. Hauptsache, du hast irgendwo einen Ort, an dem du viele deiner Ideen sammeln kannst und einfach mal reinschauen kannst, wenn dir nichts einfallen will.

Darüber hinaus lasse ich mich aber von allem, was so auf mich einwirkt, inspirieren. Ich war zum Beispiel mal in der Münchener Residenz und fand sie so schön, dass ich danach Nägel mit Engeln im Barockstil gemacht habe. Alles kann eine Inspiration sein, wenn du ganz genau hinschaust und Dinge ausprobierst. Mich haben schon Musik, Kleidung oder Menschen zum Nageldesign inspiriert. Also, wenn du das nächste Mal wieder an einem schönen Ort bist, dann knipse ein paar mehr Fotos, denn Nageldesignideen stecken überall.

Und wenn wirklich nichts mehr geht und dir gerade gar nichts gefällt,

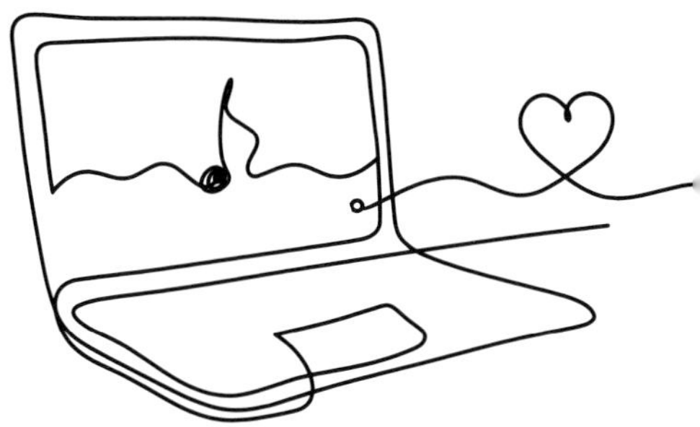

dann setz dich an deinen Tisch. Hol dir Zettel und Stift und fang an zu kritzeln. Das klingt ein bisschen verrückter, als es eigentlich ist. Mal auf ein Blatt Papier alles, was dir in den Sinn kommt. Das muss nicht perfekt sein. Es muss keinen Zusammenhang haben. Meistens kommen dabei sehr lustige Dinge zustande. Ich habe ein ganzes Album voller Doodles. Manchmal musst du einfach in den Prozess kommen, und die Ideen folgen von selbst. Besonders wichtig ist es, dass du dir zugestehst, kreativ zu sein ohne den Anspruch auf Perfektion. Wenn wir unsere Nägel machen, dann muss jeder Feilschritt sitzen, jeder Strich muss gerade sein. Das kann sehr einschränken. Daher liebe ich es, zwischendrin auch einfach mal ein bisschen zu doodeln.

Weiterbildungen

Zum Thema Fort- und Weiterbildungen sind sehr viele falsche Informationen im Umlauf, deshalb finde ich es sehr wichtig, darüber aufzuklären. Nicht umsonst ist das Thema in der Nagelbranche stark umstritten. Zuerst solltest du dir darüber im Klaren sein, dass jeder Mensch Schulungen geben darf. Es gibt keine geregelte Ausbildung im Bereich des Nageldesigns. Um Nageldesign professionell zu erlernen, besuchst du Kurse, die meist von erfahrenen Nail Artists durchgeführt werden, die je nach gebuchter Schulung thematisch alles weitergeben, was sie wissen. Diese Schulungen musst du aus eigener Tasche bezahlen. Für viele Menschen sind Schulungen eine gute Geldquelle, und da es keine Regularien gibt, geben hin und wieder auch Menschen Schulungen, die dafür eigentlich nicht qualifiziert sind. Eine Art staatliche Prüfung gibt es zwar, sie ist aber keine Pflicht. Sie ist mittlerweile auch auf einem veralteten Stand.

Bevor du also eine Schulung oder einen Nagelkurs buchst, um dich weiterzubilden, schaue dir die Arbeit beziehungsweise das Nageldesign, das du lernen möchtest, genau an. Gefällt dir die Arbeit? Hast du schon von der Person gehört? Was sind ihre oder seine Referenzen? Identifizierst du dich mit der Art zu arbeiten? Wenn du dir nicht ganz sicher bist, buche dir einen Termin und schaue dir das Klima und die Arbeitsweise der schulenden Person an. Es ist besser, knapp 60 Euro fürs Nägelmachen auszugeben, als das Zehnfache in eine nicht so gute Schulung zu investieren.

Übrigens: Auch das Nägelmachen erfordert keine besonderen Qualifikationen oder Prüfungen, um diesen Job ausüben zu dürfen. Genau das ist der Grund, warum es auch in dieser Branche so viele schwarze Schafe gibt, die das, was sie tun, eigentlich gar nicht können. Ich höre häufig: „Die müssen das doch können." Das ist leider nicht immer so und wird auch nicht überprüft. Deshalb kann ich dir nur empfehlen: Recherchiere im Vorfeld bis ins Detail. Und sollte erst vor Ort Unbehagen auftreten, vertraue auf dein Bauchgefühl und brich ab.

Gib niemals auf

Lass dich nicht so schnell entmutigen!

Ich sage dir das als jemand, der tatsächlich mit nichts angefangen hat. Meinen ersten Nageltisch musste ich damals mit einer monatlichen Rate von 20 Euro zwei Jahre lang abzahlen, denn ich konnte ihn mir nicht leisten. Mein erster Fräser ist mir mitten bei der Arbeit kaputtgegangen, weil ich mir keinen guten anschaffen konnte. Ich wusste damals nicht, was für schöne Dinge und an was für tollen Projekten ich heute als Nageldesignerin arbeiten darf. Gott sei Dank habe ich nie die Nagelfeile geworfen. Nun, wenn wir mal ehrlich sind, habe ich sie doch schon einige Male gegen die Wand geschmissen, wenn wieder etwas nicht geklappt hat, aber ich habe nie aufgegeben. Egal, wie viel Schlechtes über mich getratscht wurde, egal, wer mich für verrückt erklärt hat, mich mit so was „Sinnlosem" ohne vernünftige Lehre selbstständig zu machen – ich bin immer noch hier. Nägel sind eine einfache Kunststoffverlängerung auf unseren Nagelplatten. Aber sie haben mein ganzes Leben verändert. Sie haben mich sogar als Person vollkommen verändert.

Hätte ich mich damals von Leuten negativ beeinflussen lassen, hätte ich mit Sicherheit meinen Mut verloren und wäre heute wahrscheinlich totunglücklich in einem Job oder Studium, der oder das mich niemals so erfüllt hätten wie das, was ich heute machen darf.

Was ich dir damit sagen möchte: Hör nicht auf sie!

Ich möchte ein paar Gedanken zu einem Thema teilen, das mich seit meinem Einstieg in diese Branche oft begleitet hat. Gerade, wenn wir unsere eigenen Arbeiten in sozialen Netzwerken teilen, kann es passieren, dass wir mit negativem Feedback konfrontiert werden.

Leider sind nicht alle Rückmeldungen gut gemeint. Besonders Menschen, die ihre ersten Schritte teilen möchten, finden sich im Visier von Kritik wieder, die ich als zu direkt beschreiben möchte. Das Internet und gelegentlich das persönliche Umfeld können hart sein. Ich erinnere mich an meine Anfangszeit, als viele Leute mir Ratschläge gaben, wie ich es richtig machen soll, was mich sehr verunsicherte. Ich fragte mich oft, ob ich überhaupt in diese Branche passe, obwohl ich meine Arbeit wirklich liebe. Trotz meiner Leidenschaft fühlte es sich manchmal so an, als wäre meine Arbeit nicht gut genug.

Es ist wichtig zu verstehen, dass Nageldesign eine Kunst ist, die es seit über 50 Jahren gibt. Das heißt, es gibt viele Menschen mit jahrzehntelanger Erfahrung und einer tiefgreifenden Expertise. Wenn du zehn Personen aus dem Nageldesign etwas fragst, erhältst du zehn unterschiedliche Meinungen. Alle haben eine eigene Perspektive und Erfahrung, was bedeutet, dass es selten eindeutige Antworten gibt. Diese Erfahrungen haben mich gelehrt, meine Ratschläge lieber für mich zu behalten, bis ich ausdrücklich danach gefragt werde, vor allem, wenn es darum geht, die Arbeit einer anderen Person zu bewerten, die mich nicht um meine Meinung gebeten hat.

Friends unterstützen dich, Hater sind Ansporn.

Wenn du unter deinen Beiträgen einen schlechten Kommentar liest oder von deinem Umfeld eine blöde Bemerkung bekommst, dann bleibt das einfach länger hängen als positives Feedback. Es ist sogar neurowissenschaftlich bewiesen, dass uns negative Dinge sehr viel stärker prägen. Auf eine negative Erfahrung müssen viele, viele positive folgen, um das wieder auszugleichen. Dabei wissen wir: Alle Menschen, die hassen und Hass verbreiten, sind unzufrieden mit sich selbst. Blabla kennen wir! Dennoch können Worte verletzen und nachhaltig viel an deinem Selbstbild und Selbstwert zerstören.

Durch meinen Job als Content Creator habe ich täglich mit Hass zu tun. Er richtet sich manchmal gegen mich oder auch gegen meine Arbeit. Dabei unterscheide ich ganz klar zwischen einer konstruktiven Kritik, die mich voranbringen soll oder einem „Die war mir schon immer unsympathisch". Die verschiedenen Meinungen, die öffentlich zu deiner Person geteilt werden, sind manchmal schwer zu ertragen, aber vieles davon prallt irgendwann einfach ab. Es wäre aber gelogen zu sagen, dass ich da immer voll drüberstehe, besonders trifft es mich, wenn es aus der eigenen Branche kommt.

Am Anfang habe ich mich furchtbar über diese Kommentare, Nachrichten oder Videos aufgeregt. Es gab sogar ganze Facebookgruppen, die sich nur damit beschäftigt haben, irgendwelche Content Creator zu bashen. Ich war wochenlang Thema in diesen Gruppen, aus den banalsten Dingen wurde fast schon eine

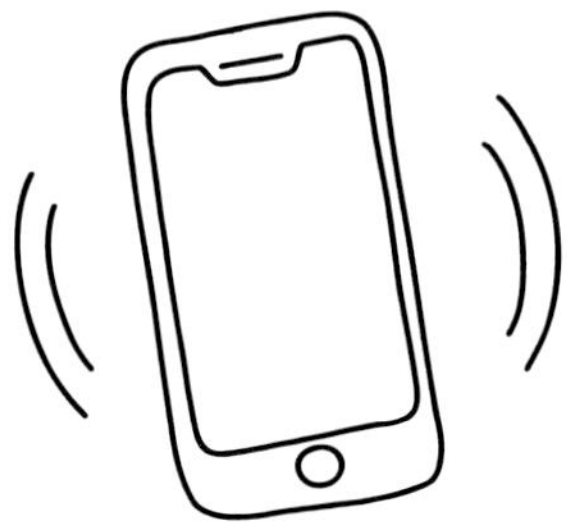

Hexenjagd gemacht. Ich konnte absolut nichts dagegen machen. Jahre später habe ich verstanden, dass dieser Hass mein Ansporn sein muss, sonst zerfrisst er mich. Ich habe angefangen, diese hasserfüllten Dinge mit mehr Humor zu nehmen und mich über sie auf meine ganz eigene Art lustig zu machen. Das brachte nicht nur sehr viel Aufmerksamkeit, sondern auch sehr viel mehr Lockerheit in die ganze Sache. Ich konnte selbst mehr über alles lachen und euch gleichzeitig gut unterhalten.

Auch wenn ich in einem Beitrag nur meine Nageldesigns teile, bekomme ich ungefragt Kommentare zu meinem Äußeren, zum Beispiel dass ich zu dick sei oder mein Gesicht zu rund sei oder meine Stimme nach einem Kleinkind klinge. Nichts davon hat etwas mit meinem tatsächlichen Beitrag zu tun. In solchen Phasen gucke ich heute noch manchmal in den Spiegel und mag mein Spiegelbild nicht.

Das erzähle ich dir, damit du weißt, dass du damit absolut nicht allein bist. Wir sind alle Menschen mit Gefühlen und es macht keinen Unterschied, ob jemand online deinen Beitrag kommentiert oder dich auf der Straße anmacht. Möge der Hass, der einfach nur Neid ist, dein Kraftstoff sein, immer wieder einen draufzusetzen, noch weiter zu gehen, noch besser zu werden, noch lauter zu sein. Dein Erfolg ist die beste Antwort auf allen Hass, der dir entgegengebracht wird.

Wenn negative Kommentare dich runterziehen, kann ein bisschen Abstand von den sozialen Netzwerken Wunder wirken. Gönn dir eine kleine Auszeit von deinem Handy und den sozialen Medien. Das hilft dir, den Kopf freizubekommen.

Wir halten zusammen!

Bitte macht es euch umso mehr zur Mission, euch gegenseitig zu unterstützen, statt euch gegenseitig zu kritisieren. Guter Support ist goldwert, vor allem, wenn es mal stürmisch wird. Umgib dich mit Menschen, die dich wirklich unterstützen – Freunde, Familie oder auch Leute aus deinem Job, die dich aufbauen und an dich glauben. Sie sind wie ein Sicherheitsnetz, das dich auffängt, wenn du fällst.

Und vergiss nicht: Es ist völlig okay, Nein zu sagen. Grenzen zu setzen ist nicht nur wichtig, um dich vor Überforderung zu schützen, sondern auch, um zu zeigen, wie du behandelt werden möchtest. Es ist ein Zeichen von Selbstrespekt, deinem

Umfeld klarzumachen, was für dich okay ist und was nicht.

Schaffe dir Zeit zum Entspannen

Ein paar ruhige Minuten mit Meditation oder einfachen Atemübungen können echt helfen, Stress zu mindern. Versuch's mal mit tiefem Ein- und Ausatmen, um dich zu beruhigen und wieder klarer zu sehen. Diese kleinen Pausen können dir neuen Mut geben und zeigen, dass du stärker bist, als du denkst.

Ein heißes Bad zu nehmen ist nicht nur eine wundervolle Art, sich zu entspannen, sondern auch eine Gelegenheit, deinem Körper und Geist eine Pause zu gönnen. Nichts geht über eine Badekugel und ein paar Kerzen mit einem Buch in deiner Wanne. Übrigens hatte meine neue Wohnung keine Badewanne, also habe ich mir eine Aufklappwanne gekauft. Also keine Ausreden – ab in die Wanne.

Ich kann kaum glauben, dass ich das sage, aber **sportliche Aktivitäten** sind eine weitere fantastische Möglichkeit, sowohl körperlich als auch geistig in Form zu bleiben. Ob ein Spaziergang an der frischen Luft, eine Yoga-Session oder ein Workout im Fitnessstudio – finde, was dir Spaß macht, und integriere es in deine Routine.

Ich persönlich bin ja ein Sportmuffel, aber mir reicht mein **Stretching** am Abend aus, um runterzukommen. Das kannst du auch super im Pyjama mit ungemachten Haaren zu Hause machen.

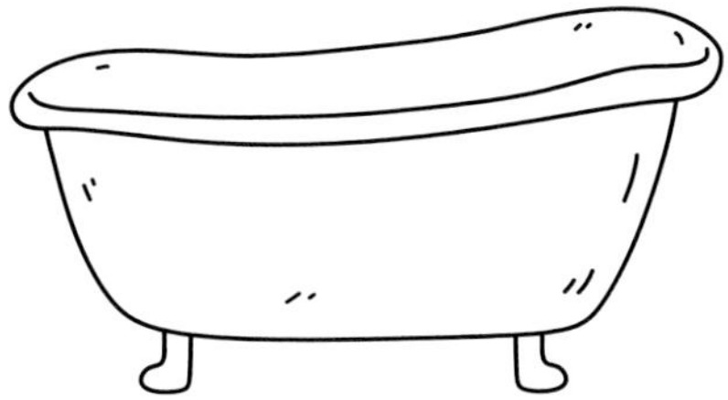

Lesen ist eine meiner persönlichen Leidenschaften. Es gibt nichts Schöneres, als in eine andere Welt einzutauchen und den Alltag für eine Weile zu vergessen. Vielleicht findest du auch ein Buch, das dich inspiriert oder einfach nur unterhält.

Und last but not least: **Journaling.** Es ist eine kraftvolle Methode, um Gedanken und Gefühle zu verarbeiten, Ziele zu setzen und Dankbarkeit zu üben. Ich liebe es, am Ende des Tages meine Gedanken niederzuschreiben und mich selbst zu reflektieren.

Diese kleinen Rituale können Wunder wirken, besonders in einem so detailorientierten und manchmal anspruchsvollen Feld wie dem Nageldesign. Sie helfen nicht nur, Burnout vorzubeugen, sondern fördern auch Kreativität und Leistungsfähigkeit.

Zum Abschluss dieses Kapitels möchte ich dir noch eines mitgeben: Es ist wunderbar, dass du dich an etwas Neues herantraust. Nicht viele Menschen wachsen über sich hinaus. Es ist so schön, dass du so bist, wie du bist. Glaub weiter an dich – ich tue es nämlich jetzt schon.

Love, Cherry

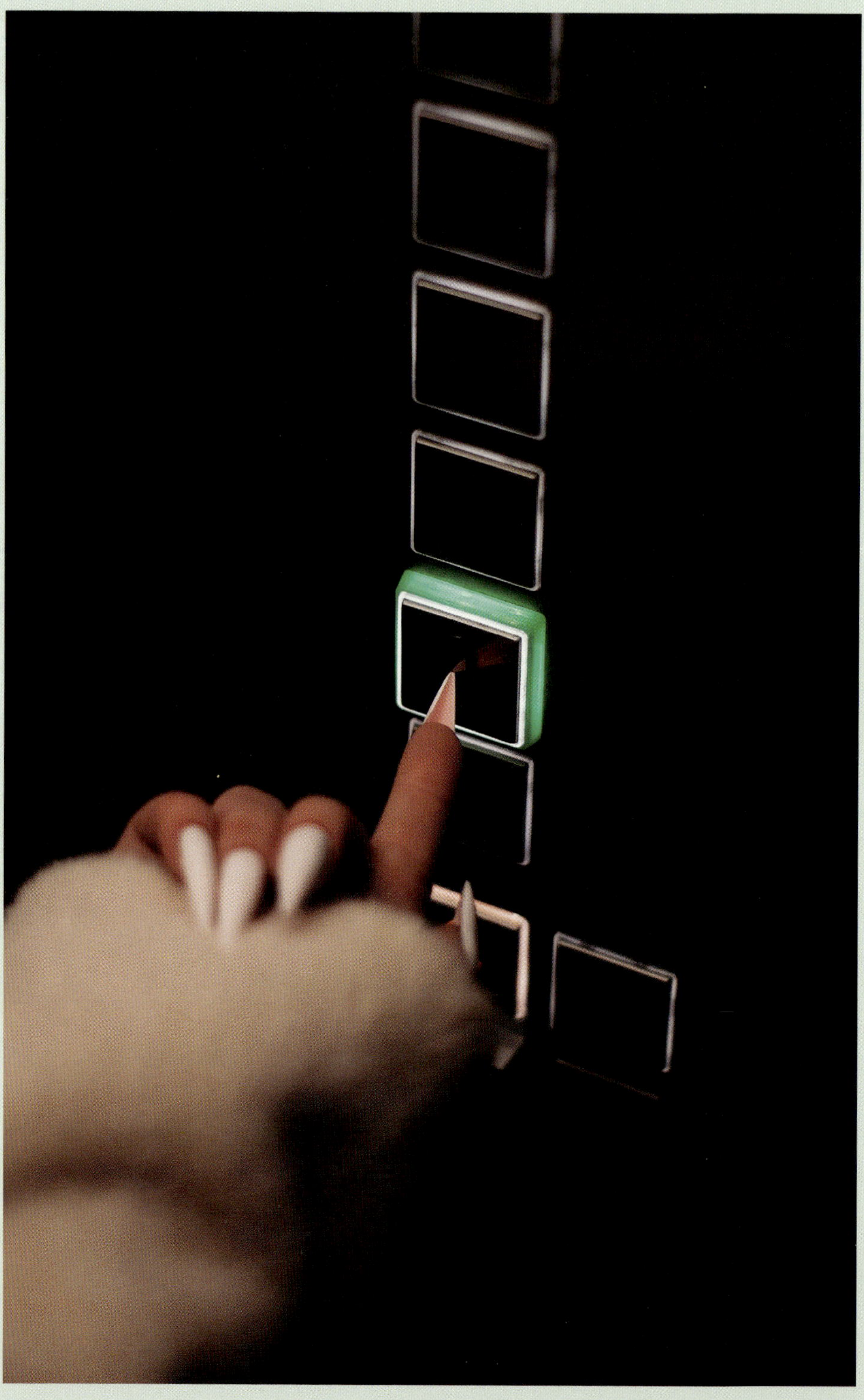

Schluss-wort

Dieses Buch hast du nun beendet, aber deine Reise beginnt erst gerade. Bevor ich mich verabschiede, möchte ich noch von Herzen Danke sagen und jedem, der mich auf meiner Reise unterstützt hat, ein paar Worte widmen.

Danke!

Mein erster und wichtigster Dank geht an dich, die/der gerade dieses Buch liest. Deine Unterstützung hat es mir erst möglich gemacht, ein solches Buch zu schreiben, worauf ich unglaublich stolz bin. Ich hoffe, dass ich damit vielen Menschen helfen kann, mit dem Nägelmachen anzufangen. Besonders danken möchte ich denjenigen, die mir auf Social Media folgen und meinen täglichen Wahnsinn miterleben. Eure Nachrichten und Kommentare verschönern mir den Tag 365 Mal im Jahr. Danke!

Als Nächstes möchte ich meiner Managerin Lea Vols danken, die mich bis in die späten Abendstunden tatkräftig unterstützt hat bei dem Prozess, dieses Buch zu schreiben, und immer an meine verrückten und wilden Visionen und Ideen geglaubt hat. Ohne dich wäre dieses Buch wahrscheinlich nie entstanden, und dafür bin ich dir sehr dankbar.

Zudem möchte ich auch meinem Verlag Community Editions danken, der von meiner Idee direkt überzeugt war und maßgeblich an diesem Buch beteiligt ist!

Ich danke meiner Freundin Saskia, die mit mir zusammen Fotos für dieses Buch gemacht hat. Besser hätte man es kaum treffen können. Danke für deine Unterstützung, für dein offenes Ohr, wenn ich mal verzweifelt war, und für unsere schöne Freundschaft.

Ich danke Irina, die mich seit Jahren begleitet und in meinen dunkelsten Stunden für mich da war. Danke, dass du immer an mich geglaubt hast und mich schon seit Tag eins so unterstützt hast. Manche Menschen schickt einem tatsächlich der liebe Gott.

Ich danke meiner Familie, meiner Mama Natalia Riefert, die mich zu einer sehr starken, ehrgeizigen und unabhängigen Frau erzogen hat, meinem Papa Valerie Danilov dafür, dass er mir ein so liebevoller Papa ist und mir damals meinen ersten Profi-Fräser geschenkt hat. Außer-

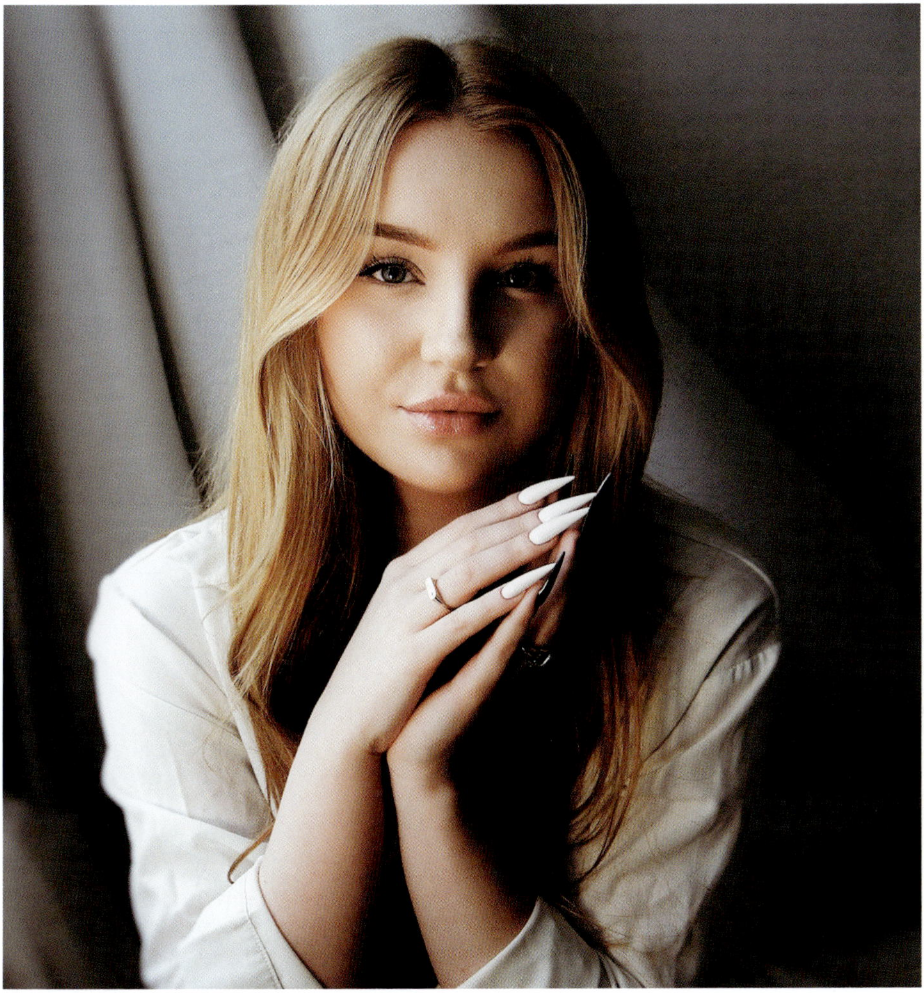

dem danke ich meinen Schwestern, Katrin und Nelly. Ich bin nichts lieber als eure große Schwester. Nellys Papa Wlad danke ich dafür, dass er immer da ist und mir mit Mama zusammen damals meine allererste Basisschulung ermöglicht hat. Danke an meine Familie dafür, dass ihr mich inspiriert und nie an meinen Plänen gezweifelt habt und mich mit allem, was ihr tun könnt, auf dieser Reise unterstützt habt.

Ich danke meinen tollen Kundinnen, die seit Jahren auf meine Arbeit vertrauen und mich immer wieder herausfordern mit neuen Wahnsinnsideen.

Ich schätze euch sehr.

IMPRESSUM

Nail Bible. Perfekte Nägel wie im Studio – Tipps einer Nageldesignerin

MIX Papier | Fördert gute Waldnutzung FSC® C109273

Druckprodukt mit finanziellem Klimabeitrag ClimatePartner.com/20273-2404-1005

1. Auflage

Weyerstraße 88-90
50676 Köln

Text: Elizaveta Riefert
Fotos:
Viola Schuldner: Coverfoto
Saskia Wilken: Portraitfoto auf Klappe, Fotos im Innenteil (S. 4, 10, 18, 32, 40, 43, 48, 58, 68, 73, 74/75, 76/77, 82, 104, 112, 115, 116, 119–123, 125–128, 131, 132, 138, 148, 158, 168, 170, 178, 180, 183, 184, 187, 188, 191, 192, 195, 196, 199, 200, 206, 209, 220, 223)
stock.adobe.com: photolas (Babyboomer Nägel S. 164), Anton (Materialien S. 28)
istockphoto.com: Oleksii Halutva (Masken S. 38), Iuliia Komarova (Hände mit Seife S. 34), Bogdan Kovenkin (French Nails S. 163), Roxiller (Maniküre Werkzeug S. 56/57, 92), Dariia Chernenko (Hand auf Nageltisch S. 8)
shutterstock.com: fotaro100 (klarer Lack S. 98), LightField Studios (Hand mit Feilen S. 87)
Layout, Design & Satz: Alina Sawallisch
Projektleitung & Redaktion: Johanna Bachmann
Lektorat: Bettina Bergmann
Illustrationen:
Alina Sawallisch: Kirsche (überall (auch Umschlag), außer S. 189), Glühbirne (S. 13, 23, 25, 81, 205), Nagelabbildungen (S. 14, 45, 61, 62, 64, 65, 66, 107, 109, 111), Blätter (S. 17, 27, 37, 88, 110, 145, 167, 173), Farbrad (S. 150), Farbkleckse (S. 154)
stock.adobe.com: subkontr (Hände während Maniküre S. 31)
istockphoto.com: The simple blues (Schneeflocken S. 152, 182), bounward (Eiswaffel S. 152), Alona Horkova (Blumen S. 185), mecaleha (Möbel S. 51), schiva (Kirschen S. 189), ambassador806 (Viren & Bakterien S. 39), progdiz (Notizzettel S. 214), rraya (Muscheln S. 190), Irina Dias (Totenkopf S. 29), Tetiana Garkusha (Stilettos S. 67), Ramziya Abdrakhmanova (Blätter S. 194), Iuliia Bessonova (Seifenspender S. 35), illustration.dkrt (Yoga-Pose S. 210), lesyau_art (Badewanne S. 219), Polina Ekimova (Pilz S. 23), OlgaDan (Hand + Lackflasche S. 137), takayib (Hand S. 13), SpicyTruffel (Diamanten S. 177, Blumen & Blätter S. 202, 204/205), Alexandra Kirichenko (Blumenstrauß S. 24, Nagelschere S. 24, UV-Lampe S. 52, Ultraschallgerät S. 53, Nagelequipment S. 54, Entferner-Flasche S. 85, Nagellacke S. 165, UV-Lampe S. 166), komunitestock (Smartphone S. 218), Olha Furmaniuk (zeichnende Hand S. 208, Berührung der Hände S. 129), Tyas drawing (Hand Lineart S. 142), Artpray (zwei Hände S. 25), Olga Ubirailo (Hand + Schmetterling S. 9, Hand + Blume S. 144), Alexandra Pavlova (Hand + Herz S. 101), FrankRamspott (Spinnennetz + Spinne S. 193), Caramel (Hand + Feile S. 70, drei Feilen S. 86, Hand + Lackpinsel S. 95), golden_SUN (Laptop + Herz S. 215), fuwari (Herzen S. 186, 216/217), Ivanova Nataliia (Hände + Lackflasche S. 146), Kamila Baimukasheva (liegende Dehnübung S. 213), Maryna Stryhun (Hand S. 174), VyshynskaArt (Hand + Lackpinsel S. 103), Svetlana Larshina (Gesicht S. 91)
shutterstock.com: anna_ku (Ballerina S. 63)
Gesetzt aus der Coral Lovers Font von Silver Stag, Fathan Font von Aiquitype, Girly Sunrise Font von jimtypestudio, Navicula Font von Typespace Foundry und Rethink Sans Font Family von Hans Thiessen.

Community EDITIONS

Gesamtherstellung: Community Editions GmbH
ISBN 978-3-96096-456-8
Druck: Druk Intro, ul. Świętokrzyska 32, 88-100 Inowrocław, Polen
Printed in Poland
www.community-editions.de